晕厥——基于循证医学的方法

Syncope：An Evidence-Based Approach（2nd Ed.）

（第2版）

原　著　Michele Brignole

　　　　David G. Benditt

主　译　刘文玲

副主译　张海澄　浦介麟　杜军保

　　　　杨新春　杨进刚　刘　彤

北京大学医学出版社

YUNJUE——JIYU XUNZHENGYIXUE DE FANGFA（DI 2 BAN）

图书在版编目（CIP）数据

晕厥：基于循证医学的方法：第 2 版 /（意）米歇尔·布里尼奥莱（Michele Brignole），（美）大卫·本迪特（David G. Benditt）原著；刘文玲主译 . —北京：北京大学医学出版社，2024.6

书名原文：Syncope：An Evidence-Based Approach（Second Edition）

ISBN 978-7-5659-3142-0

Ⅰ.①晕… Ⅱ.①米…②大…③刘… Ⅲ.①晕厥－循证医学－研究 Ⅳ.① R544.2

中国国家版本馆 CIP 数据核字（2024）第 081458 号

北京市版权局著作权合同登记号：图字 01-2021-6955

First published in English under the title

Syncope: An Evidence-Based Approach (2nd Ed.)

edited by Michele Brignole and David G. Benditt

Copyright © Springer Nature Switzerland AG 2011, 2020

This edition has been translated and published under licence from

Springer Nature Switzerland AG.

Simplified Chinese translation Copyright © 2024 by Peking University Medical Press.

All Rights Reserved.

晕厥——基于循证医学的方法（第 2 版）

主　　译：刘文玲

出版发行：北京大学医学出版社

地　　址：（100191）北京市海淀区学院路 38 号　北京大学医学部院内

电　　话：发行部 010-82802230；图书邮购 010-82802495

网　　址：http://www.pumpress.com.cn

E-mail：booksale@bjmu.edu.cn

印　　刷：中煤（北京）印务有限公司

经　　销：新华书店

责任编辑：杨　杰　责任校对：靳新强　责任印制：李　啸

开　　本：787 mm×1092 mm　1/16　印张：19.5　字数：493 千字

版　　次：2024 年 6 月第 1 版　2024 年 6 月第 1 次印刷

书　　号：ISBN 978-7-5659-3142-0

定　　价：98.00 元

版权所有，违者必究

（凡属质量问题请与本社发行部联系退换）

译者名单

主　译　刘文玲

副主译　张海澄　浦介麟　杜军保　杨新春　杨进刚　刘　彤

译　者（按姓名汉语拼音排序）

杜军保　洪　葵　侯月梅　贾国栋　刘宏斌　刘　杰
刘杰昕　刘　彤　刘文玲　刘中梅　浦介麟　覃秀川
曲　姗　曲秀芬　谢良地　邢　燕　许岭平　杨进刚
杨新春　张海澄　张　洁　朱洁明

中文版序

晕厥是常见的临床症状之一，终身患病率超过 40%。我国是一个人口大国，晕厥患者数量众多。翻译这本基于循证医学的晕厥专著，有利于提高该领域医务工作者对晕厥的认识和管理水平。该著作的作者都是这一领域杰出的专家。很多作者连续参与撰写了 4 部基于循证医学的欧洲心脏病学会（European Society of Cardiology，ESC）指南以及美国心脏病学会（American College of Cardiology，ACC）指南、美国心脏协会（American Heart Association，AHA）和心律学会（Heart Rhythm Society，HRS）指南。

晕厥包括反射性晕厥、直立性低血压性晕厥以及心源性晕厥，涉及多种疾病和多个学科，如心内科、神经内科、急诊科、精神科、老年科和儿科等，需要相关科室联合处理晕厥问题。目前，我国对晕厥患者仍缺乏规范化管理。由于各科医生对晕厥的认识水平和管理能力参差不齐，造成晕厥诊断率低、误诊率高、复发率高、住院率较高和医疗负担较重。希望相关领域的医务工作者仔细阅读该书及该领域的相关指南，提高处理晕厥的能力，开展晕厥领域的前瞻性、多中心临床研究，获得我国晕厥患者的相关数据。

70 岁之后，晕厥发病率达到第二个高峰。随着我国老龄化社会的到来，老年晕厥的问题将日益严重。老年人常患有多种疾病，加之脑功能减退，给诊断与治疗带来很多挑战，如临床表现不典型、难以获得目击者的陈述、多种药物之间的相互影响和干预措施存在差异等，可能需要通过个体化干预来解决。

不同类型的晕厥处理方法不同，如血管迷走性晕厥基本上是一个良性过程，不需要过度检查和治疗，患者教育和生活方式改变是临床处理的基石。对心源性晕厥患者则应积极处理，以预防心源性猝死的发生。因此，提高临床相关科室医生对晕厥的认识非常重要，希望这部译著能够对相关领域的医务工作者有所帮助。

胡大一

译者前言

Michele Brignole 是意大利欧几里德研究所晕厥项目负责人，ESC 晕厥诊断与管理指南专家委员会主席。David G. Benditt 是美国明尼苏达大学教授，ACC/AHA/HRS 晕厥诊断与管理指南专家委员会的主要成员。本书第 1 版于 2011 年出版，第 2 版的很多编委参与了 ESC 晕厥诊断与管理指南和 ACC/AHA/HRS 晕厥诊断与管理指南的编纂。

《晕厥——基于循证医学的方法》第 2 版同样是基于循证医学，反映了当前晕厥领域最前沿的专业知识。本书的目的是利用最近两个欧美指南提供证据，更新晕厥的多学科理念；对这两个指南的不同之处，提供解释和临床实践建议；对缺乏可靠信息的突出问题，指出下一步的研究方向。

本书从短暂性意识丧失入手，明确了晕厥的相关概念，详细阐述了各种类型晕厥的临床特点、诊断流程、相应的检查方法及治疗策略，论述了最常见的诊治流程和相关检查的适应证、方法、结果解释和局限性。另外，还介绍了可能导致晕厥 / 晕倒的不同病理生理机制。

随着我国很多医院晕厥单元（中心）的建立，对晕厥感兴趣的医务人员越来越多，我国晕厥患者的诊断与治疗水平也有了一定的提高，但是仍存在晕厥诊断率低、误诊率高、复发率高，以及住院率较高和医疗负担较重的问题。希望本书中文版的出版能为相关领域的医务工作人员提供临床实践的指导。

由于本书各章节由不同作者编写，不可避免地有相应内容的交叉和重复。中文版翻译难免有不当之处，恳请广大读者批评、指正。

本书的译者大多是我国晕厥领域的专家，感谢各位译者的辛勤工作。感谢北京大学医学出版社的支持。

刘文玲

原著序

参与编写《晕厥——基于循证医学的方法》新版的作者均为这一领域的杰出专家。从 2001 年起，很多作者连续参与撰写了 4 部基于循证医学的欧洲心脏病学会（ESC）指南、美国心脏病学会（ACC）指南、美国心脏协会 / 心律学会（AHA/HRS）指南（2017 年版）。每个阶段的指南证据都有差距，随后的研究也为未来更新指南提供了信息。因此，这些作者怀着使命感把该领域提升到了一个新的认识和管理水平，尤其是 ESC 专家委员会主席、本版主编之一 Michele Brignole 教授。

从我个人的角度来看，1992 年一个专门的英国晕厥机构成立，这表明，晕厥涉及多个学科，患者涵盖各个年龄段，且当时没有明确的医疗路径、培训和教育方案。实际上，晕厥是一门新的学科。医生需要具备心脏病学、急诊医学、内科学、生理学、神经病学和自主神经疾病、老年医学以及儿科学等多学科的知识和技能，才能明确晕厥的病因、开展队列研究，并建立服务模式。在这一点上，ESC 和美国晕厥指南专家小组的建议都显示出了晕厥的这种多学科性，包括护理在晕厥管理中的作用，以及指导如何建立晕厥机构，旨在减少住院、漏诊、误诊以及医疗费用。

为什么有的人会发生晕厥？晕厥是内科医生和卫生保健服务时常见的症状之一，其终身患病率超过 40%。即使是年龄较小的儿童，也可能会经历明显的晕厥发作。其发病的高峰年龄为 10 ~ 30 岁和 70 岁以上。大多数晕厥事件是由公认的触发因素导致的，表现为常见的"晕倒"——血管迷走性晕厥。此类患者终身都可能会出现晕厥发作，并有聚集性发作倾向。此类患者对正常生理反应的阈值较低，这种生理反应是人类和动物在某些生理应激（例如出血、情绪激动）情况下出现的一种反应。对此类患者的快速识别和管理是很重要的，可减少不必要的担心和费用，包括由晕倒所致损伤造成的照护费用。另外，正如本书所述，晕厥有可能是由器质性心脏病、心律失常性心脏病或某些神经系统疾病（尽管较少见）导致的，因此有必要采用基于证据的方法。

鉴于晕厥患者占急诊科就诊人数的 5%，患者住院率高者可达 40%，因此本版新增了在急诊科优先进行危险分层的内容。即使欧美国家都有全面的指南，在晕厥的处理方面仍存在广泛的差异，医疗服务过度利用和相关费用过高主要是由于不适当的住院和过度检查造成的。

在晕厥及其相关疾病的治疗过程中，常见的挑战之一是老年患者，因为此类患者的临床表现不典型，难以获得目击者的陈述，药物耐受性和干预措施存在差异，且并发症发生率较高。世界范围内的人口老龄化进程加快。历史上，仅有 3% 的人活到 65 岁以上。如今，26% 的日本人、20% 的欧洲人和 17% 的美国人寿命已超过 65 岁。未来数年，人口数量增长最快的将是 80 岁以上人群。随着中老年心血管疾病患者存活率的升高和心血管疾病的治疗更积极、有效，这个群体人口数量将迅速增加，晕厥及其相关疾病患病率也在增高，并将持续增高。这一挑战可能会通过个体化干预的新策略得到解决，但目前尚未解决。

　　谁来负责治疗晕厥？尽管有证据表明晕厥的结构化治疗方法对个人和卫生保健系统都有益，但指南推荐的综合服务的开展仍然不广泛。由于晕厥涉及多学科，目前没有单一专业部门可负责相关培训和教育。因此，由于各学科的培训计划越来越合理化、结构化，晕厥临床医生的认证责任仍然没有确定。其他问题包括不同卫生保健系统的成本结构存在差异，这是影响新服务的驱动因素。在解决这些问题之前，我们建议各个相关专业的负责人都应与当地利益相关者接触，采取最符合当地需求的照护模式，在必要时提供特殊的亚专业服务，这些观点在本书中都有体现。

　　我个人的乐趣之一是在过去数年里，我们在晕厥管理方面取得了一定的进展，实现了跨国合作关系的建立、亲密伙伴和朋友关系的建立。本书的作者都是各专业委员会的专家和合作者，他们通过引入证据并指出相关证据间的差异，提出了一种新的实用方法以用于诊治晕厥。我们鼓励更多人参与这一领域的研究。

Rose Anne Kenny
爱尔兰都柏林圣三一大学医学院
健康科学学院全国晕厥中心

原著前言

第 2 版出版说明

本书第 1 版于 2011 年出版。该书利用基于循证的方法，为照护短暂性意识丧失患者的大量医护人员提供了实践指导。

本书第 2 版是在新版美国和欧洲晕厥和晕倒管理指南（相继于 2017 年和 2018 年）出版后编写的。本书的编委也都是指南的作者，他们意识到，在最新的指南推荐中有足够多新的观点可以作为修订本书的缘由。尽管涉及相似的话题时，两个实践指南中的大多数建议非常相似，但两者间仍存在一些值得讨论的差异。此外，还有一些尚未解决的问题值得加以讨论。因此，编写本书的目的主要是：①利用两个新版指南提供的最佳证据，更新多学科理念。②对这两个指南的不同之处提供解释和实践建议。③对缺乏可靠信息的突出问题，指出下一步的研究方向。

由于晕厥和晕倒是很常见的临床问题，需要多学科共同考虑，所以本书编委组建了一个研究和管理晕厥/晕倒的关键意见领导小组。这不仅是一个国际化团队，而且代表了广泛的专业，包括心脏病学、神经病学、内科学、急诊医学和老年医学。很多编委也是指南编写工作组成员，他们不仅参与了上述指南的编写，还对该领域的关键研究和基础研究的发展做出了贡献。我们感谢所有编委提供的无私、及时和无条件的支持。

本书第 1 版的所有章节都是由两位主编撰写的，但在第 2 版中，每一章都是由根据所讨论的主题来选定感兴趣并擅长的相应专家编写。为尽量减少内容的不一致和重复，主编确定了本书的目录和统一的体例格式，并审校了各章节内容，同时允许在适当情况下表达不同的观点。本书特意邀请了不同地区的专家参与编写，以得出均衡的结论。本书目录的设置与第 1 版有很大的差异，具体来说，对部分章节进行了深度修订和内容更新，部分章节则是全新的内容。

编写目的和范围

晕厥/晕倒的原因很多，多学科方法对于晕厥的评估和治疗是最有效的方法。晕厥/晕倒的诊治通常需要心脏病学专家、神经病学专家、急诊医学专家、全科医生、老年医学专家和其他临床医生共同参与，需要医护人员具备广泛的专业知识。然而，不幸的是，这些亚专业都倾向于开发和使用各自不同的术语、方法和管理指南；这些差异使得不同医护人员之间的有效互动复杂化，也使患者的评估和治疗更加复杂。本书第 2 版的编写目的之一是试图提供一个各专业均可有效采用的观点。

总之，本书对相关的主题观点进行了全面的多学科整合，提供了新版实践指南建议以及各个亚专业的经验。首先，本书讨论了可能导致晕厥 / 晕倒的不同病理生理机制，并回顾了最佳的临床管理路径；其次，本书采用了一种更实用的方法，提出了晕厥 / 晕倒管理实践的建议；最后，本书还介绍了常用的操作和检查及其适应证、方法、结果解释和局限性。

第 2 版的编写是为了满足大量医疗从业人员照护晕厥 / 晕倒患者的需要。关注病史采集的重要性有益于各专业人员。急诊科医生和内科医生应重视初始评估和危险分层。全科医生应关注患者照护，重视初始病史采集和初始检查建议，避免采用低效的诊断程序。心脏病学专家和心脏电生理专家应关注目前关于无创和有创心脏检查的适应证和新版指南建议。另外，老年医学、神经病学和精神病学专家也可以通过相应章节的探讨鉴别真正的晕厥与其他可能表现为短暂性意识丧失或貌似短暂性意识丧失的重要疾病，这在本书中也是一个难点。

最后，本书主编要对很多朋友和同事（特别是那些在晕厥指南委员会工作的主要人员）表示感谢。感谢他们多年来提出的有价值的讨论和通过辩论所做出的重要贡献。他们对我们有教育意义，也对我们产生了深远的影响；毋庸置疑，他们的想法和贡献极大地促进了本书的编写工作。

意大利，米兰　**Michele Brignole**

美国，明尼苏达，明尼阿波利斯　**David G. Benditt**

目录

第四部分　选择性检查：时间与方法

第五部分　治疗

第一部分
短暂性意识丧失 / 晕倒：
病理生理与流行病学特征

第1章 晕厥：定义与分类——美国指南与欧洲指南的比较

Noah N. Williford and Brian Olshansky

　　一个明确的晕厥定义对于理解晕厥的病因、阐明晕厥的发病机制和制订晕厥的管理方案至关重要。从临床角度来看，如果没有一个严谨的定义，就难以对晕厥进行分类和理解。欧洲心脏病学会（European Society of Cardiology，ESC）和美国心脏病学会（American College of Cardiology，ACC）、美国心脏协会（American Heart Association，AHA）、心律学会（Heart Rhythm Society，HRS）（ACC/AHA/HRS）在最新的指南中给出了各自对于晕厥的定义，这是由完全不同的作者、专家和研究人员撰写的两个独立的指南，他们参考了所有相关文献并全面考虑了晕厥的各种问题[1-2]。在此，我们回顾并对比了由 ESC 和 AHA/ACC/HRS 指南中关于晕厥的定义，因为二者都考虑以晕厥代替（in lieu of）其他可导致短暂性意识丧失、意识状态改变、昏迷、晕倒和跌倒的情况[3]。然后，我们考量了每个指南所描述的晕厥分类方法，并指出一些分歧和细微差别，这些问题使得晕厥的症状似乎很模糊，但对临床评估、管理和治疗患者至关重要。

什么是意识？

　　晕厥是意识丧失的一种形式。在理解意识丧失之前，必须对意识有一个正确的理解。意识是指个体对自己和周围环境的状态的认知和觉察能力（详见第2章）。然而，当个体不清醒、不能觉察自己和周围环境时，也不一定是无意识的。此外，有意识意味着个体可以与周围环境互动并对刺激做出反应。处于睡眠状态的个体可能会对刺激做出反应，无论他们对此是否有记忆。

　　意识完全丧失包括没有或缺乏感知、思考和理解能力。无意识的人不能、也不会对任何刺激做出反应，并且无法理解这些刺激。个体可能没有意识到自己在做出反应，但事实上他们在做出反应，这使得意识更难被理解。此外，即使当出现定向障碍或意识错乱时会影响个体做出反应的能力，意识也仍然是存在的。这些情况导致对意识丧失进行分类很难，但又非常重要，如药物治疗、中毒、痴呆、卒中、昏迷、癫痫和其他问题（包括睡眠问题），都可能导致意识改变，这些情况必须与晕厥区分开来。尤其令人困惑的是假性晕厥或假性癫痫，在这种情况下，意识状态是不清楚的，或者至少是有争议的。

随着对意识相关神经生物学现象的认识不断深入，人们发现大脑的多个区域都与意识有关；特别是网状激活系统（RAS）似乎是产生意识的关键。功能性磁共振成像（functional MRI）研究表明，整合大脑各部分的白质束可能起重要作用，也可能涉及丘脑皮质束和皮质皮质束。时空整合过程中熵的不断增加使信息传递呈现出多样性，这对意识的形成似乎是必需的[4]。

麻醉药（如丙泊酚）在功能上可使后顶叶皮质与其他皮质区域分离，并可使脑整合功能丧失而导致意识丧失[5]。麻醉性无意识也可能与中顶叶皮质、扣带后回和楔前叶失活有关。不同大脑区域之间的信息整合可能是意识产生的基础[6]。其他区域（如中脑、头端脑桥和丘脑）也可能很重要，但大脑总体血流量的减少可能不是造成意识完全丧失的必要条件。

了解影响、损害或增强意识的因素仍然是不精确的科学问题，但大脑关键区域的血流量减少可导致意识改变。意识丧失可以是短暂的，持续数秒钟或数分钟，也可以是持续的，甚至可以是永久的。短暂性意识丧失（transient loss of consciousness，TLOC）是一个由很多原因引起的可逆的过程，大脑功能可以完全恢复正常。

短暂性意识丧失

ACC/AHA/HRS 指南中指出，意识丧失是一种认知状态。在这种状态下，患者缺乏自我意识，从而无法对刺激做出反应。短暂性意识丧失可能是自限性的，但不一定是晕厥，因为其他情况，包括功能障碍（如假性晕厥或假性癫痫）、癫痫发作、低血糖、代谢紊乱、药物或酒精中毒，都可能导致 TLOC。导致 TLOC 的原因还包括昏迷、头部创伤、脑出血、卒中以及其他多种情况。这些情况与晕厥的鉴别点在于它们可导致个体长时间无反应，但其有时难以与晕厥导致的 TLOC 区分开。

TLOC 可分为晕厥所致 TLOC 和非晕厥相关情况所致 TLOC（图 1.1）。推测晕厥所致 TLOC 的机制是一过性脑血流灌注不足，而非晕厥病因所致 TLOC 的机制不同。两个指南一致认为，详细的病史是判断是否发生 TLOC 及其是否由晕厥引起的最重要因素。晕厥恢复后，患者可能会确认"晕厥前期"的前驱症状，包括虚弱、恶心、心悸、头晕和视力改变，继而是"在地上醒来"（如果他们先前是站立的）。在某些情况下，这些症状有助于确定晕厥的原因。无前驱症状，或仰卧或俯卧时出现晕厥的患者，应关注严重的病因，尤其是心律失常。

有的患者无法提供详细的病史。在这种情况下，目击者的描述就非常重要。TLOC 和晕厥发生时通常没有目击者，而且无论目击者是否有医学知识，他们的陈述都可能是不可靠的。ESC 指南直接解决了这个问题，即对家庭视频记录（如使用手机可实现）给出了Ⅱa 级建议（"应考虑"）。

ACC/AHA/HRS 指南强调了晕厥与其他类型 TLOC 鉴别的重要性，而 ESC 指南则对 TLOC 的病因进行了分类，并阐述了这些病因的不同特征。ESC 指南建议先将

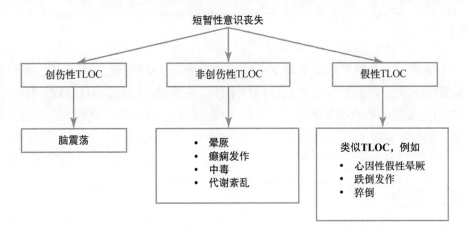

图 1.1　短暂性意识丧失的鉴别诊断（引自欧洲心脏病学会指南）

TLOC 分为创伤性 TLOC 和非创伤性 TLOC。如果是非创伤性 TLOC，则应进一步区分其病因是晕厥、癫痫还是心源性。对创伤性 TLOC 不做进一步考虑，但患者可能先发生晕厥，然后造成头部创伤；后者可能掩盖晕厥发作的情况，只有目击者才能阐明事件发生的先后顺序。

当考虑为 TLOC 时，在其发作前或发作后，患者可能会出现很长时间的意识错乱，神经功能恢复可能快速或缓慢。在 ESC 指南中，晕厥被认为是一种真正的或类似意识丧失的状态，患者在此期间丧失意识并伴有"遗忘症"的特点，短时间内表现为运动控制异常、反应能力丧失。短时间的定义尚不明确，关于肌张力丧失也没有明确的定义。运动控制异常涉及癫痫发作与卒中等病情的鉴别。从 ESC 和 ACC/AHA/HRS 指南中可以清楚地看出，相关的定义通常基于患者和目击者提供的病史以及先前的记录。当然，目击者看到的情况可能有所不同，患者的感受也可以或无法说明 TLOC 发作时的真实情况。因此，对 TLOC 做出晕厥的诊断之前，需要对患者和旁观者提供的所有信息进行仔细核查。

由于晕厥的定义是基于上述特征的，对其中一些特征缺乏硬性规定极有可能导致晕厥与其他病情重叠。很多情况均可导致意识丧失，包括癫痫、昏迷、头部创伤、脑出血、卒中和低血糖。这些情况与晕厥不同，因为患者无反应能力的持续时间较长，但仍需进行鉴别诊断。此外，发生意识改变的患者可能无法觉察他们所处的环境而认为自己丧失了意识，但在目击者看来，患者似乎是有意识的。

更容易导致混淆的情况是晕厥和晕倒经常被归到一起考虑。其原因是这两种情况看起来很相似。而且，晕厥常被认为是晕倒而作为美国联合医疗保险和医疗补助服务中心（Combined Medicaid Medicare Services, CMS）以及疾病诊断相关分组（Diagnosis-Related Group，DRG）的部分内容。另外，举例来说，晕倒实际上也可以代表由于室性心动过速引起的心搏骤停。在这种情况下，由于脑灌注不足，晕倒可导致 TLOC，但往往可产生极其严重的后果。

术语

一个清晰、完善的晕厥定义对于理解 TLOC/ 晕厥 / 晕倒问题及其原因、制订评估和风险管理方案，以及指导诊断或治疗性干预至关重要。因此，AHA/ACC/HRS 指南和 ESC 指南采用了明确的晕厥定义、排除了相关病情，并基于广泛的方式进行潜在病因分类也就不足为奇了。

晕厥：定义

晕厥是一种由脑灌注不足引起的 TLOC，其特点是发生迅速，持续时间短，可自行恢复。ACC/AHA/HRS 与 ESC 的定义一致，其内涵主要包括以下几个部分：

短暂性　短暂性意味着意识丧失有一个明确的开始和结束。明确的结束意味着患者恢复到原来的意识水平，这一事实表明其意识没有发生永久性损害。因此，造成损害和持续意识损害的情况不是晕厥，除非是由晕厥发作引起的创伤。

发生迅速　虽然大多数患者和目击者无法给出事件的明确时间线，但晕厥的发作相对较快。然而，在两个指南文件中都没有对"快速"的准确时限进行定义，因此，"发生迅速"是主观描述。然而，当出现晕厥前驱症状时，典型的晕厥通常发生在 20 秒内。

自行、完全、迅速恢复　这一标准可将晕厥与创伤、卒中、癫痫和需要使用药物（即不能迅速自行逆转）甚至可能需要干预的情况区分开，并且有助于鉴别晕厥与心脏停搏。然而，需要注意的是，某些类型的晕厥，如血管迷走性晕厥，其特点是患者在意识恢复后可能有一段时间的疲劳感。这些症状与癫痫发作后的状态不同。任何指南均未指出"迅速"的时限。

机制：短暂性全脑灌注不足　其他导致 TLOC（甚至可能迅速自行恢复）的非晕厥性原因涉及其他机制。例如，创伤所致 TLOC 是创伤的直接影响，癫痫是由脑组织不适当放电引起的，而卒中是由直接脑损伤所致。相反，晕厥是由短暂性脑灌注不足引起的。然而，全脑灌注不足可能不是必需的，因为大脑的某些特定区域可能对意识起着决定性的作用。此外，心因性假性晕厥等功能性障碍导致的 TLOC 的机制也不完全清楚，但患者似乎无反应，也没有证据表明其存在脑灌注不足。也许其他机制与 TLOC 有关，而不是短暂性脑灌注不足。晕厥患者很少被证实存在短暂性脑灌注不足，这只是假设。

什么原因可引起"魔怔"？

患者通常不以"晕厥"为主诉就诊（表 1.1）。在以英语为母语的国家，患者和目击者更有可能用"昏厥（faint）""黑蒙（blackout）""魔怔（spell）""晕倒（collapse）""惊厥（fit）"或"癫痫发作（seizure）"等词汇[7]。这时，需要依靠有经验的医生来判断患者是否确实发生过晕厥。事实上，在某些情况下，很难将这些术语（如"魔怔"）和

表 1.1　描述 TLOC 的术语 (有的可能是晕厥)

1. 英语（美国）
- Blackout 黑矇
- Collapse 晕倒
- Faint 昏厥
- Fit 惊厥
- Spell 魔怔

2. 英语（英国）
- Funny turns 异常改变
- Giddiness 晕眩

3. 荷兰语
- Flauw（虚弱 / 无力 / 昏厥）
- Vallen (摔倒) 或 "vallen flauw"（逐渐衰弱或变得虚弱）
- Aanval 或（疾病发作）
- Wegraking（意识丧失）

4. 法语
- Evanouissement（昏迷）
- Perte de connaissance（意识丧失）
- Tomber dans les pommes（陷入困境）

5. 德语
- Evanouissement（意识丧失）
- Ich hatte einen "黑矇" (I suffered from a "blackout")（我出现 "黑矇" 了）
- Ich bin umgefallen（我晕倒了）
- Kollaps（晕倒）
- Ohnmacht（无力，失去控制）

6. 意大利语
- Perdita Dei sensi（俗称，意为感知功能丧失）
- Perdita di conoscenza（俗称和医学术语，即意识丧失）
- Sincope（医学术语，但有时也是俗称）
- Svenimento（俗称，即昏厥）

7. 日语
- Kiwo-ushinau（俗称，即意识丧失）
- Shisshin（医学术语，即晕厥）
- Kizetsu（俗称，即意识丧失）
- Ishikisyougai（医学术语，即意识丧失）

8. 西班牙语
- Desmayo（晕厥，多数是指常见的血管迷走性晕厥）
- Lipotimia（用于表示 "常见的昏厥"；实际上是指具有前驱症状的血管迷走性晕厥）
- Mareo（字义上近似 "头晕"，有时仅仅是指 "恶心"，但也可用于描述晕厥）

短暂性精神错乱、虚弱、头晕、记忆丧失、头晕目眩、跌倒、昏迷、睡眠、意识模糊、中毒与晕厥区分开来。一名已经神志不清的老年患者，可能因为跌倒造成头部创伤而导致短暂性意识丧失，却无法回忆起当时的情况。另外，同一个人也可能由于意识丧失而摔倒，随后导致头部创伤。在现实生活中，各种各样的临床表现可能令人困惑。

分类

　　由于所有类型的晕厥均继发于脑灌注减少，且晕厥有很多潜在的机制和病因，因此，两个指南都提出了相应的分类系统。欧洲指南试图根据常见的病理生理过程、临床表现和风险对疾病进行分类。ESC 的分类如表 1.2 所示。ESC 根据病因将晕厥分为

表 1.2　晕厥的分类

反射性（神经介导性）晕厥

血管迷走性晕厥
- 直立性 VVS：站立时发作，偶尔于坐位时发作
- 情绪激动；害怕、疼痛（躯体性疼痛或内脏性疼痛）、器械操作、血液恐惧症

情境性晕厥
- 排尿
- 胃肠道刺激（吞咽、排便）
- 咳嗽、打喷嚏
- 运动后
- 其他（如大笑、吹奏铜管乐器）

颈动脉窦综合征

不典型类型［无前驱症状和（或）无明显触发因素和（或）临床表现不典型］

直立性低血压（OH）所致晕厥

注意：运动中（运动诱发）静脉淤滞、进餐后（餐后低血压）以及长时间卧床休息后（去适应）可能加重低血压

药物诱发的 OH（OH 最常见的原因）
- 例如：血管扩张药、利尿剂、吩噻嗪、抗抑郁药

容量不足
- 出血、腹泻、呕吐等

原发性自主神经功能衰竭（神经源性 OH）
- 单纯自主神经功能衰竭、多系统萎缩、帕金森病、路易体痴呆

继发性自主神经功能衰竭（神经源性 OH）
- 糖尿病、淀粉样变性、脊髓损伤、自身免疫性自主神经病变、副肿瘤性自主神经病变、肾衰竭

心源性晕厥

原发性心律失常

心动过缓
- 窦房结功能异常（包括慢-快综合征）
- 房室传导系统疾病

心动过速
- 室上性心动过速
- 室性心动过速

器质性心脏病：主动脉瓣狭窄，急性心肌梗死/缺血，肥厚型心肌病，心脏肿物（心房黏液瘤、肿瘤等），心包疾病/心脏压塞，先天性冠状动脉畸形，人工瓣膜功能障碍

心肺疾病及大血管疾病：肺栓塞、急性主动脉夹层、肺动脉高压

以下三种类型：反射性（神经介导性）晕厥、直立性低血压（OH）所致晕厥以及心源性晕厥。过去的指南将心源性晕厥分为"原发性心律失常"和"器质性心血管疾病"。然而，后来将这两个亚组合并，归类为心源性晕厥。过去的分类还包括罕见的"脑血管和神经系统原因"。目前，这些情况被认为是类似真性晕厥。

相反，ACC/AHA/HRS 指南强调将晕厥分为两类：心源性晕厥和非心源性晕厥。这种初始分类的原因是，心源性晕厥具有潜在致命性，而非心源性晕厥通常是良性的（如果排除受伤的风险）。如果排除心源性晕厥，则对非心源性晕厥的进一步分类与 ESC 分类相似，包括反射性（神经介导性）晕厥、直立性低血压所致晕厥和其他不常见的情况以及罕见病因所致晕厥。

反射性（神经介导性）晕厥

反射性（神经介导性）晕厥有多个名称，但两个指南都倾向于使用该术语。反射性晕厥是由外周血管阻力反射性降低引起的，可导致静脉淤血，心输出量减少，以及交感神经活性降低和（或）迷走神经激活引起的复杂心率变化，或者两种情况均可出现，通常是同时发生的，但也不一定。血管迷走性晕厥在其他方面健康的人群中是最常见的反射性晕厥类型，具有特定的临床特点，包括以长时间站立和疼痛 / 情绪激动作为触发因素，有前驱症状，如发热感、出汗、恶心、苍白和发作后疲劳感。老年患者的前驱症状通常不明显。

情境性晕厥是反射性晕厥的第二种类型。然而，其特点是可被已知的特定因素触发。常见的触发因素包括排尿、咳嗽、打喷嚏、吞咽或排便。上述两种类型的晕厥均可发生在各个年龄段的人群，但后者在老年人中更常见。

神经介导的反射有很多触发因素，有时也称为神经心源性反射。这些反射并非都是良性的。急性下壁心肌梗死、主动脉瓣狭窄、肥厚型心肌病以及肺栓塞可触发贝（措尔德）- 雅（里施）反射（Bezold-Jarisch Reflex），该反射涉及的交感神经和副交感神经通路与神经心源性反射相同。这种神经介导性晕厥的原因并非总是良性的。这也导致了神经介导性良性晕厥与心源性恶性晕厥的重叠。重要的是，这些反射的机制目前还不完全清楚。

颈动脉窦综合征（carotid sinus syndrome，CSS）是反射性晕厥的第三种类型。在这种类型中，对颈动脉窦的机械刺激引起的心脏抑制和血管抑制反应包括以下一种或多种情况：短暂的心脏停搏、房室传导阻滞和全身血管舒张。CSS 往往多发生于老年男性，并且可能与其心血管疾病更严重有关。

反射性（神经介导性）晕厥通常仅根据病史和体格检查（包括直立位生命体征和心电图）即可诊断。ACC/AHA/HRS 指南将病史和体格检查的诊断价值列为 I 类推荐。ESC 指南没有给出具体的建议，但指出病史和体格检查非常重要。然而，并非所有患者都能提供可靠的病史，在这种情况下，目击者的描述可能会有所帮助。ESC 将新型诊断手段（如家庭视频记录）列为 II a 类建议。

直立性低血压所致晕厥

正常人站立时，血液聚集到静脉系统（由于重力作用），心输出量可暂时下降，但由于机体的代偿机制，心输出量可快速恢复正常。其机制包括心率加快、心肌收缩力增强和外周血管阻力增高。因此，体位变化时血压变化不大，并且大脑具有自身调节机制，个体通常不会出现症状。

当这些代偿机制丧失或代偿不充分时，个体就会发生晕厥。ESC 指南和 ACC/AHA/HRS 指南均指出，直立性低血压所致晕厥的两个主要病因分类是容量不足和药物诱发。常见的药物包括血管扩张药、利尿剂和抗高血压药物等。引起直立性低血压所致晕厥的第三种类型是神经源性直立性低血压。此类患者的主要病理生理机制是自主神经功能衰竭，因此，患者站立时不出现代偿性血管收缩和心率加快，也没有其他可有效提供足够脑血流量的代偿机制。ACC/AHA/HRS 指南对原发性和继发性神经源性疾病未进行区分；而 ESC 对二者进行了区分。原发性神经源性直立性低血压的主要原因包括多系统萎缩、单纯自主神经功能衰竭、帕金森病和路易体痴呆，而继发性神经源性直立性低血压的主要原因包括糖尿病、淀粉样变性、脊髓损伤和其他继发性神经疾病。

心源性晕厥

心源性晕厥是由心脏疾病引起的晕厥。晕厥不一定与心脏病有关。心源性晕厥的两个主要原因是心律失常（心动过缓和心动过速）或血流动力学紊乱。心动过缓（窦房结功能障碍、房室传导阻滞）和心动过速（特别是室性心动过速）有可能通过使血压降低和心输出量减少引起晕厥，特别是当某种原因导致心率突然发生变化时。

离子通道疾病（如 Brugada 综合征、长 QT 间期综合征、儿茶酚胺敏感性多形性室性心动过速和致心律失常性右室心肌病）属于遗传性疾病，且患者发生晕厥的风险很高（并且有发生心脏性猝死的风险）。引起晕厥的器质性心脏病包括左室流出道梗阻性疾病（主动脉瓣狭窄、梗阻性肥厚型心肌病）、急性心肌缺血、左室收缩功能障碍、肺栓塞和心脏压塞。需要注意的是，在很多情况下，导致这些"结构性"心脏病患者发生晕厥的实际原因是前文所述的下壁心肌梗死引起的贝-雅反射。

不同的心脏原因引起的晕厥，其危险性不同。例如，完全心脏传导阻滞可导致晕厥，但导致猝死的可能性不大，而室性心动过速不仅可导致晕厥，还可使患者发生心脏性猝死的风险增加。因此，将心源性晕厥患者均归类为高危人群并不一定正确。此外，有潜在心脏疾病的患者也可发生非心脏原因引起的晕厥。器质性心脏病患者发生晕厥的血流动力学机制和心律失常机制也存在重叠。对于无前驱症状、坐位或平卧位时出现晕厥，以及有心脏性猝死家族史的个体，应考虑心源性晕厥的可能。

原因不明的晕厥

两个指南都没有详细讨论病因不明的晕厥。ACC/AHA/HRS 指南确实提到了病因不明的晕厥，并认为此类晕厥是在经验丰富的医务人员（未进一步定义）进行适当的初始评估后仍未确定病因的情况。这些初始评估包括但不限于详细询问病史、进行体格检查和心电图检查。在询问病史方面，ACC/AHA/HRS 指南明确指出其目的是确定预后、晕厥的原因（病因诊断）以及其他可能涉及的因素、共病和相关药物使用情况。然而，除非亲眼目睹并同时测量心率和血压，甚至进行心电图和脑电图检查，否则很难准确地确定导致 TLOC 的原因。两个指南都没有阐明临床医生下一步应采取的措施。通常情况下，需要根据患者再次发作的情况才能确定其实际发生的病情。

分类存在的问题

晕厥的分类方法存在很多问题。例如，可能观察到患者出现异常表现，如严重的直立性低血压，甚至在临床上患者可能出现近似晕厥的症状；然而，这与晕厥发生时的病因并不一定相关。显然，在临床上，由于晕厥患者存在很多异常表现，而这些并不一定是导致晕厥实际发作的原因，因此，病因而非相关因素变得至关重要。倾斜试验阳性、诊断为体位性直立性心动过速综合征（postural orthostatic tachycardia syndrome，POTS）或无症状窦性停搏都是无法解释晕厥发作的例子。此外，晕厥往往是多因素作用的结果，特别是年龄较大者。

分类的另一个问题是风险与因果关系相混淆。患者因长 QT 间期综合征而有猝死的风险，并有"心源性晕厥"，但可能因血管迷走性原因而丧失意识。事实上，这种临床表现并不少见。此外，导致晕厥的心脏原因也不尽相同。如果晕厥是由窦性停搏甚至是一过性完全心脏传导阻滞引起的，那么导致晕厥的心脏原因实际上可能是"低风险"的。另外，心室功能障碍的患者还有发生室性心律失常和心源性猝死的风险，但也可能由于其他原因发生晕厥。因此，将所有患者归为心源性晕厥和非心源性晕厥并不一定能区分高风险人群和低风险人群。事实上，即使不是由于心脏原因导致晕厥，患者的死亡风险也可能很高。例如，肺栓塞患者可能由于肺栓子堵塞而引发血管迷走性晕厥。

另一个问题是试图将晕厥患者分为心血管性晕厥和非心血管性晕厥两种类型。事实上，如前所述，（至少）大脑某些特定区域灌注不足是引起晕厥的重要原因。因此，从某种意义上说，所有的晕厥发作都与心血管因素有关。由于晕厥的机制涉及血管抑制和心脏抑制，那么血管迷走神经反射就是导致晕厥的心血管原因吗？有的人可能会这么认为，但由于血管迷走神经反射是引起晕厥的一个良性原因，因此被归为非心血管性原因。此外，血管迷走神经反射可能是导致晕厥的原因，但并不一定是良性原因。需要注意的是，引起血管迷走神经反射的原因有很多，包括特定的自主神经触发因素，如呕吐和腹泻、下壁心肌梗死、主动脉瓣狭窄和其他不一定是良性的原因。重要的是要认识到，在最初的一些血管迷走性晕厥动物模型中，动物由于失血过多而导致低血压，进而引起交感神经激活而造成心动过缓和低血压。

尽管经过仔细和全面的评估，部分分类方法还是考虑到了无法确定或病因不明的晕厥患者。这代表了相当多的患者，但也取决于初始评估。一方面，原因不明的晕厥可能是最近发生的单纯晕厥，即使详细询问病史并进行体格检查和心电图检查后，也无法明确病因；另一方面，原因不明的晕厥也可能是经过长期监测和特殊检查（如电生理检查和倾斜试验）仍无法确定诊断的情况。显然，今后还需要对这些问题进行进一步评估并达成共识。

存在的差距

尽管在认识晕厥及其机制、病因和评估方面已经做出了最大努力，但在很多情况下仍然存在差距。例如，目前还无法明确为什么持续数秒的短暂性心动过缓可以使一个人完全失去意识，而对另一个人却没有影响。目前也无法解释意识产生的部位及其在短时间内丧失的原因。另外，目前也很难区分 TLOC 的不同病因，甚至很难确定是否真的发生了意识丧失，这表明我们从一开始就没有完全理解意识是什么。

结论

晕厥的特征是短暂性、自限性脑灌注不足和一过性意识丧失，伴有肌张力丧失，可迅速自行恢复。这是一个由多种原因导致的常见问题。并非所有类型的 TLOC 都是晕厥。不幸的是，患者的临床表现往往不明显。ESC 指南和 ACC/AHA/HRS 指南对晕厥的定义略有不同，对晕厥的分类也有所不同。两个指南均认为晕厥包括反射性（神经介导性）晕厥、直立性低血压所致晕厥和心源性晕厥。然而，ACC/AHA/HRS 指南强调将晕厥归类为心源性晕厥与非心源性晕厥。

如果没有相应的病史和体格检查结果，就很难找出某个患者发生晕厥的原因。在临床评估中，通过危险分层来区分晕厥的致死性和良性原因以及评估复发风险非常重要。ESC 指南和 ACC/AHA/HRS 指南均认为目前在疾病认识方面仍然存在明显的差距。

关键点

- 晕厥是一种症状，可反映多种诊断、机制和原因。
- 晕厥是一种自限性、短暂性脑灌注不足状态，可导致意识完全丧失并伴有肌张力丧失，之后患者通常可完全、快速、自行恢复。
- 体循环动脉压短暂下降至低于维持脑血流量所需的最低水平（即脑血管自身调节范围的下限）是导致晕厥最常见的原因。其他原因（如急性低氧血症）则很少见。
- ESC 指南和 ACC/AHA/HRS 指南对于晕厥的定义和分类存在差异。
- ESC 指南将晕厥分为三个主要类型：反射性（或神经介导性）晕厥、直立性低血压所致晕厥和心源性（心血管性）晕厥。
- ACC/AHA/HRS 指南强调要区分心源性晕厥与非心源性晕厥，然后将非心源性晕厥分为反射性（神经介导性）晕厥、直立性低血压所致晕厥和其他（罕见）原因所致晕厥。
- 原因不明的晕厥是一个常见的问题，在两个指南中有不同的定义。

- 确定晕厥的原因很难，但至关重要，因为忽略潜在的致命性病因可能是灾难性的。
- 导致晕厥的良性原因常复发，并可导致发病率显著增高；大多数晕厥发作是良性原因所致的晕厥复发。
- 评估晕厥的目的是确定其原因、复发概率和不良后果的风险。

（刘文玲　译　浦介麟　审）

参考文献

1. Brignole M, Moya A, de Lange FJ, Deharo J, Elliot PM, Fanciulli A, Fedorowski A, Furlan R, Kenny RA, Martín A, Robst V, Reed MJ, Rice CP, Sutton R, Ungar A, van Dijk JG. And the ESC scientific document group. 2018 ESC guidelines for the diagnosis and management of syncope. Eur Heart J. 2018;39(21):1883–948.
2. Shen WK, Sheldon RS, Benditt DG, Cohen MI, Forman DE, Goldberger ZD, Grubb BP, Hamdan MH, Krahn AD, Link MS, Olshansky B, Raj SR, Sandhu RK, Sorajja D, Sun BC, Yancy CW. 2017 ACC/AHA/HRS guideline for the evaluation and management of patients with syncope: executive summary: a report of the American College of Cardiology/American Heart Association task force on clinical practice guidelines and the Heart Rhythm Society. J Am Coll Cardiol. 2017;70(5):620–63.
3. Williford NN, Ward C, Olshansky B. Evaluation and management of syncope: comparing the guidelines of the American College of Cardiology/American Heart Association/Heart Rhythm Society and the European Society of Cardiology. JICRM. 2018;9(12):3457–63.
4. Luppi AI, Craig MM, Pappas I, Finoia P, Williams GB, Allanson J, Pickard JD, Owen AM, Naci L, Menon DK, Stamatakis EA. Consciousness-specific dynamic interactions of brain integration and functional diversity. Nat Commun. 2019;10(1):4616.
5. Alkire MT, Hudetz AG, Tononi G. Consciousness and anesthesia. Science. 2008;322(5903):876–80.
6. Tononi G. An information integration theory of consciousness. BMC Neurosci. 2004;5:42.
7. Thijs RD, Benditt DG, Mathias CJ, Schondorf R, Sutton R, Wieling W, van Dijk JG. Unconscious confusion – a literature search for definitions of syncope and related disorders. Clin Auton Res. 2004;15:35–9.

第 2 章　意识在晕厥及相关疾病中的意义

J. Gert van Dijk

"意识"的不同含义和几方面内容

本章从讨论"意识"（consciousness）这个名词开始。首先介绍词典中的定义，然后结合意识损害（impaired consciousness）的医学背景进行讨论。下文将对潜在的神经网络（neuronal networks）进行简要阐述；然后简要讨论三种正常的意识状态，即清醒（awake）、快速眼动睡眠（rapid eye movement sleep，REM sleep）和非快速眼动睡眠（non-rapid eye movement sleep，non-REM sleep）；之后再讨论异常的意识状态，包括麻醉。

评估意识水平依赖于反应能力、运动和记忆功能。意识的各方面内容将在"短暂性意识丧失"（transient loss of consciousness，TLOC）的相关内容中加以讨论。TLOC是一个诊断类别，由欧洲心脏病学会于 2001 年提出[1]，最新版本为 2018 年版[2-3]，旨在辅助晕厥的鉴别诊断。

词典定义

对意识这个名词很难定义，可能是由于其代表了多种重叠的概念，而不是基于单一的概念。维基百科描述了意识的很多特点（https：//en.wikipedia.org/wiki/Consciousness）。词典中关于意识的定义各不相同，但主要集中在同一个方面：觉知（awareness）。牛津在线词典对意识的定义是：

个体对周围环境的觉知以及进行反应的状态。

个体对某种事物的觉知或感知。

个体头脑中对自身及外部世界觉知的客观事实。

觉知（awareness）又被解释为"对某种情况或事实的认知或感知"。第一种定义可能适用于猫觉察到鼠或蜘蛛注意到一只苍蝇，在这种情况下，"意识"是指在相当低的复杂程度上处理感觉刺激。第三种定义完全是在另一个层次上描述意识，在这个层次上，有意识的头脑是完全"自我觉知"的。换句话说，"觉知"已经可以表示神经整合的水平，即从处理感觉刺激到思考生命、宇宙和一切。

意识 / 觉知的存在对于旁观者而言并非显而易见。某一个体觉知到他人所知道的任何事物都需要额外的神经功能，至少是运动功能，这样才有可能产生反应。上述第一种定义将"反应性"与知觉的重要性等同起来，这在神经学上是站不住脚的。首先，意识可以在无反应能力的情况下存在：这种情况常发生在个体完全瘫痪的状态下，如闭锁状态、肌萎缩侧索硬化、吉兰-巴雷综合征和麻醉状态。其次，很多反应只需在远低于自我觉知的水平上处理刺激，如腱反射、角膜反射和呼吸。

词典中关于"无意识"的定义与意识相似，但增加了一个"无"字："不清醒，无觉知，对环境无反应"。应注意"不清醒"，尽管"意识"的定义要素中并不包括"清醒"。虽然清醒通常伴随着觉知，但梦是睡眠过程中觉知的一个典型例子。

这些例子表明，词典中的定义评估了意识的不同方面，但并未进行必要的鉴别。对于意识的不同方面，都采用"意识"这个名词进行描述，且这些方面可能是共存的，这一事实也已影响了科学文献中的描述，例如，"意识"可以表示"未昏迷"、感知到感觉刺激或自我觉知。

医学背景：觉知内容和觉醒状态

在医学背景下，意识通常包括两个方面[4]，这两个方面都未与觉知直接对应：

1. 第一个方面是"觉醒"　是指从完全清醒到深昏迷的意识水平范围。正常情况下，清醒和意识是联系在一起的，一种是清醒 / 觉知的，另一种是不清醒 / 无觉知的，但应除外脑疾病。处于植物人状态的个体看起来是清醒的，可自行睁眼，但无觉知能力。冥想或片刻的头脑空白或许代表了一种奇特的状态，个体虽然清醒，但对任何事物均无觉知[5-6]。

2. 第二个方面是意识内容　是指大脑皮质水平上所有功能的总和，包括认知和情感反应[4]。需要注意的是，从"皮质丘脑"网络的角度来看，对"皮质"的限制可能是不正确的。"所有的皮质功能"即意味着"意识内容"，包括语言和思维等；觉知（awareness）属于此类范畴，可能与记忆、语言等多种功能紧密联系。

奇怪的是，"无意识"并不包含上述两方面内容。"无意识"这一名词通常不用于描述个体对某一事实没有意识。Plum 和 Posner 编写的教科书中明确指出，"无意识"几乎完全是指意识水平的损害。

觉知内容与觉醒两方面的几种意识状态如图 2.1 所示。

正常的意识状态

正常的意识状态主要有三种：清醒、无梦睡眠（非快速眼动睡眠）和有梦睡眠（快速眼动睡眠）。觉知可发生在上述所有三种状态下。在清醒状态下，意识与外部世界相联系：信息不仅通过感官传入，而且可以通过运动功能做出反应。

在 23% ～ 74% 的情况下，从非快速眼动睡眠状态中醒来的个体可以意识到思维或

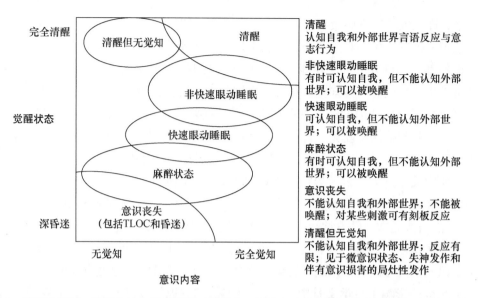

图 2.1   意识示意图。以两个轴表示意识的不同状态，即觉知内容和觉醒状态。关于不同意识状态的宽度、高度和重叠部分是有争议的。反应能力在正文中描述，但可设想其为第三个轴

知觉[7]。只有当人们被唤醒时，这些知觉才会被觉察到，这首先意味着知觉只能在记忆中储存很短的一段时间；其次，不能回忆起对某种的觉知并不意味着没有觉知。

据报道，约80%的个体从快速眼动睡眠状态中醒来时都会有这种觉知[7]。在梦中，做梦的人是有自我觉知的。梦的内容是在意识与外部世界断开联系时产生的，但其体验与清醒时感知到的来自外部世界的信息一样真实。虽然梦比非快速眼动睡眠期间的心理活动更容易被记住，但它们仍然更容易从记忆中很快消失。

头脑空白[5-6]和冥想是否应被归类为独立的正常意识状态仍然存疑。冥想可以引起脑电图表现改变[8]，并且是可以学习的，这意味着可以通过正常脑回路完成冥想。

异常的意识状态

任何可导致脑干上行网状系统或大部分皮质和皮质丘脑回路功能丧失的因素均可造成意识损害。下述对意识损害逐渐加重的描述表明，"觉知"本身对评估无意识水平的作用有限。

唤醒刺激的最大效应是个体变得完全清醒和高度警觉，注意力高度集中在刺激上。轻度意识损害可导致警觉性下降、注意力减退和注意力不集中。更严重的意识损害可使人无法保持清醒，从而导致在异常情况下进入正常睡眠状态。例如，儿童在发生血管迷走性晕厥后进入睡眠状态，或任何年龄的个体在脑震荡或强直阵挛发作后进入睡眠状态。一旦没有语言应答，就无法再可靠地评估个体的觉知。当个体不能被唤醒时，通常会使用"意识丧失"这个词，而"昏迷"则通常用于表示长期的重度意识损害（晕厥时的意识丧失可能比很多昏迷病例严重得多，但由于持续时间短，故不使用"昏迷"一词）。反应只限于疼痛和刻板重复性行为模式。脑干反射（如角膜反射和瞳孔反射）消失通常代表深度意识丧失；呼吸反射丧失通常是最后发生的。

应注意严重脑损伤的两个终点，因为其涉及觉知[9]。在植物人状态（又称为"无反应性觉醒综合征"）下，虽然个体无任何明显的觉知迹象，但某些自主功能（如基本的睡眠-觉醒周期）依然存在。因此，处于这种状态的个体可以是清醒的，但是无觉知的。在"微意识状态"下，个体存在一些对外部和内部刺激的处理和觉知。只有通过功能性磁共振成像等技术手段才能发现这些现象。

需要注意的是，麻醉是一种异常的意识状态，因为它涉及意识回路的观点。麻醉通常试图达到三个目标：第一个目标是消除疼痛，因为疼痛可引起不必要的内分泌和神经反应；第二个目标是使肌肉放松；第三个目标是消除对切割等外科手术操作的觉知[7, 10]。

在使用丙泊酚和地氟烷麻醉的患者中，分别有 27% 和 28% 的患者发生了做梦[7]，这表明在麻醉期间，觉知并非必须被完全消除。同样，患者也可以保持反应性：在"前臂孤立手术"中，在实施神经肌肉阻滞之前，前臂的血液供应被止血带阻断，所以仍然可以移动他们的手，他们应该也希望如此[10]。应注意，这并不代表患者手术后仍会记住这个情况。这些反应证明，对外部世界事件的觉知（"联系"）和对思维自身的觉知（"断开"）发生在多达 37% 的正常麻醉过程中[7]。部分麻醉医师认为，以患者对麻醉过程中发生的事件"没有记忆"为目标就足够了，而其他麻醉医师则更倾向于以患者完全"无觉知"为目标[7]。后者似乎更安全，因为"无意识记忆"仅仅表示没有明确的记忆。记忆可以潜隐地呈现，这意味着它们不能形成有意识的回忆，但仍然可能具有相关的重要性[7]。

各种麻醉药物提供了理解觉知是如何被正常控制的方法[10]。例如，氯胺酮可能会导致幻觉和自我知觉扭曲的意识分离形式[10]。

觉醒和觉知的网络

目前尚未阐明"心身问题"，即神经元回路是如何允许自我知觉产生的。此类问题曾经是哲学家的研究领域，现在已成为神经科学的研究课题。得益于各种技术的进步，人们探索大脑组织执行复杂任务的能力也在不断提升[9, 11]。这些技术手段可用于测量不同脑区之间的"功能连接"。常用的技术包括功能性磁共振成像（functional magnetic resonance imaging，fMRI）、脑磁图（magnetoencephalography，MEG）和脑电图（electroencephalography，EEG），它们各有其优、缺点。例如，fMRI 具有良好的空间分辨率，MEG 和 EEG 具有良好的时间分辨率，EEG 价格低廉、适用性强。这些技术可用于测量区域性活动，如 fMRI 可显示测量血流变化情况，EEG 用于评估电突触部位的神经元活动。不同脑区之间的活动相关性可反映功能连接。这种"网络连接"可以在受试者休息或执行特定任务时进行检测[9]。

在基本层面上，觉醒状态取决于上行网状激活系统和网状结构。在此基础上，丘脑和丘脑皮质回路起主要作用[12]。目前认为意识内容更多地取决于皮质的连接性。

如前所述，意识内容与觉醒状态之间存在紧密联系，因为完全觉知优先发生在清醒状态下。意识内容与觉醒状态之间的紧密联系表明二者共享了神经元回路的关键部分。有观点认为，第5层锥体皮质神经元起到连接点的作用[12]。这一理论推测，如果没有该层神经元的参与，则不可能觉知到任何感觉刺激处理。大脑确实执行了很多复杂的任务，我们无法意识到这些任务是如何完成的；我们只知道结果。例如，基底神经节或小脑如何协调运动，或者大脑如何构句[12]。另外，如果没有该层神经元的参与，人们或许也无法产生自我知觉。

虽然目前尚未明确大脑是如何产生意识的，但人们正在探寻"意识的神经相关集合（neural correlate of consciousness，NCC）"。NCC 是指足以产生知觉的神经网络或活动[13-14]。尽管尚未分离出真正的 NCC，但已确定其部分特点[14]。

目前对知觉产生的部位有不同的看法[15]：有学者提出存在一个焦点部位，可参与感觉信息变化的处理或知觉的信息通路；也有学者则认为是额叶-顶叶注意力网络，还有人认为是大脑的整体活动。可以通过细微的感觉刺激来研究觉知，其中一些可以有意识地觉察到，还有一些则无法察觉到。通过比较这两种情况可以发现感知刺激时起作用的区域。某项此类研究显示，"模块"之间的连接性增强，因此认为意识发生在整个大脑水平上[15]。

TLOC 医学背景下的意识

上述对意识损害的描述表明，意识水平表现为知觉、注意力、警觉性、自发行为、语言，以及对视觉传入信息、语言、触觉刺激和疼痛的反应，这些均涉及整个大脑的大部分区域。

尽管如此，意识仍然会受到局部脑功能障碍的影响。在"失神发作"和"意识受损的局灶性发作"（曾称为复杂部分发作）过程中，患者通常取直立位或坐位，但不产生任何动作。他们对语言或触觉刺激的反应较弱，发作后通常会有遗忘。发作时，患者的自我知觉受到影响，但运动控制功能保持不变。关于局灶性功能障碍是如何导致脑损伤的问题将在后文阐释。如前所述，"无意识"一词几乎不用于描述上述此类发作，而是用于描述唤醒方面的严重意识损害，导致此类意识损害的原因通常是大脑皮质功能广泛丧失，包括大部分或所有皮质功能，即感觉、运动和认知功能。因此，"无意识"通常是指一系列功能丧失，而不单纯是大脑某种特定功能的丧失，即使从字义上看，这个词本身暗示了另一种情况。造成这种"完全意识丧失"的病症有脑震荡、中毒、低血糖、强直阵挛发作和晕厥。这些病症均可导致广泛皮质功能障碍，尽管作用方式不同。因此，这些病症可导致相似的症状和体征。虽然自我知觉是其中的一种，但只能通过其他功能来进行评估，而不能直接进行评估。通过其他功能的评估，也更容易达到诊断等目的。

从这里开始，必须区分那些可以进行神经系统检查的患者与就诊前意识损害已经消除的患者。以下主要讨论后者，尤其是晕厥患者。对于此类患者，意识损害的诊断必须依赖于病史询问所获得的信息。意识丧失（LOC）的三个特点是：遗忘、跌倒（及其他运动控制异常的表现）和反应性丧失。如果持续时间较短，则诊断为短暂性意识丧失（TLOC）。

任何符合这些标准的情况都可以被归为 TLOC，这些标准也适用于心因性 TLOC。虽然心因性 TLOC 患者的表现在经验不足的人看来符合 LOC，但发作期脑电图记录和经过训练的观察者的观察结果均显示，患者的大脑皮质功能基本完好。TLOC 的诊断标准无法区分由晕厥或强直阵挛发作造成的严重脑功能障碍与心因性 TLOC 导致的更微妙的心理功能障碍。这就是欧洲指南对 TLOC 的定义中使用"貌似 LOC"一词的原因。

欧洲指南与北美指南的差异

短暂性意识丧失是指一组具有特定临床特点的疾病，因此，需要进行鉴别诊断。欧洲心脏病学会发布的新版晕厥指南中关于短暂性意识丧失的定义如下所述[2]。

TLOC 是一种真正或貌似意识丧失的状态，其特征包括对无意识期间记忆缺失、运动控制异常、反应性丧失和持续时间较短。

需要注意的是，LOC 取决于上述三个特点，加之持续时间短暂，即称为 TLOC。TLOC 包括三种主要类型：晕厥、强直阵挛发作和心因性 TLOC。持续时间短暂即可排除代谢性和中毒性原因，因为持续时间的长短差异足以避免混淆。北美的 ACC/AHA/HRS 指南[16]与欧洲指南存在一些差异。北美指南中关于意识丧失和 TLOC 定义如下：

意识丧失（LOC）：是一种认知状态，在这种状态下，个体对自身和周围环境无知觉，对刺激无反应能力。

TLOC：自限性意识丧失可分为晕厥性 TLOC 和非晕厥性 TLOC 两种类型。非晕厥性 TLOC 的原因包括但不限于癫痫发作、低血糖、代谢障碍、药物或酒精中毒，以及由头部外伤引起的脑震荡。

两个指南中的定义有一些不同之处。北美指南对 LOC 的定义将意识局限于知觉内容方面和觉醒方面。TLOC 可分为晕厥性 TLOC 和非晕厥性 TLOC，尽管癫痫发作和心因性发作之间的差异及其与晕厥之间的差异同样较大。更重要的是，TLOC 代表了比最初的欧洲指南定义更广泛的一组情况，即包括代谢性原因和中毒性原因所致 TLOC，即使其持续时间更长，并且没有区分癫痫发作的类型，包括没有跌倒的类型。

TLOC 定义的四个特点

ESC 指南中定义提及四个要素，可在日常实践中用于检查是否存在 TLOC[3, 17]。

1. LOC 期间的遗忘　明显表现为记忆缺失。典型的过程是患者发现自己躺在地上，但无法回忆起跌倒的情况。

2. 运动控制异常　主要包括一个普遍特征和几个可变特征。普遍特征通常是跌倒。可变特征主要是异常姿势，如手臂弯曲或伸展；肌阵挛或无运动，肌肉僵硬或松弛；

双眼可睁开或闭合；可发生舌咬伤；可出现异常声音；可伴有排尿或排便失禁。

3. 反应性丧失　包括对触觉刺激或语言无反应。

4. LOC 的持续时间较短　通常不超过 5 min；目击者估计的持续时间通常较长些。

上述四个要素均出现，才能将事件定义为 TLOC[3]。图 2.2 列出了在缺乏上述任意一项标准的情况下应当考虑的疾病。运动控制异常 / 跌倒这一标准意味着，如果患者能保持自主直立，则不属于 TLOC，而是失神发作和伴有意识改变的局灶性发作（曾称为复杂局灶性 / 部分发作）。

$$+ \quad + \quad + \quad +$$ **短暂性意识丧失（TLOC）**
　　　　　　　　晕厥、强直阵挛发作、心因性TLOC、罕见疾病

$$+ \quad + \quad + \quad -$$ 长时间意识丧失、脑震荡、代谢性疾病（低血糖）、中毒

$$+ \quad + \quad - \quad +$$ 失神发作和伴有意识损害的局灶性发作

$$- \quad + \quad + \quad +$$ 猝倒

$$- \quad - \quad + \quad +$$ 跌倒

图 2.2　短暂性意识丧失（TLOC）的要素。如考虑为 TLOC，则一段时间的明显意识丧失必须满足四个标准：遗忘、对触觉刺激或语言的反应异常、跌倒和其他运动控制异常的表现，以及持续时间较短。这些特征间接地反映了自我知觉丧失，并表明其发生与严重的大脑功能丧失有关，而不仅限于觉知。持续时间短暂使得 TLOC 与其他导致意识完全丧失的情况不同。如果患者满足上述 TLOC 的各项条件，但没有跌倒，则提示未出现全脑功能障碍；两种类型的癫痫可导致选择性知觉丧失。猝倒见于意识完好的瘫痪患者，较少发生，最常发生在患有发作性睡病的情况下。如果跌倒不是由意识丧失所致，则通常不伴有遗忘或无反应

可导致 LOC 的特殊疾病

晕厥与短暂性脑缺血发作时 LOC 的鉴别

晕厥是由脑灌注不足引起的 TLOC，因此是由心血管原因引起的神经系统症状。虽然此机制也适用于短暂性脑缺血发作（transient ischaemic attacks，TIA）和卒中，但晕厥发生时的低灌注涉及整个大脑，是由全身循环问题导致的，而 TIA 和卒中时的血流动力学紊乱可影响部分大脑功能，是由局部血管问题导致的。这种区别可以概括为：短暂性脑缺血发作（TIA）是一种局灶性神经功能缺损，不伴有 LOC，而晕厥是一种 LOC，并非局灶性障碍[1]。由于细节可能更复杂，可以提出两个问题：发生晕厥时是否伴有局灶性体征和症状，LOC 是否由局灶性脑缺血所致？

晕厥的局灶性体征

在倾斜试验诱发的晕厥中，转头、眼球偏斜以及不对称的肢体运动和姿势均很常

见 [18-19]。这些特征可能提示了关键性质，但在通常情况下不太可能被注意到，因为它们仅持续 10～20 s，且发生在个体跌倒后，在场的目击者通常没有准备且很慌乱。即使这些体征被注意到，它们也不同于其他情况下的类似症状：例如，短暂性脑缺血发作（TIA）和癫痫患者可出现持续性眼球偏斜，且眼球常偏向一侧。晕厥时的肌阵挛抽搐和姿势通常表现为两侧肢体不同步，且振幅也可能不同 [18-19]，但并不系统地局限于一侧。这些特征被称为"去抑制" [18-19]，其不对称性表明，局部变化可影响它们发生时的细节。

研究调查了 540 名受试者，包括晕厥病例（$n = 401$）和先兆晕厥病例（$n = 139$）中，其中有 37 名（5.7%）受试者出现局灶性神经功能缺失，持续时间中位数为 15 min [20]。这一高比率尚未得到证实，并且与直立倾斜试验的经验相矛盾。不能排除与局灶特征或 LOC 存在相关的偏倚。研究中未描述确定 LOC 的标准；采用 TLOC 的特征进行评估可提高 TLOC 评估的可靠性。此外，晕厥的评估可能比先兆晕厥更可靠，先兆晕厥时通常不发生 LOC。

TIA 和卒中时的 LOC

据报道，在 772 名卒中或短暂性脑缺血发作（TIA）患者中，4.9% 发生了晕厥或先兆晕厥，但脑动脉无严重阻塞 [21]。由于没有关于颈动脉病变所致 TIA 或卒中患者发生 LOC 的其他研究，所以不确定该报道是否存在偏倚。

LOC 可能是丘脑损伤或双侧大脑半球功能丧失的结果，因此，如果有多条颅内动脉阻塞或合并直立性低血压，则颈动脉病变所致 TIA 患者可发生 LOC。直立性低血压所致 TIA 很常见。虽然 TIA 通常是由栓塞引起的，但约 6% 的 TIA 发生在低血压的情况下 [22]。然而，LOC 并未在此情境中描述。这也适用于"肢体抖动性 TIA"，即患者手臂或腿部有节律地抖动，但不波及面部。在低血压相关事件中，颈内动脉阻塞和脑血管储备功能不足的患者可发生肢体抖动性 TIA [22]。

椎基底动脉性 TIA 或锁骨下动脉盗血综合征患者可同时发生 TIA 和 LOC。LOC 是由于脑干局灶性缺血引起的，后者也可引起明显的大脑后动脉循环障碍症状，如复视、构音障碍、轻瘫或共济失调。在 407 例椎基底动脉性 TIA 或卒中患者中，仅 3% 患者出现了 LOC [23]。轻度意识损害，如嗜睡或木僵，主要发生在椎基底动脉远端区域，如基底动脉尖综合征 [23-24]。由于意识损害并不是椎基底动脉疾病的唯一表现 [24]，加之 TIA 的症状和体征持续时间较长，所以对无局灶性神经症状或体征的 LOC 进行鉴别诊断时，不需要鉴别椎基底动脉性 TIA。

晕厥时的 LOC

晕厥患者的意识损害与脑灌注不足的程度和速度有关。由于皮质最容易受到缺血的影响，所以首先丧失的功能是那些依赖于皮质连接的意识内容方面的功能。最复杂的功能通常受到的影响最大 [25]：注意力、自我知觉和记忆储存。随着低灌注的持续或加重，患者的觉醒状态可受到影响，可出现意识丧失。

当神经系统功能障碍进展较快时，症状常容易被忽视。对于心律失常（心搏骤停）性晕厥患者，第一次意识到其异常表现很可能是在事件发作后。对于反射性晕厥患者，注意到其症状所需的时间往往更长。在一项关于突发性晕厥的研究中，患者眼部停止了活动，他们不能再自主活动，但他们后来的回忆证实他们仍然是有意识的[26]。患者很难回忆起自己在反射性晕厥发作时的跌倒过程，这表明其记忆在运动控制丧失前即刻就已停止了。

神经源性直立性低血压（neurogenic orthostatic hypotension，nOH）患者的低血压状态可持续较长时间。帕金森病所致 nOH 患者可出现注意力丧失[27]。如果 nOH 患者的血压持续下降，则其意识可能会受损，如无法做出坐下等决定，但通常不会跌倒。这种"无法活动"的情况可持续数分钟至数小时，并可能被误认为是思睡或运动障碍。

晕厥后，少数患者 LOC 期间的知觉类似于"濒死体验"[28]。濒死体验发生在麻醉、心脏停搏、晕厥和冥想状态下，因此与死亡完全无关。这种体验的强度与幻想倾向[30]和细节层次有关[29]。关于此类晕厥体验的报告显然很少，无法证明梦样体验很少发生在晕厥期间；它们可能经常发生，但通常不会储存在记忆中，就像非快速眼动睡眠和麻醉状态下的意识一样。

随着晕厥过程中功能的持续丧失，患者可出现与低灌注程度有关的体征。脑电图平坦表示晕厥时皮质功能完全丧失[18]。与脑电图平坦相关的表现可能与脑干活动有关：发声、打鼾、眼球向上偏移、眼球固定以及手臂强直[18-19]。

癫痫发作时的 LOC

癫痫可能是全身性的，可影响整个大脑皮质，也可能是局灶性的，即只有部分大脑皮质受到影响。在这两种情况下，不同脑区之间的连通性意味着癫痫发作时的过度活动并不一定局限于癫痫发作的起源区域。事实上，原发性癫痫发作区之外某些区域的活动很可能低于正常水平，因此癫痫患者的某些表现代表功能减退。

某些患者癫痫发作时，其意识完全不受影响，这意味着患者可能注意到了身体某个部位的异常感觉或异常运动。如果癫痫发作时患者的意识受到影响，则其表现会比晕厥时的表现更为多样化[25]。癫痫发作时的意识损害主要有以下三种类型。

1. 第一类是失神发作 失神发作时，儿童患者表现为停止正在做的事，可继续进行一些自主活动，但不会摔倒（此类癫痫发作不属于 TLOC）。脑电图显示整个头部均可记录到棘波复合波，这是一种全身性发作。即便如此，也并不是所有的皮质功能都受到影响（例如，没有明显的运动表明初级运动皮质功能失调）。额区棘波复合波的最大振幅表明，失神发作对某些区域的影响大于其他区域。脑电图联合功能性磁共振成像研究显示丘脑功能增强，而不同皮质区域的功能减弱[25]。一项研究比较了失神发作与不同程度的行为反应受损，当反应性受损时，大脑活动较未受损时增多[31]。作者提出，意识损害的原因是全脑功能紊乱，而不是局部功能障碍。

2. 第二类是伴有意识异常的局灶性癫痫　此类癫痫可导致意识改变，其临床表现与失神发作类似，但患者不再有反应，可继续进行一些自主活动，如坐起或站立（此类癫痫发作也不属于 TLOC），随后出现遗忘。此类发作通常起源于颞叶[25]。当出现意识损害时，癫痫发作通常会累及对侧颞叶。在此类癫痫发作期间，上脑干、内侧丘脑和下丘脑的血流量减少[25]，表明神经元活动减少。对此类癫痫发作患者的脑电图连接性研究表明，丘脑和顶叶皮质（涉及感知的区域）之间的脑电图同步程度增加[32]。需要注意的是，对于很多功能而言，连接的精确程度似乎至关重要。虽然同步性较低很可能是意识水平降低的特征，但同步性较高也不总是代表意识状态良好。作者认为，过度的同步可使涉及意识处理过程的结构超负荷[32]。

3. 第三类癫痫是强直阵挛发作　此类癫痫可导致意识损害。临床表现为局灶性发作，随后是过度活动波散，或者表现为原发性全身性发作。在这两种情况下，患者全身出现强直性肌肉活动，所有正常的运动功能均完全丧失，可发生一侧舌咬伤。患者通常会跌倒，所以此类癫痫发作属于 TLOC。强直性肌肉活动是由于过度的皮质电活动所致。目前的理论认为，过度的活动基于主动抑制[33]，起初时间时间较短，继而可持续较长时间。过度活动与主动抑制的交替出现，使强直期进入阵挛期，如此反复，即出现重复性肌阵挛。随着抑制间期的延长，阵挛的频率将低，但幅度增大。发作结束前的阵挛可提示过度脑电活动即将终止。然而，这种抑制仍会持续一段时间，导致发作后意识严重受损。然后，患者可出现睡眠异常，不容易被唤醒。患者醒来后，其皮质功能的恢复需要很长的时间，可造成记忆障碍或意识错乱，这有助于鉴别此类癫痫发作与晕厥。

由于运动伪差掩盖了脑电图的细微改变，且出于安全的原因无法对此类患者进行癫痫发作期间的 MRI 研究，所以有关强直阵挛发作时 LOC 的病理生理学研究比其他癫痫发作类型的相关研究要少很多[25]。SPECT 研究允许在癫痫发作期间注射示踪剂，继而可研究示踪剂存留的位置。这些研究表明，大脑某些区域的活动增加，而其他区域的活动减少[25]。有趣的是，小脑区域的电活动在发作晚期和发作后增加。这可能是终止癫痫发作并引起发作后 LOC 的神经活动受抑制的原因[25]。

心因性 TLOC 中的 LOC

通常很难评估心因性非癫痫发作（psychogenic nonepileptic seizures，PNES）和心因性假性晕厥（psychogenic pseudosyncope，PPS）患者意识损害的性质。PNES 和 PPS 可能代表同一种精神疾病，二者的区别仅仅在于它们面对的是不同的专科医生[34]。PNES 和 PPS 期间 EEG 正常，表明患者没有出现晕厥时的全脑功能障碍。同样，发作时患者可产生有目的的动作，但发作后无法回忆，表明很多大脑功能是持续正常的[35]。尽管报告显示部分 PNES 或 PPS 患者在发作期间完全没有任何意识，但很多患者表示他们可以部分意识到周围环境，但反应能力有限[35]。在精神病学中，这种完全不同的意识损害称为"分离"，这意味着通常对环境的意识、记忆和感知的综合功能被破坏。

这些功能是否确实可以完全独立还不得而知，分离的神经基质也是如此[35]。如果缺乏神经机制的证据，就无法支持患者对其攻击行为具有意志控制的观点[36]，因为患者认为他们没有这种控制能力，否则可能是具有破坏性的。

结论

"意识"这个词有不同的用法，因此可以通过阐明其功能来明确其定义。"自我觉知"是广义的"意识内容"方面的一个重要组成部分，其神经联系尚未明确。对"觉醒"方面的了解则相对较多，包括意识损害程度，其范围是从清醒到深昏迷。

虽然知觉内容和觉醒是紧密联系的，但在觉醒水平较低的情况下（如睡眠和麻醉状态下），仍可产生知觉。这些例子也证明了广义的"意识"的不同方面可以发挥不同的作用。失神发作和伴有意识损害的局灶性发作是不同类型意识损害的例子，患者的自我知觉受到影响，但运动控制功能保持完好；这两种情况都是由于局灶性皮质功能紊乱引起的，可对大脑功能产生广泛的影响。

如果意识损害影响到大脑更广泛的区域，则意识丧失不仅仅是指自我知觉丧失；而是波及范围更大的意识损害，包括感觉、运动和认知功能丧失。脑震荡、中毒、低血糖、强直阵挛发作和晕厥均可导致包括大脑皮质功能丧失在内的广泛功能丧失，尽管作用方式不同。因此，它们都会导致一系列非常相似的症状和体征，其中有三种表现非常有助于诊断：同时出现遗忘、跌倒（以及运动控制异常的其他表现）和无反应，提示为意识丧失（LOC）。此外，如果持续时间较短，则为短暂性意识丧失（TLOC），这有助于鉴别诊断。

利益冲突：作者声明无利益冲突。

（张海澄　译　浦介麟　审）

参考文献

1. Brignole M, Alboni P, Benditt D, Bergfeldt L, Blanc JJ, Bloch Thomsen PE, van Dijk JG, Fitzpatrick A, Hohnloser S, Janousek J, Kapoor W, Kenny RA, Kulakowski P, Moya A, Raviele A, Sutton R, Theodorakis G, Wieling W, Task Force on Syncope, European Society of Cardiology. Guidelines on management (diagnosis and treatment) of syncope. Eur Heart J. 2001;22:1256–306.
2. Brignole M, Moya A, de Lange FJ, Deharo JC, Elliott PM, Fanciulli A, Fedorowski A, Furlan R, Kenny RA, Martín A, Probst V, Reed MJ, Rice CP, Sutton R, Ungar A, van Dijk JG, ESC Scientific Document Group, et al. 2018 ESC Guidelines for the diagnosis and management of syncope. Eur Heart J. 2018;39:1883–948.
3. Brignole M, Moya A, de Lange FJ, Deharo JC, Elliott PM, Fanciulli A, Fedorowski A, Furlan R, Kenny RA, Martín A, Probst V, Reed MJ, Rice CP, Sutton R, Ungar A, van Dijk JG, ESC Scientific Document Group, et al. Practical instructions for the 2018 ESC guidelines for the diagnosis and management of syncope. Eur Heart J. 2018;39:e43–80.
4. Posner JB, Saper CB, Schiff ND, Plum F, editors. Plum and Posner's diagnosis of stupor and

coma. 4th ed. Oxford: Oxford University Press; 2007.

5. Ward AF, Wegner DM. Mind-blanking: when the mind goes away. Front Psychol. 2013;4:650.

6. Kawagoe T, Onoda K, Yamaguchi S. The neural correlates of "mind blanking": when the mind goes away. Hum Brain Mapp. 2019;40:4934–40.

7. Sanders RD, Tononi G, Laureys S, Sleigh JW. Unresponsiveness ≠ unconsciousness. Anesthesiology. 2012;116:946–59.

8. Dennison P. The human default consciousness and its disruption: insights from an EEG study of Buddhist Jhāna meditation. Front Hum Neurosci. 2019;13:178.

9. Bodien YG, Chatelle C, Edlow BL. Functional networks in disorders of consciousness. Semin Neurol. 2017;37:485–502.

10. Bonhomme V, Staquet C, Montupil J, Defresne A, Kirsch M, Martial C, Vanhaudenhuyse A, Chatelle C, Larroque SK, Raimondo F, Demertzi A, Bodart O, Laureys S, Gosseries O. General anesthesia: a probe to explore consciousness. Front Syst Neurosci. 2019;13:36.

11. Storm JF, Boly M, Casali AG, Massimini M, Olcese U, Pennartz CMA, Wilke M. Consciousness regained: disentangling mechanisms, brain systems, and behavioral responses. J Neurosci. 2017;37:10882–93.

12. Aru J, Suzuki M, Rutiku R, Larkum ME, Bachmann T. Coupling the state and contents of consciousness. Front Syst Neurosci. 2019;13:43.

13. Nani A, Manuello J, Mancuso L, Liloia D, Costa T, Cauda F. The neural correlates of consciousness and attention: two sister processes of the brain. Front Neurosci. 2019;13:1169.

14. Owen M, Guta MP. Physically sufficient neural mechanisms of consciousness. Front Syst Neurosci. 2019;13:24.

15. Godwin D, Barry RL, Marois R. Breakdown of the brain's functional network modularity with awareness. Proc Natl Acad Sci U S A. 2015;112:3799–804.

16. Shen WK, Sheldon RS, Benditt DG, Cohen MI, Forman DE, Goldberger ZD, Grubb BP, Hamdan MH, Krahn AD, Link MS, Olshansky B, Raj SR, Sandhu RK, Sorajja D, Sun BC, Yancy CW. ACC/AHA/HRS guideline for the evaluation and management of patients with syncope: a report of the American College of Cardiology/American Heart Association Task Force on Clinical Practice Guidelines and the Heart Rhythm Society. Heart Rhythm. 2017;14:e155–217.

17. Van Dijk JG, Thijs RD, Benditt DG, Wieling W. A guide to disorders causing transient loss of consciousness: focus on syncope. Nat Rev Neurol. 2009;5:438–48.

18. Van Dijk JG, Thijs RD, van Zwet E, Tannemaat MR, van Niekerk J, Benditt DG, Wieling W. The semiology of tilt-induced reflex syncope in relation to electroencephalographic changes. Brain. 2014;137:576–85.

19. Shmuely S, Bauer PR, van Zwet EW, van Dijk JG, Thijs RD. Differentiating motor phenomena in tilt-induced syncope and convulsive seizures. Neurology. 2018;90:e1339–46.

20. Ryan DJ, Harbison JA, Meaney JF, Rice CP, King-Kallimanis B, Kenny RA. Syncope causes transient focal neurological symptoms. QJM. 2015;108:711–8.

21. Ryan DJ, Kenny RA, Christensen S, Meaney JF, Fagan AJ, Harbison J. Ischaemic stroke or TIA in older subjects associated with impaired dynamic blood pressure control in the absence of severe large artery stenosis. Age Ageing. 2015;44:655–61.

22. Persoon S, Kappelle LJ, Klijn CJ. Limb-shaking transient ischaemic attacks in patients with internal carotid artery occlusion: a case-control study. Brain. 2010;133:915–22.

23. Searls DE, Pazdera L, Korbel E, Vysata O, Caplan LR. Symptoms and signs of posterior circulation ischemia in the new England medical center posterior circulation registry. Arch Neurol. 2012;69:346–51.

24. Savitz SI, Caplan LR. Vertebrobasilar disease. N Engl J Med. 2005;352:2618–26.

25. Blumenfeld H. Impaired consciousness in epilepsy. Lancet Neurol. 2012;11:814–26.

26. Rossen R, Kabat H, Anderson JP. Acute arrest of cerebral circulation in man. Arch Neurol Psychiatr. 1943;50:510–28.

27. Yoo SW, Kim JS, Oh YS, Ryu DW, Lee KS. Trouble concentrating is an easily overlooked symptom of orthostatic hypotension in early Parkinson's disease. J Parkinsons Dis. 2019;9:405–11.

28. Lempert T, Bauer M, Schmidt D. Syncope and near-death experience. Lancet. 1994;344:829–30.

29. Martial C, Charland-Verville V, Cassol H, Didone V, Van Der Linden M, Laureys S. Intensity and memory characteristics of near-death experiences. Conscious Cogn. 2017;56:120–7.

30. Martial C, Cassol H, Charland-Verville V, Merckelbach H, Laureys S. Fantasy proneness cor-

relates with the intensity of near-death experience. Front Psych. 2018;9:190.

31. Guo JN, Kim R, Chen Y, Negishi M, Jhun S, Weiss S, Ryu JH, Bai X, Xiao W, Feeney E, Rodriguez-Fernandez J, Mistry H, Crunelli V, Crowley MJ, Mayes LC, Constable RT, Blumenfeld H. Impaired consciousness in patients with absence seizures investigated by functional MRI, EEG, and behavioural measures: a cross-sectional study. Lancet Neurol. 2016;15:1336–45.

32. Arthuis M, Valton L, Régis J, Chauvel P, Wendling F, Naccache L, Bernard C, Bartolomei F. Impaired consciousness during temporal lobe seizures is related to increased long-distance cortical-subcortical synchronization. Brain. 2009;132:2091–101.

33. Bauer PR, Thijs RD, Lamberts RJ, Velis DN, Visser GH, Tolner EA, Sander JW, Lopes da Silva FH, Kalitzin SN. Dynamics of convulsive seizure termination and postictal generalized EEG suppression. Brain. 2017;140:655–68.

34. Tannemaat MR, van Niekerk J, Reijntjes RH, Thijs RD, Sutton R, van Dijk JG. The semiology of tilt-induced psychogenic pseudosyncope. Neurology. 2013;81:752–8.

35. Reuber M, Kurthen M. Consciousness in non-epileptic attack disorder. Behav Neurol. 2011;24:95–106.

36. Rawlings GH, Reuber M. Health care practitioners' perceptions of psychogenic non-epileptic seizures: a systematic review of qualitative and quantitative studies. Epilepsia. 2018;59:1109–23.

第 3 章　不同类型晕厥的预后

Steve W. Parry

引言

短暂性意识丧失（transient loss of consciousness，TLOC）涵盖的疾病谱包括：从肺栓塞到蛛网膜下腔出血，从创伤到低血糖，从癫痫发作到晕厥。因此，预测 TLOC 谱的预后是一种依赖于潜在疾病的暗黑艺术，根据 TLOC 的直接原因不同，其预后范围可以从迅速完全恢复到致残或可能是致死。晕厥是引起 TLOC 最常见的病因，其后果可以从良性到极端凶险，这取决于意识障碍潜在的病理生理过程。

什么是晕厥的预后？

剑桥英语词典中关于预后的定义是"医生对疾病可能或期望的进展，或者病情改善的概率的判断"（https：//dictionary.cambridge.org/）。正如我们将要看到的，医生的判断可以作为评估预后过程中的重要一步，但是需要依靠临床评估的基本过程和适当的诊断性检查，进而完成诊断过程，才能做出判断。另外，虽然关于晕厥预后的科学文献基本集中在死亡率方面，但预测晕厥复发的预后也很关键，因为它对驾驶能力、工作、独立生活和避免生理与心理伤害也至关重要。可以说这与死亡率同样重要，同样值得研究晕厥预后的研究者予以关注。

虽然定义晕厥的症状相对容易，但确定晕厥的病因要难得多，所以评估预后也相对较难。但是，由于晕厥的潜在不良后果包括症状复发甚至死亡，所以判断可能的"预期进展"对患者和治疗者至关重要。本章将讨论预后中对患者很重要的内，即初次发作后不同时限（短期和长期）症状复发和死亡的可能性。因此，以下将讨论与临床特点相应的预测方法，以帮助临床医生向其患者提供有意义的建议。然而，首要的是研究影响晕厥预后的决定因素。

影响晕厥预后的决定因素

判断晕厥"预期进展"的重要性在于，对于患者而言，数量不多但意义重大的是，其最终的不良后果可能是死亡。在不同的研究人群中，死亡风险主要与晕厥是否由心脏原因所致有关。在 Framingham 心脏研究中，7814 名受试者中有 822 人患有晕厥，随访超过 17 年，结果显示合并心血管疾病或心源性晕厥与死亡率显著相关（危险比 2.01，95%CI 1.48 ~ 2.73）[1]，而合并血管迷走性晕厥（vasovagal syncope，VVS）未显示存在这种关联性[1]。在初级保健人群中，对 2785 名晕厥患者随访 1 年，结果显示有 12% 的患者出现严重不良结局，该研究以心血管危险因素、共病及年龄为主要的预测因素[2]。Kapoor 研究结果显示，在 433 例住院患者中，心源性晕厥患者的 5 年死亡率为 51%，而非心源性或原因不明的晕厥患者为 24%[3]。基于急诊科的很多研究同样表明心脏病本身及心源性晕厥都是死亡率的强预测因子[4]。的确，近 10 年来大多数有关预后和危险分层的文献都来自急诊科的数据，明确概述了不良后果的高风险和低风险因素（表 3.1）[5]。然而，只关注与预后相关的两个主要因素（即既往晕厥史和直立性低血压）是不够的。

在一项大样本的注册研究中，Ruwald 及其同事研究比较了 37 017 例首次晕厥住院患者与 185 085 例非晕厥对照组患者[6]。晕厥组的全因死亡率明显较高（8.2% vs. 7.1%；危险比 1.06；95%CI 1.02 ~ 1.10），复发性晕厥、因心脏事件住院、卒中和心脏装置植入比例也明显增高[6]。作者建议，晕厥发作可能是心脏疾病潜在的标志，但缺乏足够的数据支持，而且事后注册研究的局限性很明显，尽管参与人数较多。

直立性低血压（OH）长期以来都与晕厥的发病率和死亡率相关，相关因素可能是年龄、衰弱和共病，而 OH 本身不是主要因素。最近，Malmo 饮食和癌症研究增加了前期研究对象的人数，结果发现 OH 与心血管相关不良后果有关[7]。对 30 528 例中年（平均年龄 58±8 岁）受试者进行了前瞻性随访，其中 524 例（1.7%）为不明原因晕厥住院患者，504 例为 OH 患者（1.2%）。伴有主动脉瓣狭窄的晕厥以及伴有卒中的 OH 可预测全因死亡率、心力衰竭和心房颤动。OH 与合并糖尿病显著相关，尽管 OH 与晕厥的重叠程度不明确[7]。然而，同时证明 OH 和心血管疾病与死亡率之间关联性的证据日益增多[8]，当然，还需要进一步明确它们是相关关系还是因果关系。

在寻求灵敏度和特异度均合适的危险分层方法时，急诊科的研究人员发现了一些其他的危险因子。最突出的是心脏生物标志物：高敏感性肌钙蛋白 T/I（high sensitivity troponins T and I，hsc TnT/I），脑利尿钠肽（brain natriuretic peptide，BNP）和 N- 末端 -proBNP。一项纳入了 1538 例急诊科晕厥患者的研究对这 4 项指标进行了评估，以评价其对心源性晕厥的诊断准确度，以及对死亡和主要不良心血管事件（major adverse cardiac events，MACE）预测的准确度[9]。该研究中 4 个生物标志物的诊断准确度比 EGSYS（Evaluation of Guidelines in Syncope Score）研究更高，[曲线下面积（area under the curve，AUC）0.77 ~ 0.78（95%CI 0.74 ~ 0.81；$P < 0.001$）][10]，除了加拿大晕厥危险评分（Canadian Syncope Risk Score，CSRS）外，生物标志物比晕厥评估 4 项标准中的 3 项更能成功地预测死亡率和 MACE[11]。在美国一项纳入了 11 个急诊科 3392 例晕厥患者的类似研究中，hsc TnT 和 NT-proBNP 可以预测短期死亡率和严重心脏事件[12]。这与 Gibson 及其同事的 17 个相关研究的 meta 分析结果高度一致，结

合血尿素氮水平（阳性似然比 2.86，95%CI 1.15～5.42）可预测，患者年龄越小，风险越低。晕厥前后的症状不能改变危险性，尽管呼吸困难有显著的阳性和阴性似然比[13]。

因此，在临床上评估决定晕厥预后预测因子时，应该遵循急诊科专家共识指导（表 3.1）[5]，同时还需要慎重考虑既往晕厥病史、OH 状态和心脏生物标志物。其中很多因素有助于预测死亡率和其他严重后果，但晕厥复发的决定因素更难确定，尽管复发对于患者具有重大意义。临床上貌似良性的晕厥（如血管迷走性晕厥）复发可对生活质量、驾驶、就业和一些休闲活动产生重大影响，而且要鉴别某些复杂病例是真性晕厥还是分离性晕厥症状是很困难的。丹麦的一项注册研究中显示，老年人（年龄在 50 岁或以上者分为 85 岁以上和 85 岁以下 2 组）晕厥复发的关键决定因素是年龄增长、心血管危险因素，以及药物对血压的影响[14]。最后 2 个因素对老年人的影响不成比例，对 50～85 岁的老年患者也不产生影响[14]。其他因素包括晕厥发作的频率，晕厥前心悸和存在晕厥复发的前驱症状[15]，而前 1 年的晕厥发作频率对预测神经介导性晕厥的效果更好[16]。

表 3.1　高危因素和低危因素

低危因素	高危因素
患者的特点	
年轻（＜40 岁）	年龄较大、器质性心脏病
晕厥的特点	
只在站立位时发作	劳累时发作
从平卧位 / 坐位站起时发作	仰卧位时发作
晕厥前出现恶心 / 呕吐	新发胸部不适
晕厥前有发热感，或感到"热"或"冷"	晕厥前心悸（尽管反射性晕厥时也可能发生）
由疼痛 / 情绪痛苦刺激触发	
由咳嗽 / 排便 / 排尿触发	
患者的病史特点	
晕厥病史较长（数年），发作特点相同	有猝死家族史
	充血性心力衰竭
	主动脉瓣狭窄
	左室流出道疾病
	扩张型心肌病
	肥厚型心肌病
	离子通道病，包括致心律失常性右室心肌病
	左室射血分数＜35%
	既往记录到心律失常（室性心律失常）
	冠心病

续表

低危因素	高危因素
	先天性心脏病
	陈旧性心肌梗死
	肺动脉高压
	既往植入 ICD
症状、体征，或与晕厥发作相关的指标	
	贫血（Hb ＜ 9 g/dl）
	急诊科测量的最低收缩压＜ 90 mmHg
	窦性心动过缓（＜ 40 次 / 分）
ECG/ 特点ᵃ	
	新出现的（或既往未知的）左束支传导阻滞
	双束支传导阻滞＋一度 AV 传导阻滞
	心电图显示有 Brugada 波
	急性缺血的 ECG 变化
	非窦性心律（新出现的）
	双束支传导阻滞
	QTc 间期延长（＞ 450 ms）

根据患者和晕厥发作的特点，可将其分为低风险、高风险或中度风险。低风险：患者具有 1 个或 1 个以上的低风险特征，没有任何高风险特征。高风险：患者至少具有 1 个高风险特征。中度风险或未确定风险：患者不具备任何高风险或低风险特征，或者患者只具备低危因素和某些合并症，如慢性肾衰竭、呼吸衰竭、肝衰竭、肿瘤、脑血管病，或者既往有心脏病史。

注意，发现这些异常并不一定能明确诊断。

ICD，implantable cardioverter defibrillator，植入式心脏复律除颤器；AV，atrioventricular，房室；

引自 Costatino 等[5]

ᵃ 注意，不是所有的 ECG 类型都包含在此表内，对患者进行危险分层时也要考虑其他 ECG 类型，如短 QT 间期综合征、早期复极，ECG 表现提示为肥厚型心肌病、致心律失常性右室心肌病和异常 Q 波

晕厥的短期预后

晕厥的短期预后研究主要是集中在急诊科进行的，与危险分层方法的建立和验证有关。这些危险分层方法综合运用了前文讨论的很多不良预后决定因素，但在日常的临床实践中尚未得到广泛的关注[17]。这些危险分层方法常作为决策规则，往往会低估患者的风险，尤其是对老年患者，常关注与晕厥相关的"是非"因素，而不是那些不太容易量化的风险，包括复发或受伤以及需要紧急治疗的晕厥潜在原因。从患者对整个晕厥过程体验的角度来看，危险分层几乎与死亡率同样重要。重要的是，目前几乎没有证据表明研究最多的危险分层方法（OESIL、SFSR 和 EGSYS）对临床医生预测短期严重后果有任何改善[18]。然而，研究获得了大量关于短期预后的有用信息。在有关晕厥病死率和复发情况的系统评价中，Solbiati 等分析了 25 个急诊科的研究，其中 15 个是关于晕厥危险分层方法建立和（或）验证的研究，结果发现短期死亡率为 10 天死亡

率＜1%，30 天死亡率＜1.6%，但主要不良事件发生率分别为 7% 和 11%[4]。10 天死亡和重大事件的联合发生率为 9%[4]。加拿大的一项研究显示，51 831 例从急诊科出院的晕厥患者 30 天死亡率为 0.4%，而被收住院的患者死亡率为 1.2%，且每位出院回家的患者花费明显较低[19]。同样需要强调的是，这些数据是来自不太可靠的非对照注册研究。最近，Thiruganasambandamoorthy 等[20] 发现，在 6 个加拿大急诊科的 5581 名参与者中，7.5% 出现严重不良后果，其中 207 例是心律失常。需要注意的是，在临床症状出现 6 小时内，大部分患者的心电图监测显示发生了严重的心律失常，15 天内发生率达 91.7%。采用 CSRS 评分进行评估，结果显示低风险患者在 2 小时内发生了严重的心律失常，中度风险和高风险患者在 6 小时内发生了严重的心律失常。低风险患者未发生室性快速心律失常或心源性猝死，而高风险患者发生率达 6.3%[20]。尽管这些发现需要进一步的临床实际数据加以验证，但它们将危险分层评分工具与临床应用联系起来，同时为急诊科医生深入探讨晕厥患者的心律失常预后提供了信息。

长期预后

通过合理的置信度和一致性[21]，短期预后相对容易界定和衡量，而长期预后则不那么明确。首先是长期这个变量的定义不统一，很多研究报告了晕厥发作后 1 年的后果，但随后数年后果对患者及其医生和向其提供照护服务的医疗保健系统同样重要。然而，与评估合并症、导致晕厥的病情演变、晕厥的药物治疗和干预措施以及年龄增长相比，预测与晕厥事件相关的不良结局变得更加困难。Solbiati 等在系统评价过程中发现患者死亡率不一致，1 年死亡率为 5.7%～15.5%，综合估计值为 8.4%（95%CI 6.7%～10.2%），9 个研究的患者年龄为 41～74 岁[4]。最近对 19 项研究的系统评价显示，对 98 211 例患者随访 4.2 年，平均死亡率为 7.0%，这与 12 项相关研究的平均值相似，其中心脏装置植入率为 6%[22]。这些不良结局大多数发生在晕厥发生后的最初 30 天内，这与 Thiruganasambandamoorthy 等发现的早期出现心律失常情况相符[20]。但是，有 2 项研究报道，在晕厥发生后的长期随访中，患者死亡率急剧上升，30 个月的死亡率为 4.9%，而 4.2 年的死亡率则高达 21%[22-23]。最后这项研究[23] 是 Ruwald 及其同事在丹麦人群晕厥注册系列研究中的一部分，是唯一在随访中除外了索引晕厥事件[22] 的研究，但仍然包含上述已经讨论过的混杂因素。37 705 例晕厥患者的样本量在一定程度上稀释了这些混杂因素，其结论是患者年龄增长、心力衰竭和 CHADS$_2$ 评分与预后有关，研究结果可能不那么令人惊讶。无论如何，这些急诊患者的 1 年死亡率都很高，并且在之后连续数年的死亡率还会显著增高。

晕厥复发

Solbiati 等对 25 项研究（包括 11 158 名患者）进行的系统评价显示，晕厥复发率随着时间的推移呈近似线性增长，从 30 天时的 0.3% 增至 2 年时的 22%，该结果与后来的丹麦注册研究结果一致[14]。Leafloor 及其同事进行了更广泛的系统评价，19 项研究中有 2 项显示晕厥复发率为 16%，尽管这 2 项研究报道的只是所有 98 211 例患者中的 399 例[22]。

晕厥预后的新进展

目前对晕厥风险评分的研究仍在迅速进行中，对既往危险分层方法的完善和新方法的建立也在同时进行。最近一项关于老年患者的研究非常有前景，即晕倒评分（FAINT score）。该研究尽管特异度较低（22%，95%CI 20.7% ～ 23.8%），但其预测 30 天死亡或严重心脏事件的灵敏度较高（96.7%，95% CI 92.9% ～ 98.8%），已证实其优于临床医师的风险判断（AUC 0.704；95%CI 0.669 ～ 0.739）[24]。FAINT 评分是在 Bayesian 统计方法的基础上建立的，其评价指标包括心律失常病史、心力衰竭、初始心电图异常、pro-BNP 或 hsc TnT 升高。根据现有文献推测，这些指标可能提供有用的临床信息，但其是否能广泛应用还有待进一步验证。Duckheim 等采用了另一种方法，他们检查了减速力（deceleration capacity，DC）的效应，DC 是心肌梗死和心力衰竭不良结局的强预测因子。对就诊于急诊科的 395 例晕厥患者的 DC 和 SFSR 进行了比较，患者的主要终点是 80 天时的死亡率。死亡患者的 DC 显著降低（AUC 0.85；95%CI 0.71 ～ 0.98），而 SFSR 未能预测 8 例死亡患者中的 4 例。这提示，或许可通过 DC 评估急诊科的低风险患者[24]。进一步完善这些预测方法对准确地预测晕厥患者的预后是至关重要的。

预测晕厥的预后：是艺术还是科学？

在过去的 10 年里，晕厥的预测技术有了很大的进步，其目的是为急诊科医生提供判断晕厥"可能或预期的进展"的工具。然而，现有的文献主要基于质量不同的急诊科前瞻性和回顾性研究和事后注册研究。大量的异质性研究到系统综述和荟萃分析引用，进一步降低了预测的准确度。这些研究在研究设计、队列使用、人群和预后的定义方面存在很大的差异，进一步影响了结论的可靠性。另外，在高质量研究的背景下，对社区患者的预后知之甚少，这些患者平时只能见到他们的初级保健医生，其长期预后还需要通过大样本、前瞻性研究进行全面评估。另外，尽管晕厥复发对患者及其照护者、雇主和教师来说是绝对重要的，但与死亡率这一最终不良后果相比，晕厥复发明显没有得到重视，所以还需要做更多的工作。

那么，怎样才能将预测的艺术转化为科学方法呢？这真的可能吗？然而，医生对预后的最佳判断优于现有的客观评估方法，这取决于医生的专业水平及其对晕厥相关诊断术语的理解程度，大多数急诊科和初级保健医生的诊断中较少出现晕厥，更不用说偶尔接触此类患者的其他医生了，如骨科医生或免疫科医生等。尽管如此，考虑到上述死亡率和复发率，预测晕厥的预后非常重要，应使预后尽可能简单和准确。无论晕厥患者的病情有多特殊，都应进行适当的调查、诊断和治疗。然而，由于晕厥的潜在病因和促发疾病、病理生理和生理特点、药理学因素和易感环境都非常复杂，使得这一任务变得非常艰巨。

如何准确地预测？建议与结论

目前正在迅速建立更好的预后预测积木分析法。与 10 年前相比，人们对不良结局的危险因素有了更深入的理解，但相关工具的应用效果还不理想，这主要是由于患者的特点和研究设计存在异质性。

因此，研究人员的首要任务应该是定义。第一，考虑到晕厥的原因（及其后果）存在很大的差异，需要对患者群体进行定义和研究，而不是试图对所有晕厥患者进行总体观察。年龄是一个很好的研究起点，FAINT 研究在这方面的应用很有前景[24]。第二，结果需要反映晕厥患者的所有经历，不仅要考虑死亡、心律失常、主要不良临床事件（MACE）、卒中等严重的后果，还要考虑复发的可能性。第三，需要对大量非 ED 处理的晕厥发作患者予以更多的关注。ED 医生而不是初级保健医生（或者非医疗人员）看到的临床表现常常是患者、家人、路人甚至是医护人员的偏见、个人判断，而不是晕厥原因的严重性。对此需要重点关注。第四，非心源性晕厥的预后研究很少。最近的一项系统评价和 meta 分析发现，只有 4 项研究的方法严谨，所以值得纳入，尽管该分析对非心源性晕厥和不明原因的晕厥存在概念混乱的缺陷[25]。对于年龄较大或患有糖尿病或高血压的患者[25]，晕厥与长期（4.4 年）预后不良相关，这一结果需要通过前瞻性研究进一步探讨，特别是目前公认的观点是（尽管有意外伤害）非心源性晕厥患者的预后良好。第五，对缺乏长期后果的情况应予以重视。癌症研究通常会讨论 5 年生存率，但在晕厥方面却没有相关数据，尽管 4.2 年时死亡的可能性为 1/5[22-23]。第六，虽然关于晕厥预后及其危险分层的研究已经超过 10 年，但仍缺乏关于预后的知识是否影响预后的信息。这似乎是显而易见的，但仍有待系统地加以论证。如果这些因素得到解决和完善，我们将能够更好地为患者和临床医生预测准确的预后，从而有利于进行危险分层、制订有针对性的研究方案和管理策略，进而完善医疗系统。

（浦介麟　译　刘文玲　审）

参考文献

1. Soteriades ES, Evans JC, Larson MG, Chen MH, Chen L, Benjamin EJ, Levy D. Incidence and prognosis of syncope. N Engl J Med. 2002;347:878–85.

2. Vanbrabant P, Gillet JB, Buntinx F, Bartholomeeusen S, Aertgeerts B. Incidence and outcome of first syncope in primary care: a retrospective cohort study. BMC Fam Pract. 2011;12:102.

3. Kapoor WN. Evaluation and outcome of patients with syncope. Medicine (Baltimore). 1990;69:160–75.

4. Solbiati M, Casazza G, Dipaola F, Rusconi AM, Cernuschi G, Barbic F, Montano N, Sheldon RS, Furlan R, Costantino G. Syncope recurrence and mortality: a systematic review. Europace. 2015;17:300–8.

5. Costantino G, Sun BC, Barbic F, Bossi I, Casazza G, Dipaola F, McDermott D, Quinn J, Reed MJ, Sheldon RS, Solbiati M, Thiruganasambandamoorthy V, Beach D, Bodemer N, Brignole M, Casagranda I, Del Rosso A, Duca P, Falavigna G, Grossman SA, Ippoliti R, Krahn AD, Montano N, Morillo CA, Olshansky B, Raj SR, Ruwald MH, Sarasin FP, Shen WK, Stiell I, Ungar A, Gert van Dijk J, van Dijk N, Wieling W, Furlan R. Syncope clinical management in the emergency department: a consensus from the first international workshop on syncope risk stratification in the emergency department. Eur Heart J. 2016;37:1493–8.

6. Ruwald MH, Hansen ML, Lamberts M, Hansen CM, Vinther M, Køber L, Torp-Pedersen C, Hansen J, Gislason GH. Prognosis among healthy individuals discharged with a primary diagnosis of syncope. J Am Coll Cardiol. 2013;61(3):325–32.

7. Yasa E, Ricci F, Magnusson M, Sutton R, Gallina S, Caterina R, Melander O, Fedorowski A. Cardiovascular risk after hospitalisation for unexplained syncope and orthostatic hypotension. Heart. 2018;104:487–93.

8. Fedorowski A, Ricci F, Sutton R. Orthostatic hypotension and cardiovascular risk. Kardiol Pol. 2019;77(11):1020–7.

9. du Fay de Lavallaz J, Badertscher P, Badertscher P, Nestelberger T, Zimmermann T, Miró Ò, Salgado E, Christ M, Geigy N, Cullen L, Than M, Martin-Sanchez FJ, Di Somma S, Peacock WF, Morawiec B, Walter J, Twerenbold R, Puelacher C, Wussler D, Boeddinghaus J, Koechlin L, Strebel I, Keller DI, Lohrmann J, Michou E, Kühne M, Reichlin T, Mueller C. B-type natriuretic peptides and cardiac troponins for diagnosis and risk-stratification of syncope. Circulation. 2019; https://doi.org/10.1161/CIRCULATIONAHA.118.038358.

10. Del Rosso A, Ungar A, Maggi R, Giada F, Petix NR, De Santo T, Menozzi C, Brignole M. Clinical predictors of cardiac syncope at initial evaluation in patients referred urgently to a general hospital: the EGSYS score. Heart. 2008;94:1620–6.

11. Thiruganasambandamoorthy V, Kwong K, Wells GA, Sivilotti MLA, Mukarram M, Rowe BH, Lang E, Perry JJ, Sheldon R, Stiell IG, Taljaard M. Development of the Canadian Syncope risk score to predict serious adverse events after emergency department assessment of syncope. CMAJ. 2016;188(12):E289–98.

12. Clark CL, Gibson TA, et al. Do high-sensitivity troponin and natriuretic peptide predict death or serious cardiac outcomes after Syncope? Acad Emerg Med. 2019;26(5):528–38.

13. Gibson TA, Weiss RE, Weiss RE, Yagapen AN, Malveau SE, Adler DH, Bastani A, Baugh CW, Caterino JM, Diercks DB, Hollander JE, Nicks BA, Nishijima DK, Shah MN, Stiffler KA, Storrow AB, Wilber ST, Sun BC. Predictors of short-term outcomes after syncope: a systematic review and meta-analysis. West J Emerg Med. 2018;19(3):517–23.

14. Ruwald MH, Hansen ML, Lamberts M, Hansen CM, Numé AK, Vinther M, Køber L, Torp-Pedersen C, Hansen J, Gislason GH. Comparison of incidence, predictors, and the impact of co-morbidity and polypharmacy on the risk of recurrent syncope in patients <85 versus ≥85 years of age. Am J Cardiol. 2013;112:1610–5.

15. Ungar A, Del Rosso A, Giada F, Bartoletti A, Furlan R, Quartieri F, Lagi A, Morrione A, Mussi C, Lunati M, De Marchi G, De Santo T, Marchionni N, Brignole M. Early and late outcome of treated patients referred for syncope to emergency department: the EGSYS 2 follow-up study. Eur Heart J. 2010;31:2021–6.

16. Sheldon R. Syncope diagnostic scores. Prog Cardiovasc Dis. 2013;55:390–5.

17. Parry SW. Current issues with prediction rules for syncope. CMAJ. 2011;183(15):1694–5.

18. Costantino G, Casazza G, Reed M, Bossi I, Sun B, Del Rosso A, Ungar A, Grossman S, D'Ascenzo F, Quinn J, McDermott D, Sheldon R, Furlan R. Syncope risk stratification tools vs clinical judgment: an individual patient data meta-analysis. Am J Med. 2014;127(11):1126.e13–2.

19. Sandhu RK, Tran DT, Sheldon RS, Kaul P. A population-based cohort study evaluating outcomes and costs for syncope presentations to the emergency department. JACC Clin Electrophysiol. 2018;4(2):265–73.

20. Thiruganasambandamoorthy V, Rowe BH, Sivilotti MLA, McRae AD, Arcot K, Nemnom MJ, Huang L, Mukarram M, Krahn AD, Wells GA, Taljaard M. Duration of electrocardiographic monitoring of emergency department patients with syncope. Circulation. 2019;139(11):1396–406.

21. Solbiati M, Bozzano V, Barbic F, Casazza G, Dipaola F, Quinn JV, Reed MJ, Sheldon RS, Shen WK, Sun BC, Thiruganasambandamoorthy V, Furlan R, Costantino G. Outcomes in syncope research: a systematic review and critical appraisal. Intern Emerg Med. 2018;13(4):593–601.

22. Leafloor CW, Hong PJ, Mukarram M, Sikora L, Elliott J, Thiruganasambandamoorthy V. Long-term outcomes in syncope patients presenting to the emergency department: a systematic review. CJEM. 2019;22:1–11.

23. Ruwald MH, Ruwald AC, Jons C, Lamberts M, Hansen ML, Vinther M, Køber L, Torp-Pedersen C, Hansen J, Gislason GH. Evaluation of the CHADS2 risk score on short- and long-term all-cause and cardiovascular mortality after syncope. Clin Cardiol. 2013;36(5):262–8.

24. Probst MA, Gibson T, Weiss RE, Yagapen AN, Malveau SE, Adler DH, Bastani A, Baugh CW, Caterino JM, Clark CL, Diercks DB, Hollander JE, Nicks BA, Nishijima DK, Shah MN, Stiffler KA, Storrow AB, Wilber ST, Sun BC. Risk stratification of older adults who present to the emergency department with syncope: the FAINT score. Ann Emerg Med. 2019;75(2):147–58. pii: S0196-0644(19):31113-8.

25. Ricci F, Sutton R, et al. Prognostic significance of non-cardiac syncope in the general population: a systematic review and meta-analysis. J Cardiovasc Electrophysiol. 2018;29(12):1641–7.

第4章　晕厥的经济影响：直接和间接成本

Aalap D. Narichania and Mohamed H. Hamdan

引言

在卫生保健经济学领域，疾病成本（cost-of-illness，COI）是一个常用的概念，可用于描述一个群体中的一系列结果。这包括某种疾病的发病率或患病率、疾病对发病率和死亡率的影响以及疾病的直接和间接经济成本。直接成本包括与医疗服务直接相关的成本，而间接费用包含相应疾病和（或）其合并症导致的过早死亡、残疾或损伤而产生的支出，以及疾病造成的社会心理影响和生活质量的降低。由于多种原因，了解特定疾病的 COI 是非常重要的。COI 有利于合理地制定公共政策，揭示无效成本，以及改进目标。此外，COI 通常还能为研究或应对某一特定疾病争取更多资源。最后，COI 对于确定基线成本和某些干预措施的影响也十分重要[1]。

晕厥对于经济有实质性的影响。本章将讨论晕厥的直接成本和间接成本。首先，我们将回顾晕厥的流行病学，以及晕厥的发病率和患病率如何转化为各种类型的临床问题。其次，我们将介绍由医疗支付方承担的晕厥相关费用的直接估算方法。这些数据有助于理解与费用相关的临床问题和临床决策类型。然后，我们将重点关注以往较少被量化但又非常重要的晕厥间接成本，包括个体成本和社会成本。最后，本章将简要介绍降低晕厥直接成本和间接成本的策略。

晕厥的负担

晕厥是一种常见疾病，在美国和欧洲可导致很多临床问题。关于晕厥的流行病学，本章不进行深入讨论，然而，据报道，晕厥的患病率为 19% ~ 41%，复发率为 13.5%[2-3]，发病率为 0.80 ~ 0.93/1000 人年[4]。

鉴于晕厥的流行病学特点、晕厥的实际危险和感知到的危险，以及其潜在的病理机制，因晕厥而频繁急诊就医的现象就不足为奇了。在美国，据估计晕厥患者占急诊科（emergency department，ED）就诊人数的 1% ~ 3%[5-7]。在一项针对美国所有急诊科患者的研究中，入院率为 32%；其中，年轻患者（年龄＜ 40 岁）入院率为 10%，老年患者（年龄＞ 60 岁）入院率为 60%。在同期的一项综述中[6]，Sun 等报道了澳大利亚、加拿大、法国、意大利、日本、英国和美国不同地区和不同队列之间的入院率为 12% ～ 83%。总体而言，在美国，晕厥患者占所有住院患者的 0.6% ～ 1.5%[4, 8]。Anand 等对美国全国住院患者样本（Nationwide Inpatient Sample，NIS）进行分析发现，2004—2013 年，美国因晕厥住院的绝对人数实际下降了 42%，从预计的 253 391 人降至 156 820 人。平均住院天数也从 2.88 天缩短至 2.54 天[7]。从 NIS 获得的最新数据如图 4.1 所示。上述趋势可以反映急诊科越来越多地使用决策工具以降低入院率，观察室和（或）晕厥单元也越来越普遍地使用决策工具。然而，住院人数的减少与费用和成本的降低没有相关性（见下文）。

再入院率显著增高进一步增加了急性就诊和因晕厥住院的人数。一项分析 2013—2014 年美国全国再入院病例数据库的研究显示，晕厥的 30 天再入院率为 9.3%。最常见的再入院原因是复发性晕厥（7.9%）[9]。对加利福尼亚州住院患者数据库的分析显示，有 23% 的晕厥患者入院的原因是晕厥复发[8]。

直接经济成本

与其他任何疾病或综合征一样，对晕厥的直接经济影响很难准确估计。人们使用了很多方法，但每一种方法都有其优、缺点。此外，必须区分花费和实际报销费用。晕厥是一种特殊的病症，因为它经常与其他可导致摔倒和受伤的非晕厥性疾病共存[10-11]。尽管有这些影响，仍有一些研究试图量化晕厥的直接经济影响。

为便于在不同地区和不同时期之间进行比较，本章引用的所有成本已换算为 2019 年的美元（USD），并记录在未换算数字后的括号内。不同货币根据相应时间段的汇率中位数换算为美元。既往研究中的美元金额用美国消费价格指数（U.S. Consumer Price Index）调整校正了通货膨胀的影响。

美国

美国最近开展了一项针对 NIS 的分析研究，以估算晕厥的住院相关费用。2004—2013 年，尽管晕厥的发生率降低、患者的住院时间缩短，但住院费用却显著增加。平均费用从 17 514 美元增加至 25 160 美元（2019 年的住院费用从 19 257 美元增加至 27 664 美元，），增加了 43.6%[7]。1993—2014 年，从 NIS 获得的更新和扩充数据如图 4.1 所示。人均住院费用的增加反映了以下现象：诊断检测手段使用率逐渐提高；宏观经济趋势下医疗保健支出逐渐增加；有严重心血管合并症的老年患者人数逐渐增多；一些不必要的入院有所减少，而这部分入院费用相对较低，剩余的其他入院费用则相对增加。考虑到这一时期的住院人数，2004 年全国住院总费用为 44 亿美元（2019 年为 48 亿美元），2013 年降至 39 亿美元（2019 年为 43 亿美元）。图 4.2 显示了在一个

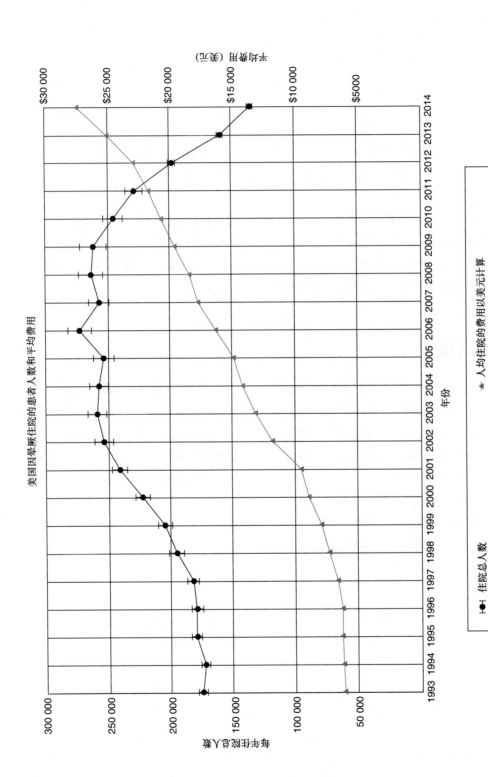

美国因晕厥住院的患者人数和平均费用

图 4.1 美国因晕厥住院的患者人数和平均费用。美国长期以来因晕厥住院的总人数和平均费用。近期住院人数有所下降，而人均住院患者的平均费用逐渐增加。数据来自卫生保健成本和应用项目计划中的全国住院患者样本 [13]

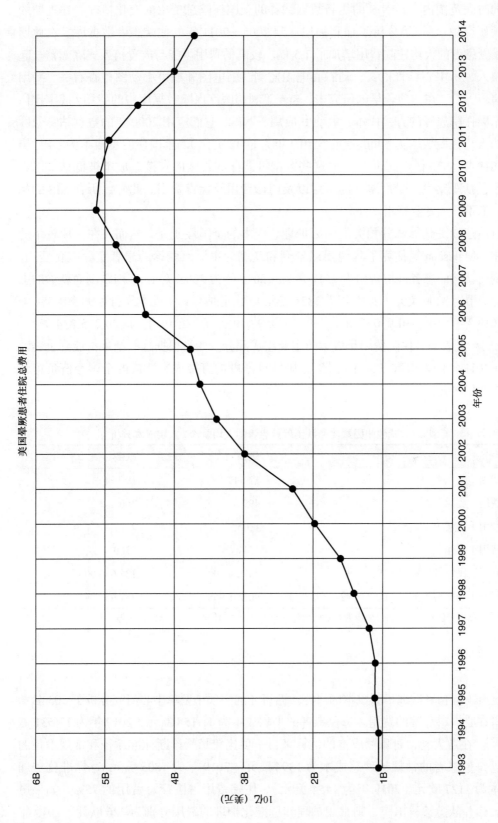

图 4.2 美国晕厥患者的住院总费用。随着时间的推移，美国晕厥患者的住院总费用。全国费用呈稳步上升趋势，直到 2010 年才开始缓慢下降。数据来自医疗保健成本和应用项目计划项目中的全国住院患者样本 [13]

更大的时间范围内，经 NIS 的更新数据估算的全国住院总费用的变化情况。在近期的另一项研究中，Joy 等分析了加利福尼亚州 2005—2011 年的住院患者数据库。在此期间，晕厥患者的人均住院费用增加了 1.5 倍。较高的费用可能与放置植入式除颤器、起搏器植入、术中心导管检查、动态心电图监测、脑电图和超声心动图检查有关（费用依次递减）[8]。在一项较早的研究中，Sun 等利用医疗保险数据库中的费用 / 成本比估算了晕厥住院患者的直接成本，并将其应用于 NIS。它们应用 2000 年的数据估算晕厥患者的人均住院成本为 5400 美元（2019 年为 8032 美元），全国住院总成本为 24 亿美元（2019 年为 36 亿美元）[12]。但这些数据可能导致晕厥的直接总成本被低估，因为它们不包括观察室或晕厥单元的费用以及门诊费用及检查费用。此外，所有 NIS 的相关研究都不计入专业费用。

目前还缺乏估算晕厥相关的临床护理总成本的全国性研究。然而，在一项较早的研究中，Malasana 等估算了犹他州以晕倒和跌倒为主诉而就诊的患者实际支付费用。因晕倒而就诊的患者人均费用为 2517 美元（2019 年为 3005 美元），因跌倒而就诊的患者人均费用为 3200 美元（2019 年为 3821 美元），由此估算其年成本分别为 90 901 958 美元（2019 年为 108 530 930 美元，）和 351 959 040 美元（2019 年为 420 215 834 美元）（表 4.1）。这表明，住院费用是成本的主要组成部分。如果根据这些结果扩展到全美国人口（2011 年的人口数量为 3.11 亿），则估计晕厥的直接成本造成的全国经济负担将超过 100 亿美元。

表 4.1　犹他州因晕倒和跌倒就诊患者的人均就诊 / 入院成本分析

	晕倒	跌倒
住院费用（美元）	12 640	19 194
门诊费用（美元）	499	366
急诊费用（美元）	1105	711
平均费用（美元）	2517	3200
每 100 万居民每年的费用（美元）	33 224 400	128 640 000
犹他州每年的费用（美元）（2 736 424 名居民）	90 901 958	351 959 040

2011 年犹他州因晕倒和跌倒而就诊的患者在临床护理方面支付的费用估算，引自 Malasan 等[14]

欧洲

已有一些估算欧洲晕厥成本的研究。西班牙的一项小型单中心研究分析了 203 名晕厥患者在心内科住院的费用。每位患者的平均成本为 11 158 欧元（2019 年为 17 531 美元）[15]。在意大利，对晕厥成本的估算来自一项比较晕厥诊断标准途径和常规途径的研究。每位患者的常规护理总成本为 1394 欧元（2019 年为 1805 美元），标准化护理总成本为 1127 欧元（2019 年为 1454 美元）。住院费用占医疗总费用的 75%。如果患者被确诊并从急诊科出院，则常规护理和标准化护理的费用分别为 226 欧元（2019 年约合 292 美元）和 198 欧元（2019 年约合 255 美元）[16]。

不明原因的晕厥

　　尽管晕厥患者的临床护理需要大量的直接成本和经济资源，但相当一部分晕厥患者的发病机制仍不明确；发病机制的不确定性不同程度地增加了成本，特别是在常规管理的患者中更是如此。例如，Joy 等在加利福尼亚进行的研究显示，42.1% 的晕厥患者出院时，病因仍不明确[8]。即使在门诊检查和随访后，确诊率仍然很低。在犹他大学进行的一项研究显示，在晕厥发作 45 天后，常规管理队列中晕倒患者的确诊率为 45%[17]。PICTURE 研究是一项随访了来自 11 个国家 2006—2009 年不明原因晕厥患者的前瞻性观察队列研究。在植入埋藏式循环记录器（implantable loop recorder，ILR）之前，该队列中进行的检查项目的中位数为 13，约有一半患者接受了 MRI 或 CT 扫描，39% 患者接受了脑电图检查[18]。在随后的研究中，将这些数据与英国一家医疗中心的单项检查成本进行了整合。在植入 ILR 前，不明原因晕厥的患者每项检查的平均成本为 2563 美元。大部分成本是由于重复检查产生的[19]。

间接经济成本

　　间接经济成本的概念可以是广义的，包括对患者和社会的影响。对患者而言，他们可能由于失业、不充分就业或污名化而丧失个人生产力和收入（收益）潜力。患者可能会出现继发性损伤和创伤，与此相关的成本无法通过针对晕厥本身的医疗费用来计算。心理疾病和生活质量（quality-of-life，QoL）降低均与晕厥相关。整个社会必须应对生产力的损失和患者对社会贡献的缺失。此外，根据地区医疗保健系统的特点和支付者的构成，社会往往以税收和（或）提高医疗保险费的形式承担经济成本。

　　多项研究对生活质量的影响情况进行了评价。采用通用的生活质量评估工具（如世界卫生组织简要生活质量问卷）和晕厥专用的生活质量评估工具（如晕厥功能状态问卷）以及很多其他评估方法，均发现晕厥患者的生活质量降低[6]。研究将其生活质量的降低程度与慢性疾病（如风湿性关节炎和慢性腰背痛）进行比较，结果发现女性、合并症、晕厥前期症状和复发性晕厥与生活质量较低相关。有趣的是，最近一项对血管迷走性晕厥（VVS）患者临床试验的分析发现，无论患者是在接受治疗组还是在安慰剂对照组，其生活质量都会随着时间的推移而改善。这一发现引发的问题是，即仅与专家交流和接受专家教育是否会对血管迷走性晕厥患者的生活质量产生影响[20]。

　　晕厥长期以来都被认为与精神疾病的发病率增高有关。晕厥患者出现焦虑、惊恐发作和抑郁的概率更高。情感障碍患者更有可能出现复发性晕厥[21-22]。已发现血管迷走性晕厥与心因性假性晕厥（psychogenic pseudosyncope，PPS）有重叠。对转诊到晕厥单元的患者进行分析发现，最终被诊断为心因性假性晕厥的患者中有 50% 最初被诊断为血管迷走性晕厥[23]。另一项研究显示，在 23 名被诊断为血管迷走神经性晕厥 / 心因性假性晕厥的患者中，有83%的患者在直立倾斜试验引起血管迷走神经性晕厥后立即发生了心因性假性晕厥。上述两项研究均表明心因性假性晕厥和血管迷走性晕厥可以共存，并且患者在最初诊断为血管迷走性晕厥后可发生心因性假性晕厥。

晕厥可影响患者的就业能力，并可导致工伤事故。首次晕厥发作常见于工作年龄段的成人。在丹麦最近的一项研究中，研究人员采用了一些全国性的人口登记数据，分析了与晕厥相关的工伤事故发生率以及解雇率。在工作期间首次发生晕厥的患者，其2年内解雇率为31.3%，是一般人群的2倍。与晕厥患者被解雇相关因素有年轻（＜40岁）、心血管疾病、抑郁和低教育水平。此外，晕厥患者发生工伤事故的可能性是正常人的1.4倍。这一风险在复发性晕厥患者中会再增加1.4倍[24]。

驾驶过程中发生晕厥长期以来一直是涉及患者和其他司机的一个安全问题。后文将详细地讨论这个主题。可以理解，减轻此类事件的潜在危害具有社会意义。不同的政府和司法管辖区有不同的法律法规，其目的是规定患者发生晕厥后不能驾驶的时长。一项对晕厥患者的大型病例对照研究显示，9.8%的患者在驾车时发生过晕厥。老年人更有可能发生晕厥。最有可能的机制是反射性晕厥[25]。

一项对丹麦国家登记数据的研究分析显示，在首次诊断为晕厥的患者中有4%在随后2年内发生了机动车事故，是一般人群交通事故发生率的2倍。另外，很多晕倒或晕厥后跌倒的患者被误诊为癫痫或其他神经系统疾病[10]。因此，他们可能会接受不适当的治疗和药物（如有明显毒性作用的抗癫痫药）治疗。他们也可能由于误诊而被限制驾驶。由于尚未启动适当的管理和治疗，所以对于原因不明的晕厥患者也有类似的限制。

降低成本的策略

人们早就认识到，准确和及时诊断可以降低晕厥的治疗成本，减少不必要的检查和管理不当的情况。正如指南中所指出的[10-11]，首要的是排除导致意识丧失的其他原因。一旦诊断为晕厥，即应探究其机制，以提供适当的诊疗。尽早启动基于发病机制的治疗对降低直接和间接成本都有重大意义[21]。在晕厥患者的整个临床诊疗过程中，应尽量减少不必要的住院和检查（直接成本），同时应认识到并减轻对生活质量的影响（间接成本）。下文将介绍目前研究的相关策略。

急诊科危险分层

通常，晕厥患者首次就诊是在急诊科（ED）。为了减少因晕厥而入院的患者数量，已经对相关决策方法进行了研究，以便对可能需要住院的患者和可以安全出院的患者进行危险分层。旧金山晕厥规则（the San Francisco Syncope Rule，SFSR）[26]、拉齐奥晕厥流行病学观察（the Osservatorio Epidemiologico sulla Sincope del Lazio，OESIL）[27]和急诊科晕厥危险分层规则（the Risk Stratification of Syncope in the Emergency Department，

ROSE）[28] 就是三个典型的例子。尽管有证据表明，在急诊科采用此类决策工具降低了医院的入院人数（如之前对晕厥患者住院趋势的讨论和图 4.1 所示），但在验证组中，其结果各异。新的研究正在利用不断增加的计算能力和资源密集型数据技术（如人工神经网络）对晕厥患者进行经济、有效的危险分层[29]。

坚持标准化原则

在晕厥诊断和管理方面遵循标准化的指导原则可提高诊断率、减少住院患者人数，并减少不必要的检查和费用。犹他大学的 Sanders 等[17] 分析了转到晕倒和跌倒门诊（Faint and Fall Clinic，FFC）的晕倒患者，并将他们与未到该门诊就诊的晕倒患者进行了对比。对在 FFC 就诊的患者按照一种标准化评估方法进行管理，该评估方法采用护理点软件，以帮助 FFC 医护人员遵守该评估方法。该标准化方法遵循了同时期欧洲和美国晕厥指南的建议[10-11]。在标准化组中，只有 4% 的患者入院，而常规组为 20%。在标准化组中，患者晕厥发作 45 天后的确诊率更高，检查和（或）会诊的次数更少（图 4.3）。

晕厥单元

晕厥单元是一个宽泛的概念，包括一系列与晕厥有关的临床资源，这些资源以标准化的方法应用于晕厥及其类似疾病的诊断和管理。晕厥单元有专职人员、基础设施和提供适当诊断性检查和治疗性干预的资源。在 SEEDS 研究试验中，中度危险患者被随机分配到晕厥单元或标准病房。与对照组相比，被随机分配到晕厥单元的患者的初步诊断率明显较高（67% *vs.* 10%）。被随机分配到晕厥单元诊治的患者住院率明显较低和住院总天数明显缩短。然而，在随访的 2 年内，二者的全因死亡率或晕厥复发率

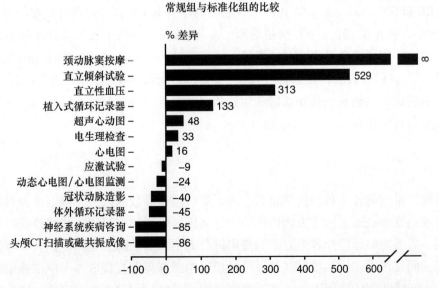

图 4.3 标准化服务资源的利用[17]。犹他大学晕厥患者标准化组与常规组检查使用率的百分比变化

没有差异[30]。在 2018 年 ESC[11]晕厥指南中，欧洲心律协会（European Heart Rhythm Association，EHRA）工作组推荐在评价某个晕厥单元的效力时应达到以下目标：未确诊晕厥人数减少 20%，费用降低 20%，再入院率低于 5%，接受起搏器治疗的晕厥患者 1 年内晕厥复发率低于 20%。

晕厥单元可以有多种形式，可以是一个统一的实体结构，也可以是一个分散的 "虚拟" 中心，该中心具有一系列专门服务于晕厥患者的人员和资源，但实际上是远程的。更新的技术和越来越多的高级实践人员或非医护人员的参与丰富了晕厥单元或门诊的内涵。在威斯康星大学，FFC 建立在地理上独立的医学分校，由一名职业护士（nurse practitioner，NP）单独运营。护士可利用基于指南的软件和电话会议与主校区临床医师联系。护士对患者进行危险分层，指导他们进行适当的检查，解释直立倾斜试验的目的和意义，并启动适当的治疗。最近的一项研究对主校区与护士运营的门诊进行了为期 6 个月的比较，结果发现二者的确诊率均为 70% 左右。此外，研究还分析了该卫生系统的财务可行性，结果显示其总收入超过支出[31]。这些发现或许可以在更大的范围内复制，使得基于指南的标准化晕厥护理能以具有成本效益的方式在缺乏专科医生的地区开展。

植入式循环记录器（植入式心脏监测仪）

植入式循环记录器（implantable loop recorder，ILR）又称植入式心脏监测仪（insertable cardiac monitor，ICM），对原因不明晕厥患者的诊断率和随后的每次诊断费用均有显著影响。在早期的随机对照试验中，原因不明的晕厥患者随机接受常规外置监护仪、直立倾斜试验和电生理检查，或接受超过 1 年的 ILR 长期监测。结果显示，接受常规检查的患者中只有 20% 得到诊断，而 ILR/ICM 组为 47%。与 ILR 组相比，常规组的每次诊断费用较高（8414 美元 *vs.* 5852 美元）[32]。在前文提到的多中心欧洲 PICTURE 研究中，对一组接受 ILR/ICM 监测的原因不明晕厥患者进行观察研究，结果显示 78% 的患者在 10±6 个月后被确诊[18]。在英国的一项纳入了复发性晕厥患者的随机试验中，通过视觉模拟法对健康状态进行测量，结果显示 ILR/ICM 组的生活质量得到改善[33]。研究表明，在原因不明晕厥患者的诊断性检查中，ILR 未得到充分利用，且 ILR 放置的时间越长，成功诊断和生活质量改善的可能性就越大，从而可分别降低直接成本和间接成本。

结论

目前，晕厥的经济负担仍然很大。为了更好地指导公共政策、确定干预目标，以及衡量我们在解决成本问题方面的进展，持续研究晕厥的直接成本和间接成本是至关重要的。需要对临床医疗各个方面的费用进行更全面的估算。临床医护人员应该认识到高昂的间接成本和生活质量降低在晕厥患者中很常见。直接成本（住院费用和检查费用）和间接成本的降低取决于能否根据指南推荐的标准化方法得到准确的诊断。采用更先进的数据处理方法（如机器学习、护理要点软件、远程医疗和非医生数据提供者）也可能有助于进一步降低成本，并在急需晕厥护理的地区开展经济、高效的晕厥护理服务。

利益冲突：无。

（杜军保　译　浦介麟　审）

参考文献

1. Byford S, Torgerson DJ, Raftery J. Economic note: cost of illness studies. BMJ. 2000;320(7245):1335.
2. Lamb LE, Green HC, Combs JJ, Cheeseman SA, Hammond J. Incidence of loss of consciousness in 1,980 air force personnel. Aerosp Med. 1960;31:973–88.
3. Chen LY, Shen WK, Mahoney DW, Jacobsen SJ, Rodeheffer RJ. Prevalence of syncope in a population aged more than 45 years. Am J Med. 2006;119(12):1088.e1081–7.
4. Alshekhlee A, Shen WK, Mackall J, Chelimsky TC. Incidence and mortality rates of syncope in the United States. Am J Med. 2009;122(2):181–8.
5. Sun BC, Emond JA, Camargo CA Jr. Characteristics and admission patterns of patients presenting with syncope to U.S. emergency departments, 1992-2000. Acad Emerg Med. 2004;11(10):1029–34.
6. Sun BC. Quality-of-life, health service use, and costs associated with syncope. Prog Cardiovasc Dis. 2013;55(4):370–5.
7. Anand V, Benditt DG, Adkisson WO, Garg S, George SA, Adabag S. Trends of hospitalizations for syncope/collapse in the United States from 2004 to 2013-an analysis of national inpatient sample. J Cardiovasc Electrophysiol. 2018;29(6):916–22.
8. Joy PS, Kumar G, Olshansky B. Syncope: outcomes and conditions associated with hospitalization. Am J Med. 2017;130(6):699–706.e696.
9. Kadri AN, Abuamsha H, Nusairat L, et al. Causes and predictors of 30-day readmission in patients with Syncope/collapse: a Nationwide cohort study. J Am Heart Assoc. 2018;7(18):e009746.
10. Shen WK, Sheldon RS, Benditt DG, et al. 2017 ACC/AHA/HRS Guideline for the Evaluation and Management of Patients with Syncope: A Report of the American College of Cardiology/American Heart Association Task Force on Clinical Practice Guidelines and the Heart Rhythm Society. J Am Coll Cardiol. 2017;70(5):e39–e110.
11. Brignole M, Moya A, de Lange FJ, et al. 2018 ESC Guidelines for the diagnosis and management of syncope. Eur Heart J. 2018;39(21):1883–948.
12. Sun BC, Emond JA, Camargo CA Jr. Direct medical costs of syncope-related hospitalizations in the United States. Am J Cardiol. 2005;95(5):668–71.
13. HCUPnet, Healthcare Cost and Utilization Project. Agency for Healthcare Research and Quality, Rockville, MD. https://hcupnet.ahrq.gov.
14. Malasana G, Brignole M, Daccarett M, Sherwood R, Hamdan MH. The prevalence and cost of the faint and fall problem in the state of Utah. Pacing Clin Electrophysiol. 2011;34(3):278–83.
15. Baron-Esquivias G, Moreno SG, Martinez A, et al. Cost of diagnosis and treatment of syncope in patients admitted to a cardiology unit. Europace. 2006;8(2):122–7.
16. Brignole M, Ungar A, Bartoletti A, et al. Standardized-care pathway vs. usual management of syncope patients presenting as emergencies at general hospitals. Europace. 2006;8(8):644–50.
17. Sanders NA, Jetter TL, Brignole M, Hamdan MH. Standardized care pathway versus conventional approach in the management of patients presenting with faint at the University of Utah. Pacing Clin Electrophysiol. 2013;36(2):152–62.
18. Edvardsson N, Frykman V, van Mechelen R, et al. Use of an implantable loop recorder to increase the diagnostic yield in unexplained syncope: results from the PICTURE registry.

Europace. 2011;13(2):262–9.

19. Edvardsson N, Wolff C, Tsintzos S, Rieger G, Linker NJ. Costs of unstructured investigation of unexplained syncope: insights from a micro-costing analysis of the observational PICTURE registry. Europace. 2015;17(7):1141–8.

20. Ng J, Sheldon RS, Maxey C, et al. Quality of life improves in vasovagal syncope patients after clinical trial enrollment regardless of fainting in follow-up. Auton Neurosci. 2019;219:42–8.

21. Rafanelli C, Gostoli S, Roncuzzi R, Sassone B. Psychological correlates of vasovagal versus medically unexplained syncope. Gen Hosp Psychiatry. 2013;35(3):246–52.

22. Kouakam C, Lacroix D, Klug D, Baux P, Marquie C, Kacet S. Prevalence and prognostic significance of psychiatric disorders in patients evaluated for recurrent unexplained syncope. Am J Cardiol. 2002;89(5):530–5.

23. Walsh KE, Baneck T, Page RL, Brignole M, Hamdan MH. Psychogenic pseudosyncope: not always a diagnosis of exclusion. Pacing Clin Electrophysiol. 2018;41(5):480–6.

24. Nume AK, Kragholm K, Carlson N, et al. Syncope and its impact on occupational accidents and employment: a Danish Nationwide retrospective cohort study. Circ Cardiovasc Qual Outcomes. 2017;10(4):e003202.

25. Sorajja D, Nesbitt GC, Hodge DO, et al. Syncope while driving: clinical characteristics, causes, and prognosis. Circulation. 2009;120(11):928–34.

26. Quinn JV, Stiell IG, McDermott DA, Sellers KL, Kohn MA, Wells GA. Derivation of the San Francisco Syncope rule to predict patients with short-term serious outcomes. Ann Emerg Med. 2004;43(2):224–32.

27. Ammirati F, Colivicchi F, Santini M. Diagnosing syncope in clinical practice. Implementation of a simplified diagnostic algorithm in a multicentre prospective trial - the OESIL 2 study (Osservatorio Epidemiologico della Sincope nel Lazio). Eur Heart J. 2000;21(11):935–40.

28. Reed MJ, Newby DE, Coull AJ, Prescott RJ, Jacques KG, Gray AJ. The ROSE (risk stratification of syncope in the emergency department) study. J Am Coll Cardiol. 2010;55(8):713–21.

29. Falavigna G, Costantino G, Furlan R, Quinn JV, Ungar A, Ippoliti R. Artificial neural networks and risk stratification in emergency departments. Intern Emerg Med. 2019;14(2):291–9.

30. Shen WK, Decker WW, Smars PA, et al. Syncope Evaluation in the Emergency Department Study (SEEDS): a multidisciplinary approach to syncope management. Circulation. 2004;110(24):3636–45.

31. Hamdan MH, Walsh KE, Brignole M, Key J. Outreach syncope clinic managed by a nurse practitioner: outcome and cost effectiveness. J Telemed Telecare. 2017;24(8):566–71.

32. Krahn AD, Klein GJ, Yee R, Hoch JS, Skanes AC. Cost implications of testing strategy in patients with syncope: randomized assessment of syncope trial. J Am Coll Cardiol. 2003;42(3):495–501.

33. Farwell DJ, Freemantle N, Sulke N. The clinical impact of implantable loop recorders in patients with syncope. Eur Heart J. 2006;27(3):351–6.

第二部分
基本临床特点

第 5 章 确定 TLOC/晕倒的原因：初始评估

Angel Moya and Patricia Fumero

引言

最新的 ESC[1] 和 ACC/AHA/HRS[2] 晕厥指南将晕厥定义为由短暂的自限性全脑灌注不足引起的短暂性意识丧失（transient loss of consciousness，TLOC）；导致 TLOC 的原因多种多样。因此，我们不仅要理解 TLOC 的概念和原因，还要对患者进行初始评估，并对可导致 TLOC 的主要临床疾病进行鉴别诊断，才能做出正确的诊断。

TLOC 的定义与分类

ESC 指南[1] 和 ACC/AHA/HRS[2] 指南中都将短暂性意识丧失定义为一种以自限性意识丧失和对刺激无反应为特征的状态（详见第 2 章）。此外，ESC[1] 指南还对其他方面进行了补充，如持续时间短、运动控制异常和意识丧失期间的记忆丧失（遗忘）。在这两个指南中，TLOC 的临床定义都包括真性意识丧失和貌似意识丧失，因为这两种情况在某些病例中可能具有相似的初始临床表现。

TLOC 的定义包括以下几方面内容：

- **遗忘**　是指患者无法回忆起意识丧失（LOC）期间发生的任何事物。因此，只能通过在场的目击者获得有关病情发作期间的详细信息。但必须考虑到的是，由于 TLOC 常突然发生，且目击者有时会受到过度惊吓以致无法清楚地回忆当时的事件，因此，目击者并非总能提供可靠的信息。
- **运动控制异常**　包括多种情况，这些情况有时可能同时发生。

（1）跌倒：当 TLOC 发作时，患者并非处于仰卧位，他们通常会跌倒。跌倒可能是由于肌张力丧失或肌肉僵硬所致。尽管患者可能无法回忆起自己摔倒的过程，但其往往称自己恢复意识时是躺在地上的。

（2）肌张力改变：包括肌肉松弛时的肌张力丧失或肌肉僵硬时的肌张力增强。部分患者可能会接连出现这两种改变，通常先表现为肌肉松弛，继而表现为肌肉僵硬。患者通常无法解释这种情况，只能由目击者描述，但这对目击者而言也并不容易观察到并加以描述。

（3）动作：在 TLOC 发作期间，患者不一定会产生动作。患者可能没有任何动作，或者可能出现异常动作，如肌震颤、癫痫发作、头部转动、睁眼或闭眼异常。这些异常的表现只能通过目击者的描述得知。

- **自限性**　是指无需任何医学干预，患者即可自行恢复。
- **持续时间短**　真性 TLOC 的持续时间通常为 5 分钟内。患者常无法估计发作的持续时间，而只能由目击者描述，并且其估计的持续时间也并不一定是可靠的。假性晕厥或假性癫痫发作的持续时间可能比真性晕厥要长得多，但其严格来说并不属于真性 TLOC（详见第 2 章和第 11 章）。
- **反应能力丧失**　是指患者对口头指令、触觉刺激或疼痛刺激无反应。显然，只有当目击者在患者无意识期间试图与其交流但得不到回应时才能确认患者丧失反应能力。
- **真性 TLOC 或貌似 TLOC**　包含"貌似 LOC"一词似乎有些矛盾。TLOC 的定义中包含这一概念的原因是尽管某些临床病例不属于"真正的"LOC（如假性晕厥），但其临床表现与真性 LOC 非常相似。临床医师必须在初始评估时对其他可导致 TLOC 的原因进行鉴别诊断。

TLOC 的原因

TLOC 可能由不同的原因所导致[3]（图 5.1）。这些原因之间的区别在于其潜在的病理生理机制不同（表 5.1）。引起 TLOC 最常见的原因是晕厥[4-5]，其次是癫痫发作[4]和心因性假性晕厥，后者属于"貌似 LOC"[3]。

对于头部创伤导致的意识丧失，通常不难鉴别诊断，除外极少数患者在没有目击者的情况下首次出现 TLOC 发作并伴有继发性头部创伤；对于此类患者，很难确定其是由 LOC 伴跌倒导致头部创伤，还是由于 LOC 导致头部创伤。此外，还有一些其他不常见的临床情况，如代谢紊乱、中毒或罕见的神经系统疾病，也可导致 LOC（表 5.2）。

TLOC 的初始评估

对疑似 TLOC 的患者进行初始评估的三个主要目的是（图 5.2）：
1. 确定患者是否发生了真性 TLOC。
2. 如果发生了 TLOC，则应确定 TLOC 的原因。
3. 进行危险分层。
以下主要介绍第 1 点和第 2 点，第 3 点将在其他章节具体介绍。

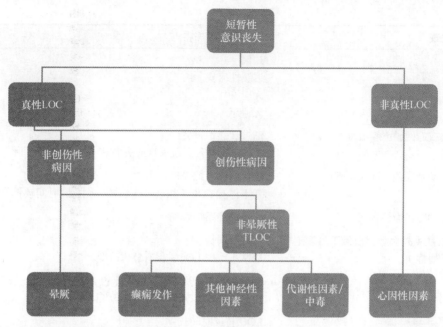

图 5.1　TLOC 的病因。TLOC 可以分为真性 LOC 和貌似 LOC。心因性 TLOC 可表现为心因性假性晕厥，患者出现貌似"癫痫样发作"表现时，通常不伴有任何动作或心因性非癫痫样发作。真性 TLOC 的原因包括创伤性疾病或非创伤性疾病。在非创伤性疾病中，最常见的是晕厥，其次是癫痫发作，以及一些不常见的神经系统或代谢性疾病。TLOC：transient loss of consciousness，短暂性意识丧失；LOC：loss of consciousness，意识丧失

表 5.1　**TLOC**：短暂性意识丧失

临床病症	潜在发病机制
晕厥	短暂性全脑灌注不足
癫痫发作	短暂性过度脑电活动
心因性 TLOC	转换过程（即"转换障碍"）

表 5.2　**TLOC**：短暂性意识丧失；**TIA**：短暂性脑缺血发作；**LOC**：意识丧失

临床表现	发作时的临床特点
全面性癫痫发作[7]	TLOC 持续数分钟 发作开始即出现全身发作 发作后记忆障碍
复杂局部发作	不跌倒（除非出现了第 2 章中所描述的全面性发作） 无应答 发作后记忆障碍
心因性假性晕厥	TLOC 持续数分钟 发作频率高，每周或每天可发作数次
非意外跌倒	不属于真性 TLOC 发作期间有反应能力 发作期间无记忆障碍

续表

临床表现	发作时的临床特点
猝倒	跌倒 迟缓性瘫痪 无应答 无遗忘
脑出血或蛛网膜下腔出血	渐进性意识丧失 其他局部神经系统表现或头痛
椎基底动脉或颈动脉病变所致 TIA	局部神经系统表现 常不伴有 LOC（如果出现 LOC，则持续时间较长）
锁骨下动脉盗血综合征	局部神经系统表现
代谢紊乱（高血糖、缺氧、过度通气、低碳酸血症）	持续时间长 通常不出现 LOC，但有意识改变
中毒	持续时间长，通常需要医学干预 通常不出现 LOC，但有意识改变
心脏停搏	LOC 持续时间长 大多数情况下不能自行恢复，需要进行复苏操作才能恢复
昏迷	TLOC 的持续时间长，通常需要治疗才能苏醒

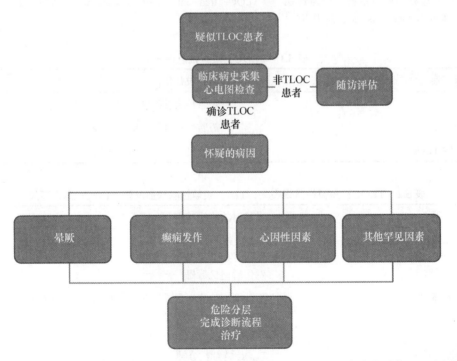

图 5.2　TLOC 患者的初始评估。对于 TLOC 患者，初始评估需要进行临床病史采集和心电图检查。然后，对于绝大多数病例，即可确定是否为 TLOC。如果确定为 TLOC，则应高度怀疑其原因是否为晕厥、癫痫发作、心因性 TLOC 或其他罕见的临床病症。一旦确诊 TLOC 的病因，即应进行危险分层评估并完成诊断流程

　　由于 TLOC 呈自限性，且持续时间短，患者发作后可以完全恢复。在大多数情况下，当临床医生对患者进行评估时，患者已经完全恢复，所以体格检查在确定晕倒病因方面的作用甚微（图 5.2）。因此，只有通过详细询问病史才能从患者或目击者那里获得病因诊断的可疑信息，有时还需要通过心电图（如急性心肌梗死、可疑的离子通道病、新出现的完全性心脏传导阻滞或长间歇）检查等协助诊断。体格检查结果异常，如心脏杂音、心律失常或血管杂音等，仅能提供推断性信息，但不能作为诊断依据。研究表明，详细询问病史对于疑似 TLOC 患者的诊断是有用的，在初始评估过程中进行病史采集和心电图检查可提高诊断的准确率[6-8]。

　　如果患者的临床表现符合 TLOC 的所有临床特点，即持续时间短、呈自限性，伴发作期间遗忘、运动控制异常和反应能力丧失，则可诊断为 TLOC。然而，我们常无法确定以上四个特点是否都存在。只有在患者发作期间有目击者，并且目击者能够详细描述病情发作的持续时间、患者对刺激的反应性和运动控制的情况下，才能明确诊断。在没有目击者的情况下，通常无法评估病情发作的持续时间以及患者对刺激的反应性。

　　在大多数情况下，TLOC 的诊断并不困难，因为通常患者会主诉自己跌倒过，并且有一段时间的遗忘（例如，他们不一定能回忆起自己跌倒的过程，但能回忆起自己醒来时是躺在地上的）。在目击者无法提供更多细节信息的情况下，根据患者跌倒发生时有明显记忆丧失的病史可以考虑为 TLOC。

　　然而在某些情况下，仍然很难确定患者是否发生了真性 LOC。事实表明，很大一部分老年晕厥患者否认自己失去了知觉，这导致很难鉴别诊断晕厥与非意外跌倒，后者是老年人群中常见的情况[9]。

　　对疑似为心源性晕厥的患者，无论是由于心电图表现异常、既往器质性心脏病病史（如既往心肌梗死或心源性猝死家族史），还是由于怀疑有其他异常（如肺栓塞）的患者，初始评估都应包括超声心动图、CT 扫描或 MRI 等影像学检查[10]。

　　此外，对于急诊入院的中、高危患者，建议至少进行 12 小时心电图监测[11]，并考虑对高危患者进行长达 15 天的动态心电监测[12]。进行初始评估后，长时程心电图监测在不同临床情况下的作用将在另一章加以介绍（详见第 14 章）。

识别 TLOC 的原因

　　表 5.2 中详细列出了各种在临床上容易被误诊为晕厥的临床情况及其临床特征。对疑似为 TLOC 的患者进行诊断性评估时，记住所有这些临床表现对于准确评估不同类型的晕厥是非常重要的。因此，在临床病史采集过程中，须注意询问以下内容：

- 既往是否有心脏病、神经系统疾病及精神疾病等病史，以及是否有猝死家族史。
- 晕倒前是否有触发因素，如果有，则应描述其特点。
- 病情发作期间的具体细节，包括：患者的面色是否改变，是否有肢体动作，病情发作的持续时间，眼睑是睁开还是闭合，是否有舌咬伤（具体是哪一侧还是舌尖）。
- 恢复后状态：是否有发作后乏力或定向障碍。

危险分层

危险分层是初始评估最重要的组成部分之一，特别是对于病因诊断不明确的患者。根据患者的临床病史资料，包括晕厥发作时的具体细节以及患者的既往史、家族史、心电图检查及体格检查结果，可将患者在短期或中期随访过程中可能发生心血管事件或死亡的危险程度分为低危、中危和高危三种。

低危患者可以出院，必要时也可以到晕厥单元门诊就诊，以进一步明确病因诊断，而中危或高危患者最好住院接受治疗或在专门的观察室接受评估。对于在急诊科就诊的晕厥患者，应将其转诊至晕厥单元门诊进行随访。

总结

本章介绍了 TLOC 的概念及其与晕厥 / 晕倒的关系；强调了临床病史采集对于 TLOC 的病因诊断及危险分层的重要性。后续章节及 ESC 指南附录说明中[13]详细描述了对疑似为 TLOC 的患者需要注意的各种临床问题。

（谢良地　译　刘文玲　审）

参考文献

1. Brignole M, Moya A, de Lange FJ, Deharo JC, Elliott PM, Fanciulli A, Fedorowski A, Furlan R, Kenny RA, Martín A, Probst V, Reed MJ, Rice CP, Sutton R, Ungar A, van Dijk JG. 2018 ESC guidelines for the diagnosis and management of syncope. Eur Heart J. 2018;39:1883–948.
2. Shen WK, Sheldon RS, Benditt DG, Cohen MI, Forman DE, Goldberger ZD, Grubb BP, Hamdan MH, Krahn AD, Link MS, Olshansky B, Raj SR, Sandhu RK, Sorajja D, Sun BC, Yancy CW. 2017 ACC/AHA/HRS Guideline for the evaluation and management of patients with syncope: a report of the American College of Cardiology/American Heart Association Task Force on Clinical Practice Guidelines and the Heart Rhythm Society. J Am Coll Cardiol. 2017;70:39–110.
3. Raj V, Rowe AA, Fleisch SB, Paranjape SY, Arain AM, Nicolson SE. Psychogenic pseudosyncope: diagnosis and management. Auton Neurosci. 2014;184:66–72.
4. Baron-Esquivias G, Martínez-Alday J, Martín A, Moya A, García-Civera R, Paz López-Chicharro M, Martín-Mendez M, del Arco C, Laguna P. Epidemiological characteristics and diagnostic approach in patients admitted to the emergency room for transient loss of consciousness: Group for Syncope Study in the Emergency Room (GESINUR) study. Europace. 2010;12:869–76.
5. Olde Nordkamp LR, van Dijk N, Ganzeboom KS, Reitsma JB, Luitse JS, Dekker LR, Shen

WK, Wieling W. Syncope prevalence in the ED compared to general practice and population: a strong selection process. Am J Emerg Med. 2009;27:271–9.

6. Hoefnagels WA, Padberg GW, Overweg J, van der Velde EA, Roos RA. Transient loss of consciousness: the value of the history for distinguishing seizure from syncope. J Neurol. 1991;238:39–43.

7. Sutton R, van Dijk N, Wieling W. Clinical history in management of suspected syncope: a powerful diagnostic tool. Cardiol J. 2014;21:651–7.

8. van Dijk N, Boer KR, Colman N, Bakker A, Stam J, van Grieken JJ, Wilde AA, Linzer M, Reitsma JB, Wieling W. High diagnostic yield and accuracy of history, physical examination, and ECG in patients with transient loss of consciousness in FAST: the fainting assessment study. J Cardiovasc Electrophysiol. 2008;19:48–55.

9. O'Dwyer C, Bennett K, Langan Y, Fan CW, Kenny RA. Amnesia for loss of consciousness is common in vasovagal syncope. Europace. 2011;13:1040–5.

10. Prandoni P, Lensing AW, Prins MH, Ciammaichella M, Perlati M, Mumoli N, Bucherini E, Visonà A, Bova C, Imberti D, Campostrini S, Barbar S, PESIT Investigators. Prevalence of pulmonary embolism among patients hospitalized for syncope. NEJM. 2016;365:1524–32.

11. Solbiati M, Dipaola F, Villa P, Seghezzi S, Casagranda I, Rabajoli F, Fiorini E, Porta L, Casazza G, Voza A, Barbic F, Montano N, Furlan R, Costantino G. Predictive accuracy of electrocardiographic monitoring of patients with syncope in the emergency department: the SyMoNE multicenter study. Acad Emerg Med. 2019. https://doi.org/10.1111/acem.13842.

12. Thiruganasambandamoorthy V, Rowe BH, Sivilotti MLA, McRae AD, Arcot K, Nemnom MJ, Huang L, Mukarram M, Krahn AD, Wells GA, Taljaard M, et al. Duration of electrocardiographic monitoring of emergency department patients with syncope. Circulation. 2019;139:1396–406.

13. Brignole M, Moya A, de Lange FJ, Deharo JC, Elliott PM, Fanciulli A, Fedorowski A, Furlan R, Kenny RA, Martín A, Probst V, Reed MJ, Rice CP, Sutton R, Ungar A, van Dijk JG. Practical instructions for the 2018 ESC guidelines for the diagnosis and management of syncope. Eur Heart J. 2018;39:43–80.

第6章 癫痫与晕厥：临床特点的鉴别

Robert S. Sheldon and Satish R. Raj

引言

在心脏科门诊或内科门诊，晕厥与癫痫的鉴别是一个常见问题，最近的 ESC 指南[1] 和 ACC/AHA/HRS 指南[2] 中都强调了这一点。指南强调了准确评估病史的重要性，并指出应提供简洁、实用的诊断和预后评价方法。然而，单纯依靠病史并不一定能很好地鉴别癫痫发作与惊厥性晕厥，所以临床医生有时会进行多种诊断性检查。指南中提出了一些建议，我们将回顾其支持证据。最后，我们将总结一些临床实用提示，以便更好地鉴别癫痫发作与惊厥性晕厥（框 6.1）。

框 6.1 癫痫发作与惊厥性晕厥的临床鉴别要点		
	癫痫发作	惊厥性晕厥
仰卧位时发生	常见	不常见
晕厥和先兆晕厥	不常见	常见
典型的前驱症状：出汗、先兆晕厥、发热感	不常见	常见
面色苍白	不常见	常见
尿失禁	常见	不常见
肌肉活动	有节律，呈全身性	呈多形性
眼球偏斜	水平偏斜	眼球固定或向上偏斜
舌咬伤	常见	不常见
舌咬伤部位	舌两侧	舌尖
前驱性哭喊	常见	不常见
惊厥持续时间	—	＜1 分钟
发作后症状	—	短暂的朦胧状态、乏力、出汗、恶心

癫痫发作、惊厥性晕厥与指南

通常情况下，晕厥与癫痫性惊厥的鉴别并不困难。晕厥是由于短暂的全脑灌注不足引起的短暂性意识丧失，其特点是起病迅速，持续时间短，可自行完全恢复[1]。大多数晕厥患者很少出现明显的肌肉活动，而伴有跌倒的癫痫性惊厥患者通常有强直性、阵挛性或强直-阵挛性肌肉活动。失张力性癫痫发作并不常见，并且一般发生在儿童。然而，这可能给诊断造成困难，特别是对于转诊到专科评估的患者。据目击者观察，晕厥患者中有 10% 伴有抽搐。而在实验室诱发的晕厥中，通过细致的视频分析发现[3]，高达 90% 的晕倒患者伴有抽搐动作。这导致患者起初先到癫痫门诊，之后才到心脏科门诊寻求帮助。

一般可以通过详细询问病史和进行体格检查对晕厥或癫痫性惊厥做出诊断。但是一直存在的严重问题是，尽管被诊断为晕厥，患者仍然需要接受脑电图（EEG）、计算机断层扫描、磁共振成像或颈动脉超声等检查[4]。由于晕厥是由短暂的全脑灌注不足引起的，所以对上述这些检查应予以注意。2018 年版 ESC 指南[1]指出，这些检查被过度使用，并劝阻进行这些检查，尽管没有正式建议。然而，ACC/AHA/HRS 指南[2]提出了明确的Ⅲ级建议：如果已做出晕厥的诊断，则不用进行这些检查，因为没有益处。有明确的证据表明，这些检查缺乏实用性[4]。

欧洲[1]和北美指南[2]均对表现为短暂性意识丧失的患者启动级联诊断，包括晕厥、癫痫性惊厥、心理转换综合征所致晕厥，以及其他罕见病因，如儿童屏气发作、猝倒、无意识丧失的跌倒、发作性睡病和心律失常。ACC/AHA/HRS 指南[2]隐含地假定晕厥的诊断，而 ESC 指南[1]提供了一个备注表，列出了可能被误诊为晕厥的情况。尽管这些都是不常见的病因，但该表确实为可能的病因诊断提供了有用的信息。两个指南在早期阶段都没有对鉴别诊断提出意见，但后来都提出了重要的意见。首先要考虑的病因是晕厥和癫痫发作。

两个指南都对晕厥的定义进行了明确的描述。ESC[1]将晕厥定义为由于脑灌注不足引起的短暂性意识丧失，其特点是发作迅速、持续时间短，可自行完全恢复。然而，脑灌注不足是一种发病机制，而不是一个有用的临床诊断标准。相比之下，ACC 指南[2]将晕厥定义为"一种突发、短暂、完全性意识丧失，伴有不能维持躯体姿势的肌张力丧失，可迅速自行恢复。应排除其他非晕厥病因引起的意识丧失的临床特点，如癫痫发作、前期头部创伤或貌似意识丧失（如假性晕厥）。"与大多数临床医生的做法一致，其关于晕厥的定义不仅包括支持诊断的临床特点，还包括排除诊断的临床特点。

然而，事物并不总是像看起来的那样简单，因为惊厥性晕厥很常见。目击者的观察显示有 10% 的晕厥患者出现抽搐动作。而对直立倾斜试验诱发的晕厥患者进行的详细视频观察分析表明，高达 90% 的晕厥患者可出现短暂的癫痫样活动（表 6.1、表 6.2 和表 6.3）。加之很多患者出现短暂性意识丧失时并没有目击者在场，所以常建议对晕厥患者进行神经系统检查。ACC 指南明确提出了Ⅲ级建议，即发作间期不应对患者进行脑电图、颈动脉超声、脑 MRI 和脑 CT 检查，因为这些检查对晕厥的诊断无参考价值。近期的一项 meta 分析[4]表明，对 6234 名晕厥患者进行了上述检查，仅对其中 2 名患者提供了有用的信息。然而，对 11% ~ 58% 的晕厥患者都进行了 1 项或多项上述检查。

表 6.1　晕厥发作期间可能发生抽搐的概率

临床情景	观察类型	癫痫样症状的估计发生率（%）
正常人群		
献血门诊[5]	图表回顾	12
献血门诊[5]	前瞻性观察	42
生理学研究[3]	晕厥诱发	90
晕厥患者		
倾斜试验[6]	生理学研究	4.4
倾斜试验[7]	晕厥诱发	8
生理学研究[3]	晕厥诱发与观察	90
倾斜试验[8]	晕厥诱发与观察	90
惊厥患者		
倾斜试验[9]	晕厥诱发时发生惊厥（LAR）	53
倾斜试验[10]	晕厥诱发时发生惊厥	40

图表回顾对抽搐动作的记录和倾斜试验的观察，可能与临床经验的关联性更强

表 6.2　惊厥性晕厥发作期间的临床观察[3, 5-7]

临床表现	观察结果
皮肤 / 面容	出汗
	发作后乏力
	苍白
头、颈部	颈强直
	凝视
	眼球向上偏斜
惊厥活动	强直性发作
	短暂性阵挛发作
	全身性发作
	局灶性发作
	强直阵挛发作
	肌震颤，呈局灶性或多发性

表 6.3 晕厥所致癫痫的误诊率

临床情景	晕厥所致癫痫的误诊率
治疗——难治性癫痫[11]	6%，基于病例回顾
家庭医生和癫痫门诊[12]	7%，基于病例回顾
癫痫门诊[13]	13%，基于病例回顾
可疑或难治性癫痫[14]	21% 癫痫发作时 ILR 提示窦性停搏或心动过缓
可疑或难治性癫痫[15]	42% 是心血管疾病，其中 27% 的患者倾斜试验提示为血管迷走性晕厥
可疑或难治性癫痫[10]	40% 倾斜试验阳性
可疑或难治性癫痫[9]	65% 倾斜试验阳性
可疑癫痫[16]	65% 倾斜试验阳性
可疑癫痫[17]	67% 倾斜试验阳性

流行病学

癫痫 晕厥和癫痫的患病率和发病率均较高，使二者之间的鉴别成为临床工作中常见的难题。一项叙述性综述[18]报道，尽管估计值因定义、发病地点、检测和诊断方法的不同而有很大差异，但癫痫的年龄矫正后患病率为 2 ～ 20/1000，而癫痫的年龄矫正后发病率为 0.15 ～ 0.5/1000。因此，癫痫是相对少见的，在人群中的发生率不超过 1%，并且年发病率不超过 0.1%。

晕厥 与癫痫相比，晕厥较为常见，其终身累积发病率超过 50%。60 岁年龄段发生晕厥的可能性约为 37%[19-20]，而且随着年龄的增长，首次发生晕厥的可能性更大。在马来西亚[21]，65 岁左右的马来人、中国人和印度人的累积发病率为 25% ～ 35%。目前还没有专门针对马来西亚老年人口的数据。

晕厥的年发病率为 1% ～ 6%。总体而言，晕厥的终身患病率和年发病率大致是癫痫的 10 ～ 50 倍。鉴于贝叶斯（Bayesian）诊断的性质，错误分类的情况肯定会发生，尤其是在临床表现同时提示为晕厥和癫痫时。加拿大[13]和英国[10]的研究都证实了这一点。2007 年，由所有党派组成的英国议会癫痫问题小组报告显示，74 000 名英国患者正在接受癫痫治疗，但实际上他们并非癫痫患者。在新斯科舍省（Nova Scotia），有 13% ～ 25% 的患者被诊断为癫痫，其实际诊断是晕厥[13]。Zaidi 等同样报道，40% 的癫痫患者在倾斜试验中出现了晕厥，而倾斜试验是提示晕厥的检查方法[15]。由于晕厥患者常伴有抽搐，因此，晕厥与癫痫的鉴别诊断是一个严峻的挑战[22]。

惊厥性晕厥 惊厥性晕厥比一般认为的更常见，导致这类患者常被转诊接受癫痫评估，并且经常被误诊（表 6.1）。临床研究显示[5]，惊厥性晕厥可由倾斜试验诱发[6-7]，也可以被 ICM 记录到[14-15, 23]。肌阵挛是惊厥性晕厥最常见的表现，通常发生在晕厥开始发作时，并持续数秒。患者既往常有晕厥先兆表现，如发热和出汗。长时间抽搐和发作后意识错乱并不常见。

　　Lin 等[13]报道了献血诱发的血管迷走性晕厥患者的抽搐类型和血流动力学改变。回顾性研究显示，晕厥患者抽搐的发生率为 12%，而前瞻性研究则显示其发生率为 42%。惊厥性晕厥患者中有 66% 表现为强直性痉挛和屈肘，并伴有出汗、面色苍白、眼球向上斜视、固定性凝视和短暂性颈强直（表 6.2）。患者恢复迅速，发作持续时间一般不超过 30 秒，恢复过程中有轻度意识错乱。少数患者表现为短暂性阵挛发作、剧烈肌阵挛，但很少有惊厥活动造成损伤并需要约束患者的情况。低血压和心动过缓在惊厥性晕厥和非惊厥性晕厥患者中的表现相似。

　　Lempert 等[3]对 42 名健康受试者采用人为方式刻意诱发短暂性脑缺血、缺氧和晕厥。首先让受试者在蹲位过度通气，然后快速站立，并做 Valsalva 动作。结果显示，患者肌阵挛发生率高达 90%，表现为近端和远端肢体肌肉多发性无节律性抽搐（表 6.1和表 6.3）。全身性肌阵挛发作包括头部姿势异常、口咽自动症和翻正动作。患者双眼通常是睁开的，且起初表现为眼球向上偏斜。虽然这些是不常见的表现，但其发生的顺序与献血诱发的惊厥性晕厥类似。

　　Song 等[14]研究了倾斜试验诱发的血管迷走性晕厥伴发的肌阵挛。结果显示，226 例晕厥患者中只有 10 例（4.4%）出现癫痫样活动（表 6.2），但有一系列表现。其中，5 例患者表现为多发性肌阵挛发作，另外 5 例表现为单灶性肌阵挛发作。Passman 等[15]也有类似报道，222 例倾斜试验阳性患者中有 18 例（8%）出现癫痫样活动。其中，11 例患者（5%）表现为强直阵挛发作，3 例患者表现为局灶性发作，另外 4 例患者分别表现为构音障碍、失语、单侧肢体感觉障碍和颞叶癫痫症状（表 6.1）。

　　本症的患病率因具体情况不同而异。倾斜试验诱发的晕厥患者中约有 6% 可出现抽搐[6-7]，而献血患者中 12% ～ 42% 发生惊厥性晕厥[5]。上述人为诱发晕厥和前瞻性研究中患者患病率较高的原因可能是观察者更关注临床上不相关的表现。晕厥相关惊厥的多形性可能是对准确诊断的挑战。

　　惊厥性晕厥的误诊　已有几项研究报道了癫痫患者的误诊率（表 6.1）。Josephson 等[9]连续回顾了 1506 例门诊癫痫患者，结果发现有 13% 的患者确实存在血管迷走性晕厥。Smith 等[12]报道了 184 例难治性癫痫患者的误诊率为 26%。在 184 例患者中，有 7% 的患者实际为晕厥。最后，Chowdhury 等[18]对 1998—2007 年报道癫痫误诊率的 6 篇文章进行了叙事性综述。这些研究涉及家庭医生和癫痫门诊的误诊率。总误诊率为 20%，而由神经科医生诊断的误诊率最低。误诊的原因多种多样，其中晕厥为实际诊断者占 25% ～ 35%。

病史中有用的信息

　　概述　病史是准确诊断的基础。然而，鉴于模式识别在确定诊断中具有重要作用，医生们常常没有统一的观点。每个患者都可出现一系列特异的症状，并且其对临床表现描述的侧重点有所不同。一些诊断因素比其他因素更常见。意识丧失的病因诊断尤其困难，因为患者的主要症状是神志不清（很难从患者那里获得病史信息），而目击者提供的病史信息可能无效或不准确。对晕厥诊断有丰富经验的晕厥评估研究（The Fainting Assessment Study）的研究者报道，只有 24% 的患者在晕厥初次发作后得到了明确的诊断[24]。

晕厥 晕厥有很多潜在的病因和不同的分类方法（框 6.1）。2018 年欧洲学会指南[1]提出了一个非常有用的分类方法，其最高级别分类包括反射性晕厥、直立性低血压所致晕厥和心源性晕厥，心源性晕厥几乎都是由于突发心动过缓或心动过速所致。在社区，血管迷走性晕厥是最常见的，也是相对良性的，比较容易诊断。相反，应注意预防由心动过速、心脏传导阻滞或瓣膜病所致的晕厥，并尽可能及时发现和适当治疗[1]。

晕厥与癫痫的区别在某种程度上取决于晕厥的病因，因为晕厥的病因往往容易辨认。例如，直立性低血压所致的晕厥通常表现为站立后 15～20 秒内，行走几步后在目的地（如厨房或卫生间）附近发生晕厥。与此类似，血管迷走性晕厥常在注射、流血、屠杀等情况下发生，即所谓的血液/损伤恐惧综合征，所以也很容易被识别。第三种非常常见的类型是在坐位、立位或行走至少 1～2 分钟后发生血管迷走性晕厥，常见于在教堂里立正或在淋浴等炎热环境中晕倒的患者。与典型的直立性低血压相关的晕厥患者通常有频繁出现的晕厥先兆，这种晕厥先兆会由于长时间的直立体位而恶化，而晕厥本身比晕厥先兆要少见得多。患者通常还有自主神经功能衰竭的其他典型症状，如口干、不耐热、竖毛反射障碍、膀胱和肠道动力障碍以及其他突触核蛋白病的表现。心源性晕厥患者除可出现短暂的心悸外，通常缺乏前驱症状，并且通常有某种形式的心脏电生理异常或器质性心脏病病史和心电图异常表现。

鉴别晕厥与癫痫发作的最重要特点是晕厥患者通常表现为肢体无力，而癫痫发作患者的特征性表现是抽搐，儿童罕见病例除外。根据晕厥的原因不同，患者可能会有前驱症状，包括进行性加重的晕厥先兆、视物模糊、无法描述的不适感、出汗，以及肢端潮红、发热[25]。尽管有的患者可能需要数分钟才能完全恢复意识，但晕厥发作本身的持续时间通常不超过 1 分钟。血管迷走性晕厥患者在恢复意识后，乏力可持续数分钟到数天。

癫痫 全面性强直-阵挛性发作是引起意识丧失最常见的癫痫发作类型（框 6.1）。癫痫的诊断特点取决于癫痫的类型，但是当考虑晕厥与癫痫发作的鉴别诊断时，晕厥患者通常表现为肢体无力，而癫痫患者通常表现为惊厥。失张力性癫痫发作是相当罕见的，而且仅见于儿童[26]。癫痫的特定触发因素比晕厥少。同样，特殊类型的癫痫也更少见。抽搐一般是有节律的、较严重，且多为双侧发作。有价值的诊断线索包括舌侧咬伤和遗尿病史[27]。这些诊断要点需要仔细询问，因为很多晕厥患者也可出现发作后意识错乱。复杂部分性发作或颞叶癫痫可能与全身性惊厥无关。年轻人小发作或失神发作一般不会造成跌倒。癫痫性惊厥的持续时间比晕厥的持续时间长，而且患者通常会出现明显的长时间的发作后定向障碍和意识错乱。而晕厥患者仅表现为晕倒后轻微、短暂的意识错乱。

结构化病史 结构化诊断标准提高了三位神经科医生对癫痫诊断的一致性[28]，这意味着非结构化标准会导致诊断混乱。病史特点在区分晕厥病因方面的重要性后来也得到了证实[29-30]。因此，诊断要点积分评分标准的制定就是为了解决这些问题。

加拿大和威尔士的三个学术中心制定了评分标准[27]。意识丧失的原因包括各种类型的癫痫、血管迷走性晕厥和心律失常。这个评分标准鉴别晕厥与癫痫的灵敏度为 94%，特异度为 94%[27]。提示癫痫发作的重要病史信息包括前期情绪应激、识旧如新、发作过程中头部转动或姿势和动作异常、醒来后意识错乱或舌咬伤。支持晕厥的重要病史信息包括晕厥先兆、前期出汗、长时间站立或坐位或暴露于医疗环境后发作。该诊断要点评分与意识丧失的次数和病史长短无关，表明其可在患者病程的早期使用。该评分标准的功能可比拟经验丰富的临床医师，以权衡支持和排除诊断的证据。

这个评分标准有三个显著的缺点。第一，老年患者缺乏很多与血管迷走性晕厥相关的自主神经症状，而血管迷走性晕厥在晕厥人群中的比例最高。第二，该研究只纳入了经 EEG 证实为全身性惊厥发作或复杂性发作的癫痫患者。第三，重要的是，该研究没有纳入惊厥性晕厥患者，而这部分患者是鉴别诊断的最大难点。然而，该评分标准在复杂病例中被证明是有用的，尽管在这些病例中，惊厥性晕厥与癫痫性惊厥的诊断仍较为困难。框 6.1 介绍了癫痫发作与惊厥性晕厥的临床鉴别要点。

惊厥性晕厥　血管迷走性晕厥患者常伴有短暂的癫痫样发作。通常，肌阵挛发生在晕厥开始发作的 10 ～ 15 s 内，并可自行消失。虽然倾斜试验中最常见的癫痫样发作表现为凝视、肌强直和肌震颤，但动作范围很大。通常可以通过询问以下问题做出诊断：患者是否在其他时间发生过抽搐，抽搐之前是否出现过与晕厥先兆类似的前驱症状，抽搐是否以晕厥告终，以及是否出现过类似晕厥发作后的症状。目击者提供的病史信息是非常有帮助的。简言之，应详细、反复地询问病史。

可疑癫痫患者的倾斜试验检查

当详细询问病史仍不能明确惊厥发作是否继发于晕厥时，进行倾斜试验有助于鉴别晕厥与真正的癫痫发作。ACC 指南[2]虽然在推荐倾斜试验方面比较保守，但对惊厥性晕厥可疑病例进行倾斜试验提出了 II A 类建议。根据五项研究的一致结果（表 6.3），倾斜试验对有癫痫发作史但病因不明确的患者可以提供诊断效用。Sabri 等[16]分析了最初诊断为癫痫的 40 名年轻（21 岁以下）患者，这些患者大部分为复杂部分发作，但在神经科医生进行病例回顾后，先前的诊断受到了质疑。倾斜试验阳性率为 65%。有趣的是，几乎所有的研究患者都具有与血管迷走性晕厥或直立性低血压一致的临床特点。Grubb 等[27]对 15 名反复出现不明原因癫痫样发作的患者进行了倾斜试验，这些患者对抗癫痫药物无反应。结果显示，超过 67% 的患者出现了倾斜试验诱发的晕厥和强直阵挛发作，并伴有低血压和心动过缓。其中 5 例患者惊厥发作时的脑电图表现为与脑缺氧一致的弥漫性慢波。弥漫性慢波是倾斜试验诱发的晕厥的典型表现[31]。Zaidi 等[11]对 74 名伴有典型癫痫症状的成年患者进行了研究，这些患者要么对抗癫痫药物治疗无效，要么癫痫的诊断后来受到临床的质疑。42% 的患者最终被确诊为心血管疾病，其中 27% 为血管迷走性晕厥。综合这些研究表明，50% 的可疑癫痫或药物难治性癫痫患者发生了血管迷走性晕厥，而不是癫痫。考虑到倾斜试验的灵敏度不完全，大多数可疑癫痫或药物难治性癫痫患者的真实诊断可能是晕厥。

神经系统检查

脑实质及血管影像学检查常用于晕厥的评估，尤其是在考虑晕厥是由全脑灌注不足引起时。最近的一项 meta 分析[4] 显示，对 11%、17%、18% 和 57% 的病例分别进行了磁共振成像、脑电图、颈动脉超声、CT 和超声心动图检查。然而，综合分析显示，上述检查仅对 6334 例患者中的 2 例患者提供了有用的信息。因此，ACC 对神经系统检查提出了Ⅲ类建议。

视频记录

短暂性意识丧失过程的视频记录可以提供大量的信息。已证实根据视频记录可以非常准确地诊断癫痫和假性癫痫。倾斜试验过程中的视频记录是否也有类似的作用呢？几项病例系列研究报道，使用视频记录，结合脑电图和倾斜试验结果，可以确定晕厥的诊断[32]。2018 年版 ESC 指南提出了晕厥患者家庭视频记录的Ⅱa 类建议和倾斜试验视频记录的Ⅱb 类建议。但这些建议的支持证据有限。LaRoche 等[9] 报道，在 17 例疑似难治性癫痫患者中，对 11 例倾斜试验阳性的患者进行了脑电图检查和视频记录，但对视频记录的作用没有具体说明。同样，Ninni 等[10] 报道，在 101 例疑似惊厥性晕厥或癫痫的患者中，对 59 例倾斜试验阳性的患者进行了脑电图检查和视频记录，但对视频记录的作用也没有具体说明。

可疑癫痫患者的植入式循环记录器

植入式循环记录器（ILR）即植入式心电监护仪（ICM），可记录偶发事件和不常见事件的心电图结果，如晕厥。由于晕厥等事件的发生率较低，所以其他技术（如动态心电图和体外事件记录仪）的诊断率较低。欧洲心律协会发布了晕厥评估的 ILR 适应证指南[33]。考虑到 ILR/ICM 对于鉴别晕厥与癫痫发作所提供的证据很少，所以该指南对 ILR/ICM 提出了ⅡB 类、C 级建议。

由于血管迷走性晕厥发作时，患者大多为窦性心律或窦性心动过缓；而癫痫发作时，患者大多为窦性心律，所以使用 ICM/ILR 似乎没有前景。迄今为止规模最大的一项研究"晕厥和癫痫的研究进展（REVISE）[14]"报道了 103 例确诊或疑诊癫痫的成年患者的 ILR/ICM 评估结果。如果患者为药物难治性癫痫，或者临床再评估对其诊断有疑问，则将其纳入研究。65% 的患者有心电图记录的短暂性意识丧失，22 例患者（21%）有心脏停搏或严重心动过缓。由于 ILR/ICM 记录的晕厥患者中至少有一半患者晕厥发作时为正常窦性心律，所以在 REVISE 研究中，总误诊率可能高达 60%～70%。因此，ILR 数据表明，至少有 20% 的疑诊癫痫患者实际上可能是由心动过缓而引起惊厥性晕厥，而且惊厥性晕厥在该人群中的实际患病率可能要高得多。

结论：实用、有效的方法

通常不难鉴别晕厥和癫痫性惊厥（框 6.1）。中、青年晕厥患者通常有典型的前驱症状，在意识丧失过程中大多是静止不动的，继而可出现面色苍白、出汗或恶心。癫痫性惊厥患者通常有强直阵挛发作或局灶性发作，或有可识别的姿势前驱症状或识旧如新。其他很多症状和体征也有助于鉴别晕厥与癫痫性惊厥。

最大的难题是确定患者是惊厥性晕厥还是癫痫性惊厥。本书介绍的主要方法是详细询问病史。详细、全面、有证据基础的病史是必不可少的，而目击者的观察也是很重要的。支持惊厥性晕厥的诊断要点包括其他时间的晕厥病史，两次发作期间的前驱症状，以及在短暂性意识丧失开始时持续数秒的短暂抽搐。通常，惊厥性晕厥患者可出现晕厥后的体征和症状。最常见的惊厥性晕厥包括短暂的伸肌强直和震颤，但也有一些看似不可能的运动类似于短暂的手足徐动症。尽管倾斜试验有其局限性，但对很多患者的诊断非常有帮助。最后，神经科医师与内科医师或心脏科医师之间的良好沟通有助于准确诊断疾病。

相比之下，癫痫的持续时间通常更长，且有其特征性的体征，患者常有慢性表现。两个指南均建议，在不常见的情况下，如果经详细询问病史仍无法做出准确诊断，则可以进行倾斜试验，结合脑电图和视频记录来鉴别这两种情况。由于晕厥的发生率和抗癫痫药物治疗引起的并发症发生率更高，经验性判断未确诊的短暂性意识丧失为癫痫性惊厥时应谨慎。

利益冲突　无。

（张　洁　译　刘文玲　审）

参考文献

1. Brignole M, Moya A, De Lange FJ, Deharo JC, Elliott PM, Fanciulli A, Fedorowski A, Furlan R, Kenny RA, Martín A, Probst V, Reed MJ, Rice CP, Sutton R, Ungar A, Van Dijk JG, ESC SDG. ESC guidelines for the diagnosis and management of syncope. Eur Heart J. 2018;39(21):1883–948. https://doi.org/10.1093/eurheartj/ehy037.
2. Shen WK, Sheldon RS, Benditt DG, Cohen MI, Forman DE, Goldberger ZD, Grubb BP,

Hamdan MH, Krahn AD, Link MS, Olshansky B, Raj SR, Sandhu RK, Sorajja D, Sun BC, Yancy CW. ACC/AHA/HRS guideline for the evaluation and management of patients with syncope: executive summary: a report of the American College of cardiology/American heart association task force on clinical practice guidelines and the heart rhythm society. J Am Coll Cardiol. 2017;70:620–63.

3. Lempert T, Bauer M, Schmidt D. Syncope: a videometric analysis of 56 episodes of transient cerebral hypoxia. Ann Neurol. 1994;36:233–7.

4. Pournazari P, Oqab Z, Sheldon R. Diagnostic value of neurological studies in diagnosing syncope: a systematic review. Can J Cardiol. 2017;33:1604–10.

5. Lin JT, Ziegler DK, Lai CW, Bayer W. Convulsive syncope in blood donors. Ann Neurol. 1982;11:525–8.

6. Song PS, Kim JS, Park J, Yim HR, Huh J, Kim JH, On YK. Seizure-like activities during head-up tilt test-induced syncope. Yonsei Med J. 2010;51:77–81.

7. Passman R, Horvath G, Thomas J, Kruse J, Shah A, Goldberger J, Kadish A. Clinical spectrum and prevalence of neurologic events provoked by tilt table testing. Arch Intern Med. 2003;163:1945–8.

8. Van Dijk JG, Thijs RD, van Zwet E, Tannemaat MR, Van Niekerk J, Benditt DG, Wieling W. The semiology of tilt-induced reflex syncope in relation to electroencephalographic changes. Brain. 2014;137:576–85.

9. LaRoche S, Taylor D, Walter P. Tilt table testing with video EEG monitoring in the evaluation of patients with unexplained loss of consciousness. Clin EEG Neurosci. 2011;42:202–5.

10. Ninni S, Kouakam C, Szurhaj W, Baille G, Klug D, Lacroix D, Derambure P. Usefulness of head-up tilt test combined with video electroencephalogram to investigate recurrent unexplained atypical transient loss of consciousness. Arch Cardiovas Dis. 2019;112:82–94.

11. Chowdhury FA, Nashef L, Elwes RD. Misdiagnosis in epilepsy: a review and recognition of diagnostic uncertainty. Eur J Neurol. 2008;15:1034–42.

12. Smith D, Defalla BA, Chadwick DW. The misdiagnosis of epilepsy and the management of refractory epilepsy in a specialist clinic. QJM. 1999;92:15–23.

13. Josephson CB, Rahey S, Sadler RM. Neurocardiogenic syncope: frequency and consequences of its misdiagnosis as epilepsy. Can J Neurol Sci. 2007;34:221–4.

14. Petkar S, Hamid T, Iddon P, Clifford A, Rice N, Claire R, McKee D, Curtis N, Cooper PN, Fitzpatrick AP. Prolonged implantable electrocardiographic monitoring indicates a high rate of misdiagnosis of epilepsy--REVISE study. Europace. 2012;14:1653–60.

15. Zaidi A, Clough P, Cooper P, Scheepers B, Fitzpatrick AP. Misdiagnosis of epilepsy: many seizure-like attacks have a cardiovascular cause. J Am Coll Cardiol. 2000;36:181–4.

16. Sabri MR, Mahmodian T, Sadri H. Usefulness of the head-up tilt test in distinguishing neurally mediated syncope and epilepsy in children aged 5-20 years old. Pediatr Cardiol. 2006;27:600–3.

17. Grubb BP, Gerard G, Roush K, Temesy-Armos P, Elliott L, Hahn H, Spann C. Differentiation of convulsive syncope and epilepsy with head-up tilt testing. Ann Intern Med. 1991;115:871–6.

18. Banerjee PN, Filippi D, Hauser WA. The descriptive epidemiology of epilepsy-a review. Epilepsy Res. 2009;85:31–45.

19. Ganzeboom KS, Mairuhu G, Reitsma JB, Linzer M, Wieling W, van Dijk N. Lifetime cumulative incidence of syncope in the general population: a study of 549 Dutch subjects aged 35-60 years. J Cardiovasc Electrophysiol. 2006;17:1172–6.

20. Serletis A, Rose S, Sheldon AG, Sheldon RS. Vasovagal syncope in medical students and their first-degree relatives. Eur Heart J. 2006;27:1965–70.

21. Tan MP, Ho YY, Chin AV, Saedon N, Abidin IZ, Chee KH, Khor HM, Goh CH, Hairi NN, Othman S, Kamaruzzaman SB. Ethnic differences in lifetime cumulative incidence of syncope: the Malaysian elders longitudinal research (MELoR) study. Clin Auton Res. 2019;30(2):121–8.

22. McKeon A, Vaughan C, Delanty N. Seizure versus syncope. Lancet Neurol. 2006;5:171–80.

23. Kanjwal K, Karabin B, Kanjwal Y, Grubb BP. Differentiation of convulsive syncope from epilepsy with an implantable loop recorder. Int J Med Sci. 2009;6:296–300.

24. Van Dijk N, Boer KR, Colman N, Bakker A, Stam J, Van Grieken JJ, Wilde AA, Linzer M, Reitsma JB, Wieling W. High diagnostic yield and accuracy of history, physical examination, and ECG in patients with transient loss of consciousness in FAST: the fainting assessment study. J Cardiovasc Electrophysiol. 2008;19:48–55.

25. Sheldon R, Rose S, Connolly S, Ritchie D, Koshman ML, Frenneaux M. Diagnostic criteria

for vasovagal syncope based on a quantitative history. Eur Heart J. 2006;27:344–50.

26. Hirano Y, Oguni H, Osawa M. Epileptic negative drop attacks in atypical benign partial epilepsy: a neurophysiological study. Epileptic Disorders. 2009;11:037–41.

27. Sheldon R, Rose S, Ritchie D, Connolly SJ, Koshman ML, Lee MA, Frenneaux M, Fisher M, Murphy W. Historical criteria that distinguish syncope from seizures. J Am Coll Cardiol. 2002;40:142–8.

28. Van Donselaar CA, Geerts AT, Meulstee J, Habbema JD, Staal A. Reliability of the diagnosis of a first seizure. Neurology. 1989;39:267–71.

29. Alboni P, Brignole M, Menozzi C, Raviele A, Del Rosso A, Dinelli M, Solano A, Bottoni N. Diagnostic value of history in patients with syncope with or without heart disease. J Am Coll Cardiol. 2001;37:1921–8.

30. Calkins H, Shyr Y, Frumin H, Schork A, Morady F. The value of the clinical history in the differentiation of syncope due to ventricular tachycardia, atrioventricular block, and neurocardiogenic syncope. Am J Med. 1995;98:365–73.

31. Sheldon RS, Koshman ML, Murphy WF. Electroencephalographic findings during presyncope and syncope induced by tilt table testing. Can J Cardiol. 1998;14:811–6.

32. Yilmaz S, Gokben S, Levent E, Serdaroglu G, Ozyurek R. Syncope or seizure? The diagnostic value of synchronous tilt testing and video-EEG monitoring in children with transient loss of consciousness. Epilepsy Behav. 2012;24:93–6.

33. Brignole M, Vardas P, Hoffman E, Huikuri H, Moya A, Ricci R, Sulke N, Wieling W, Auricchio A, Lip GY, Almendral J, Kirchhof P, Aliot E, Gasparini M, Braunschweig F, Lip GY, Almendral J, Kirchhof P, Botto GL. Indications for the use of diagnostic implantable and external ECG loop recorders. Europace. 2009;11(5):671–87.

第7章 反射性晕厥：常见和罕见类型

Ritsuko Kohno and Haruhiko Abe

引言

本章主要根据 2017 年 ACC/AHA/HRS 晕厥患者评估和管理指南[1] 以及 2018 年 ESC 晕厥诊断和管理指南[2]，介绍各种类型反射性晕厥的性质和管理。

反射性晕厥包括血管迷走性晕厥（目前最常见的类型）、颈动脉窦性晕厥和各种所谓的情境性晕厥综合征。表 7.1 列出了各种反射性晕厥更详细的分类。

反射性晕厥是指由神经反射性心动过缓和（或）血管扩张引起的短暂性意识丧失[3]。目前已知，无论具体的触发因素如何，各种类型的反射性晕厥都有基本中枢神经系统因素的参与：主要是通过间接或直接激活脑干中的孤束核，引起副交感神经系统活性增强、交感神经系统活性降低。其结果可表现为以下几种血流动力学反应中的任意一种（图 7.1），主要分为：①心脏抑制型，由于心率减慢而导致晕厥，但无过度的血管抑制反应；②血管抑制型，由于短暂血管扩张引起血压降低而导致晕厥，但无心率减慢；③混合型，包括不同程度的心率减慢和血管抑制反应。其中，混合型最为常见。然而，患者每次发作时的血流动力学改变不一定相同。

表 7.1 反射性晕厥的分类

反射性晕厥
- 血管迷走性晕厥
- 颈动脉窦综合征
- 情境性晕厥
  - 排尿性晕厥
  - 排便性晕厥
  - 吞咽性晕厥
  - 咳嗽性晕厥
  - 大笑 / 痴笑性晕厥
  - 其他晕厥类型
    运动后晕厥
    打喷嚏后晕厥
    演奏铜管乐器后晕厥
    举重后晕厥
    餐后晕厥

晕厥通常发生在患者坐立或站立时，而且反射性晕厥患者可能会伴有发热感、发冷、恶心或视觉异常（如闪光、窗帘落下）等前驱症状。反射性晕厥的治疗是避免触发因素，如果无效，则应改变身体姿势以预防低血压，以及在症状开始发作时恢复脑血流量（如躺下、下蹲）。无论如何，单纯短暂性意识丧失通常都不会对健康造成永久性的损害，但突然跌倒造成的物理性损伤可能会很严重。

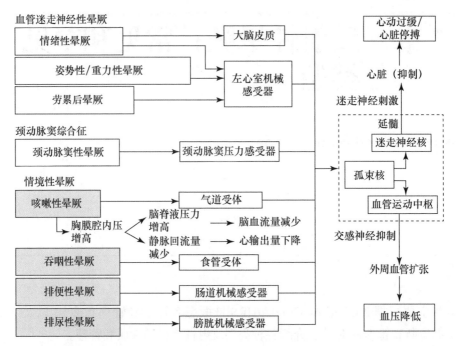

图 7.1　反射性晕厥过程中的神经反射通路示意图。摘自晕厥诊断与治疗指南（日本循环学会）[4-5]

反射性晕厥的类型

血管迷走性晕厥（VVS）

临床特点

血管迷走性晕厥（VVS）可由长时间站立或坐位、疼痛刺激、失眠、疲劳、心理应激（如恐惧）、躯体应激或环境因素（如脱水、拥挤或在封闭空间）触发。通常没有确定的触发因素。很多患者在 VVS 发生前即刻可出现头痛、复视或灰视、恶心、呕吐、腹痛、"黑矇"等症状[6-8]。

血管迷走神经性晕厥很少发生在患者活动时，而是主要发生在患者保持相同的姿势（如站立或坐位）或刚停止剧烈运动时。VVS 最常发生在早晨，由于患者睡眠期间没有摄入液体，此时体液含量可能处于最低点。患者意识丧失的持续时间相对较短（＜1 分钟），除跌倒时可能造成潜在创伤外，患者均无后遗症。从死亡率的角度来看，VVS 的预后良好[9]。

病理生理

血管迷走性晕厥的病理生理机制尚不明确，本章不进行全面的讨论。然而，目前普遍认为长时间站立和坐位可导致外周静脉和内脏静脉淤血，静脉回心血量减少、心输出量减少，引起动脉压降低，使颈动脉窦和主动脉压力感受器反射增强，进而导致交感神经张力增加和迷走神经抑制。发病起初表现为心率加快、心肌收缩力增强和外周血管阻力增加大，以代偿血压降低。除此之外，机体还可出现一系列神经内分泌发生改变，包括肾上腺素水平升高和肾上腺素 / 去甲肾上腺素比值降低，这可进一步导致血压降低。尽管有争议，仍有观点认为左心室收缩性增强时（如长时间直立姿势或容量减少时），可刺激左心室机械感受器。这种刺激通过 C 纤维传递到脑干（球髓核），从而抑制血管运动中枢，兴奋心脏迷走神经中枢（图 7.1），并通过传出纤维引起外周血管舒张和心率减慢[4-5]。

诊断

血管迷走性晕厥是晕厥中最常见的类型。其诊断通常基于从患者和目击者那里获得的详细病史。然而，当患者疑似为 VVS，但病史不确定时，通常需要进行直立倾斜试验。

直立倾斜试验的特异度约为 90%，但灵敏度仅约 50%[4]。试验阳性结果的重复性较低，而阴性结果的重复性较高。如果倾斜试验可诱发晕厥（尤其是可再现患者的自发症状），则可诊断为 VVS，但如果没有诱发晕厥，亦不能排除 VVS。事实上，诊断往往基于病史。因此，了解 VVS 的特点并获得准确的病史很重要。

病史是诊断 VVS 最重要的工具。简而言之，对于在无任何潜在心脏病证据的情况下疑似为晕厥的患者，如果患者是在站立或坐位时发生晕厥，特别是如果伴有某些前驱症状（如面色苍白、发热 / 冷感、出汗、恶心），则怀疑 VVS 是合理的。同样，如果患者年轻，没有潜在的心脏病，在应激状态下（如考试、通宵工作、加班或昼夜作息不规律）或久站或久坐后晕倒，则其发生 VVS 的可能性较大。

VVS 的临床表现包括：①腹部不适的前驱症状；②恶心和出汗；③面色苍白；④恢复后疲劳。

如前所述，当病史并不"典型"时，直立倾斜试验有助于诊断 VVS（但如果病史典型，则不需要进行该试验）。在 ACC/AHA/HRS 指南[1] 和 ESC 指南[2] 中，直立倾斜试验的适应证相似。

治疗

患者教育和生活方式改变是预防 VVS 复发的重要因素。根据晕厥发作的频率和严重程度，可适当采取避免加重因素，或药物和非药物治疗方法相结合。患者需要了解病情，并应尽量避免触发因素（如脱水、长时间站立、饮酒等）。此外，医生还必须指导患者当出现头晕、恶心、视觉异常（如闪光、灰视或黑矇）等前驱症状时，立即采取仰卧位或蹲位。如果患者被诊断为 VVS 并了解了病情，则其心理应激水平可降低，还可采取一些措施以避免晕厥，如肢体抗压动作。这样，无需药物治疗就可以减少晕厥的复发。此外，还应尽可能减少或停用硝酸盐类、利尿剂、α 受体阻滞剂或钙拮抗剂，因为这些药物可触发血管迷走神经性晕厥，并降低患者站立时的血压。以上治疗措施在 ACC/AHA/HRS[1] 指南中被列为 Ⅱ b 类推荐，在 ESC 指南[2] 中被列为 Ⅱ a 类推荐。

对已避免加重因素但仍发生晕厥、主要表现为心脏抑制型晕厥、前驱症状不明显以及突发晕厥导致创伤风险较高的患者，应将药物治疗作为首选的治疗方法。详见第 20 章和第 23 章。

两个实践指南的主要区别是：米多君治疗在 ACC/AHA/HRS 指南[1]中被列为Ⅱa 类推荐，而在 ESC 指南[2]中则被列为Ⅱb 类推荐（表 7.2）。对于 42 岁以上的患者，ACC/AHA/HRS 指南将 β 受体阻滞剂列为Ⅱb 类推荐，而 ESC 指南则将其列为Ⅲ类推荐。对于心电图检查已证实有自发性癫痫样发作的复发性晕厥患者，ACC/AHA/HRS 指南[1]将双心腔起搏器植入列为Ⅱb 类推荐，而 ESC 指南[2]则将其列为Ⅱa 类推荐（表 7.1）。上述指南推荐的依据是假设突发心脏抑制是导致快速严重的脑血流灌注减少的原因。

表 7.2　反射性晕厥的治疗

反射性晕厥的治疗	2017 年 ACC/AHA/HRS 指南	2018 年 ESC 指南
	分类	分类
患者教育和生活方式改变	Ⅰ	Ⅰ
停用 / 减少抗高血压药治疗	Ⅱb	Ⅱa
鼓励增加盐和液体的摄入量	Ⅱb	
肢体抗压动作	Ⅱa	Ⅱa
倾斜训练	Ⅱb	Ⅱb
氟氢可的松	Ⅱb	Ⅱb
米多君	Ⅱa	Ⅱb
β 受体阻滞剂	Ⅱb（患者年龄在 42 岁以上）	Ⅲ
选择性 5- 羟色胺再摄取抑制剂	Ⅱb	
心脏起搏（年龄＞40 岁，有自觉症状性心脏停搏＞3 秒或无症状性心脏停搏＞6 秒的患者）	Ⅱb	Ⅱa
心脏起搏（未记录到心脏抑制反射）		Ⅲ
永久心脏起搏（颈动脉窦综合征患者）	Ⅱa（心脏抑制型或混合型）	Ⅱa（40 岁以上的心脏抑制型颈动脉窦综合征患者）

该表基于 2017 年 ACC/AHA/HRS 指南[1]和 2018 年 ESC 指南[2]

颈动脉窦综合征

临床特点

颈动脉窦综合征是引起晕厥的不常见原因，主要发生于不明原因晕厥的老年患者（以男性为主）。颈动脉窦综合征在男性中更为常见，通常与冠状动脉疾病和高血压[4]有关。详见第 14 章。

颈动脉窦超敏是指颈动脉窦对徒手按摩过度敏感（详见 ESC 方法学指南），但不应被认为是颈动脉窦综合征。在患者年龄超过 65 岁的随机样本中观察到 39% 的患者出现了颈动脉窦超敏反应；然而，不明原因晕厥的患者颈动脉窦综合征（即重现晕厥症状的超敏反应）的发生率要低得多[3-4]。

在颈动脉窦综合征患者中，一过性脑缺血症状（如头晕、晕厥）最可能发生在站立、坐立和行走时，或在更衣、驾驶、举高或放下重物过程中旋转颈部时，以及由于领带或衣领过紧引起颈部受压时。这些症状也可能与颈部肿瘤（如甲状腺肿瘤）、压迫颈动脉窦的颈部淋巴结病变或恶性肿瘤进行颈部放疗后有关。另外，颈动脉窦综合征患者既往接受过颈部手术也被认为是导致颈动脉窦综合征的原因。

治疗

需要强调的是，患者教育和生活方式改变是至关重要的。尤其是应教导患者避免突然旋转和伸展颈部，因为这样可能会压迫颈动脉窦。如果不进行适当治疗，则患者症状复发和再次晕厥的风险较高。普遍接受的心脏起搏器植入适应证包括与心动过缓有关的反复晕厥、长时间心脏停搏（＞6 秒）以及因跌倒而导致创伤。

当观察到反复晕厥和颈动脉窦刺激表明其机制为心脏抑制时，建议进行起搏器治疗。ACC/AHA/HRS 指南将永久性起搏器植入列为症状性颈动脉窦综合征的 Ⅱa 类推荐，适用于心脏抑制型和混合型[1]。ESC 指南将 40 岁或 40 岁以上患者的起搏器治疗列为 Ⅱa 类推荐[2]。

在无症状的情况下，心脏抑制型颈动脉窦超敏不是起搏器治疗的适应证。然而，由于这些患者大多年老体弱，可能很难明确排除颈动脉窦超敏与症状之间的联系。由于颈部肿块压迫颈动脉窦可引起颈动脉窦综合征，即使患者处于仰卧位或坐位也可能出现症状，因此需要切除肿瘤。

情境性晕厥

临床特点与病理生理

顾名思义，情境性晕厥是由某些明显的动作触发的，包括排尿、排便、吞咽、咳嗽、呼吸（Valsalva 动作）和呕吐。这些都属于反射性晕厥，虽然每一种触发因素可能各有不同，但其机制（以 VVS 为例）可能通常是心动过缓或血管抑制或两者均有。各反射通路如图 7.1[4] 所示。预后通常取决于基础疾病，重要的是不能忽视严重的基础疾病，尤其是老年患者，往往有心血管异常。ACC/AHA/HRS[1] 和 ESC 指南[2] 列出了情境性晕厥的例子，但没有详细阐释其各自的病理生理机制。

排尿性晕厥

排尿性晕厥多发生于以站立位排尿的男性，而且在中、老年人群中相对较为常见；然而，此类晕厥也可见于 20 岁和 30 岁年龄段人群[10]。若患者长时间仰卧位或夜间在排尿前躺在温暖的床上[4]，则其排尿后即刻发生排尿性晕厥的易感性可能更强。排尿性晕厥似乎与近期饮酒密切相关（可能是由于容量和酒精利尿的共同作用）[4]。

排尿性晕厥最多见于青年和中年男性[10]，主要发生在夜间（91% 发生在下午 6 时至早晨 6 时之间）[4]。55 岁以下的个体通常在近期饮酒后排尿时发生晕厥，而 55 岁以上的个体则经常在午夜至清晨发生晕厥[10]。

排尿性晕厥的触发因素尚不明确，但其病理生理机制之一是膀胱充盈可引起高血压反应，而压力感受器系统可对其进行调节。然而，当膀胱迅速排空时，高血压反应消失，但降压反射反应只有在一段时间后才被关闭，可导致一过性低血压[3]。外周血管阻力降低可加重低血压[10]，主要发生在夜间或由于酒精、利尿剂或血管扩张药的作用所致。

排便性晕厥

排便性晕厥多见于 50 ～ 70 岁女性，常伴有排便急、腹痛等胃肠道症状[11-12]。在排便性晕厥发生前，很多患者处于睡眠状态或仰卧位。有报道指出，排便性晕厥常发生在夜间至凌晨[4]。

目前认为排便性晕厥的发生机制是多因素的，包括：仰卧时外周血管阻力降低，排便可引起静脉回流量减少，通过肠道机械感受器触发迷走神经反射，导致血压降低、心动过缓和心率减慢[13]。老年排便性晕厥患者通常有潜在的心血管疾病。排便性晕厥常反复发作。

吞咽性晕厥

虽然吞咽性晕厥相对罕见，但还是有很多病例报道。吞咽性晕厥发生的平均年龄为 57 岁（范围为 15 ～ 85 岁），常见于中、老年患者，男性发病率高于女性。

吞咽性晕厥主要由固体食物引起，但也可以由碳酸饮料和热水或冷水引发。对于吞咽性晕厥患者，食管气囊也可诱发心动过缓。吞咽性晕厥常与食管疾病有关，如食管疝、食管痉挛、食管憩室、食管癌或贲门失弛缓症[3]。心肌梗死后常发生基础心脏病，特别是下壁心肌梗死后[4]。心电图监测经常显示明显心动过缓，包括心脏停搏。这种情况可能与颈动脉窦综合征重叠[3]。事实上，已有报道指出吞咽性晕厥患者可出现颈动脉窦刺激阳性反应的情况[14]。

目前认为吞咽性晕厥是由迷走神经反射引起的，其原因是食管压力感受器的敏感性增高（图 7.1）。虽然呕吐性晕厥和吞咽性晕厥同样有报道，但目前认为这是由于压力感受器对食管扩张的敏感性增高所致[4-5]。

咳嗽性晕厥

咳嗽性晕厥多见于 30 ～ 50 岁男性、肥胖个体和胸廓较大者。这些患者在咳嗽时容易出现明显的胸膜腔内压升高。这些患者大部分是重度吸烟者或患有慢性阻塞性肺疾病[4]。

咳嗽性晕厥可能是由胸膜腔内压升高或迷走神经反射引起的。前者是指胸膜腔内压增高导致静脉回流量减少，引起心输出量减少，进而对脑血流产生不利影响。胸膜腔内压升高可进一步引起脑脊液压力增大，并通过压迫脑动脉而导致脑血流量减少；后者可能是由气道或颈动脉窦的压力感受器超敏引起的[9]。

大笑（痴笑）性晕厥

大笑（痴笑）性晕厥又称发笑引起的晕厥，是情境性晕厥[15]中相对罕见的亚型。我们目前对大笑性晕厥的了解主要源于一些病例报道。Cox 等于 1997 年首次报道了晕厥和发笑之间的关系。其确切机制尚不清楚，但由于此型晕厥较为罕见，并具有不可预见性，所以很难对其进行研究。在长时间的发笑过程中，会产生一种重复的 Valsalva 效应，并伴有胸膜腔内压增高，从而导致静脉回流量减少、全身动脉扩张和心动过缓，最终导致心输出量减少和脑灌注不足。如果在晕厥前期 Valsalva 动作没有终止，则很可能最终导致晕厥。这一机制与咳嗽性晕厥类似[3, 16-17]。

情境性晕厥的诊断

任何一种情境性晕厥的诊断都取决于详细的病史，以确定晕厥时的情况。虽然激发试验（如咳嗽、吞咽、大笑）可能有助于确诊，但通常很难进行，且并不一定能重现晕厥。

对于吞咽性晕厥患者，吞咽固体食物或使用食管气囊常可诱发心动过缓。由于咳嗽性晕厥可能与颈动脉窦异常敏感有关，所以对 50 岁以上的患者建议施行颈动脉窦按摩试验。此外，Adkisson 和 Benditt[3] 的研究表明，与对照组相比，咳嗽性晕厥患者进行有意识的咳嗽所诱发的咳嗽后低血压更明显，变时性反应减弱，且反应持续时间延长。直立倾斜试验对情境性晕厥的诊断价值有限，但情境性晕厥患者有时可并发血管迷走神经性晕厥。因此，在没有其他更合适的检测试验的情况下，可以进行直立倾斜试验。

情境性晕厥的治疗

对于反射性晕厥尚无公认的通用标准治疗方法。治疗主要根据个体的病情。情境性晕厥的发作频率一般较低，通过教育和生活方式改变可以有效地管理患者。对于任何有可识别的前驱症状的患者，应指导其取坐位或蹲位，以避免摔倒并缩短发作持续时间。

与酒精相关的排尿性晕厥患者应避免过量饮酒和使用血管扩张药。饮酒后，即使是男性，患者也应取坐位排尿。对于排便性晕厥患者，医生应予以治疗，以防止腹痛和腹泻，并建议患者尽可能避免在夜间排便。应指导吞咽性晕厥患者避免吞食大块固体食物，尽量少饮冷、热水和碳酸饮料。进食固体食物时，患者应先充分咀嚼，再吞咽。咳嗽性晕厥患者应戒烟，肥胖患者应减重。治疗潜在的肺部疾病可能有助于降低咳嗽易感性。

目前尚无针对情境性晕厥的药物治疗方法，但如果需要药物治疗，则可尝试使用米多君等血管收缩药。如果通过教育和生活方式改变仍无法预防晕厥，并且已证实心动过缓或长时间的心脏停搏与晕厥有关，则需要进行起搏器治疗。尤其是吞咽性晕厥患者常伴有心动过缓和心脏停搏，采用起搏器治疗是有效的[3, 14]。对于排便性晕厥患者，心电监测显示有明显的心动过缓，已有报道表明植入起搏器后，患者的病情可得到永久缓解[13]。

结论

反射性晕厥患者的预后良好。然而，如果不进行干预，患者极有可能反复发生晕厥，可导致焦虑、生活质量降低，以及受伤风险增加。因此，通过确定诊断并向患者及其家属解释病情，使患者感到安全是很重要的。对于反射性晕厥患者，医生应与其进行充分的沟通，并向其解释疾病的病理生理机制，应根据症状的严重程度选择相应的治疗方法，以提高患者的生活质量。

利益冲突 无。

（刘中梅 译 刘文玲 审）

参考文献

1. Shen WK, Sheldon RS, Benditt DG, Cohen MI, Forman DE, Goldberger ZD, Grubb BP, Hamdan MH, Krahn AD, Link MS, Olshansky B, Raj SR, Sandhu RK, Sorajja D, Sun BC, Yancy CW. ACC/AHA/HRS guideline for the evaluation and management of patients with syncope: a report of the American College of Cardiology/American Heart Association task force on clinical practice guidelines and the heart rhythm society. Circulation. 2017;136:e60–e122.
2. Brignole M, Moya A, de Lange FJ, Deharo JC, Elliott PM, Fanciulli A, Fedorowski A, Furlan R, Kenny RA, Martín A, Probst V, Reed MJ, Rice CP, Sutton R, Ungar A, Van Dijk JG, ESC Scientific Document Group. 2018 ESC Guidelines for the diagnosis and management of syncope. Eur Heart J. 2018;39:1883–948.
3. Adkisson WO, Benditt DG. Pathophysiology of reflex syncope: A review. J Cardiovasc Electrophysiol. 2017;28:1088–97.
4. Inoue H, Abe H, Otsuji Y, Kobayashi Y, Sumitomo N, Takase B, Tei C, Nakazato Y, Nishizaki M, Hori S, Matsuzaki M, Yamada N, Yoshida K. Guidelines for diagnosis and management of syncope. The Japanese Circulation Society. 2012. http://www.j-circ.or.jp/guideline/pdf/JCS2012_inoue_h.pdf. (In Japanese).
5. Sumiyoshi M, Abe H. Situational syncope. In: Abe H, editor. Sissin no sindan to chiryo [Diagnosis and Management of Syncope]. Osaka: Medical Review Co., LTD; 2006. pp. 77–87. (In Japanese)
6. Wieling W, Thijs RD, Van Dijk N, Wilde AA, Benditt DG, Van Dijk JG. Symptoms and signs of syncope: a review of the link between physiology and clinical clues. Brain. 2009;132:2630–42.
7. Van Dijk JG, Sheldon R. Is there any point to vasovagal syncope? Clin Auton Res. 2008;18:167–9.
8. Alboni P, Alboni M, Bertorelle G. The origin of vasovagal syncope: to protect the heart or to escape predation? Clin Auton Res. 2008;18:170–8.
9. Soteriades ES, Evans JC, Larson MG, Chen MH, Chen L, Benjamin EJ, Levy D. Incidence and prognosis of syncope. N Engl J Med. 2002;12:878–85.
10. Sumiyoshi M, Abe H, Kohno R, Sekita G, Tokano T, Nakazato Y, Daida H. Age-dependent

clinical characteristics of micturition syncope. Circ J. 2009;73:1651–4.

11. Komatsu K, Sumiyoshi M, Abe H, Kohno R, Hayashi H, Sekita G, Tokano T, Nakazato Y, Daida H. Clinical characteristics of defecation syncope compared with micturition syncope. Circ J. 2010;74:307–11.

12. Bae MH, Kang JK, Kim NY, Choi WS, Kim KH, Park SH, Lee JH, Yang DH, Park HS, Cho Y, Chae SC, Jun JE. Clinical characteristics of defecation and micturition syncope compared with common vasovagal syncope. Pacing Clin Electrophysiol. 2012;35:341–7.

13. Newton JL, Allan L, Baptist M, Kenny R. Defecation syncope associated with splanchnic sympathetic dysfunction and cured by permanent pacemaker insertion. Am J Gastroenterol. 2001;96:2276–8.

14. Kohno R, Adkisson WO, Detloff BLS, Sakaguchi S, Benditt DG. Swallow (deglutition) syncope: An evaluation of swallowing-induced heart rate and hemodynamic changes in affected patients and control subjects. J Cardiovasc Electrophysiol. 2019;30:221–9.

15. Thiagarajah PH, Finkielstein D, Granato JE. Sitcom syncope: a case series and literature review of gelastic (laughter-induced) syncope. Postgrad Med. 2010;122:137–44.

16. Gullapalli DN, Belak ZA, Marte-Grau A, Bollu M, Reddy P, Bobba RK. Gelastic presyncope: an unusual manifestation in an elderly patient. J Am Geriatr Soc. 2009;57:749–50.

17. Bloomfield D, Jazrawi S. Shear hilarity leading to laugh syncope in a healthy man. JAMA. 2005;293:2863–4.

第8章 直立性低血压变异型、体位直立性心动过速综合征，以及不明原因的自主神经功能失调

Artur Fedorowski

引言

体位改变时，人体的循环系统反应涉及自主神经系统调节的复杂适应机制[1]。取直立位时，重力作用使大量血液从胸部向下流动，心血管反射随之开始起作用，以维持稳定的血压（blood pressure，BP）和上半身充足的血流灌注。直立性不耐受是由循环系统对直立和（或）站立位时重力作用的调节不良导致的[2]。直立性不耐受有两种不同的血流动力学改变模式，即直立性低血压（orthostatic hypotension，OH）和体位直立性心动过速综合征（postural orthostatic tachycardia syndrome，POTS）[2-3]。根据站立后低血压发生的时间，可将直立性低血压（OH）分为三种类型：①早发型 OH（站立后 10～30 s 内）；②经典型 OH（站立后 1～3 min）；③迟发型 OH（站立超过3 min）。其中，后两种类型以血压持续下降为特征[4-5]。体位直立性心动过速综合征（POTS）患者不出现站立时血压下降，而是表现为持续的直立性心动过速，通常伴有头晕、不适、恶心、胸痛和心悸等一系列非特异性症状[5-7]。发生 OH 和 POTS 时，患者偶尔可出现晕厥，这可能是由早发型 OH 患者血压突然下降，重度经典型 OH 患者血压显著下降或迟发型 OH 和 POTS 触发血管迷走神经反射引起的[3-4]。POTS 患者发生晕厥的总体患病率约为 30%[6]。欧洲和美国晕厥指南中关于上述两种最常见的直立性不耐受综合征的诊断与处理方法是一致的。

直立性低血压

直立性低血压（OH）是自主神经功能失调的主要表现，通常见于直立位导致静脉回流减少而心血管调节机制无法代偿时[8]。这反映了交感神经系统的结构或功能发生退化，或交感神经反射调节出现异常[8-9]。部分患者出现站立时血压下降可能是由液体

摄入不足引起血容量减少，以及胃肠道疾病、内分泌疾病和肾病造成的脱水所致，也可能是使用血管扩张药和利尿剂治疗导致的医源性结果。与慢性自主神经功能失调引起的 OH 相比，这种形式的 OH 大多数是可逆的[8]。OH 常见于老年人以及神经系统变性疾病、自身免疫病、糖尿病、高血压和肾衰竭患者。

从发病率的角度来看，OH 是晕厥的第二大常见病因，约 15% 的晕厥是由 OH 引起的，并与年龄显著相关；在 75 岁以上的人群中，多达 1/3 的晕厥可能是由 OH 引起的[4, 10]。OH 的症状可表现为：①起立时瞬间血压短暂下降，如早发型 OH；②长时间站立时血压持续下降，并伴有即刻（经典型，图 8.1）或迟发性进行性 BP 下降（图 8.2）[8]。不同形式 OH 的诊断标准见表 8.1。当中心动脉压下降严重影响大脑循环时，易感个体可主诉慢性疲劳、视物模糊、头晕、颈部疼痛（呈"衣架"样分布），并最终出现晕厥。在迟发型 OH 患者中，最终意识丧失的情况可能与血管迷走神经反射相似或相同，即与心动过缓 / 心脏停搏和交感神经兴奋的体征有关。

直立性低血压（OH）的慢性症状和晕厥导致的外伤风险对老年人的影响尤为显著，老年患者通常没有察觉到这个问题或没有注意到循环衰竭的先兆表现。因此，OH 的检测和管理对于改善患者的生活质量、预防晕厥发作和跌倒相关损伤以及优化伴随疾病（如高血压、糖尿病、心力衰竭和肾衰竭）的治疗至关重要[8]。遗憾的是，OH 经常被漏诊或误诊，这可能是与心血管疾病发病率、跌倒风险和全因死亡率增加相关的一个被忽视的因素[8]。对于 OH 的完整诊断，建议进行心血管（cardiovascular, CV）自主神经功能检查，最好是在配备有持续血流动力学监测、直立倾斜试验和专业人员的实验室中进行[4]。表 8.2 列出了 CV 自主神经功能评估的相关检查。OH 的管理主要包括患者宣传教育，避免久站、脱水、闷热环境、暴饮暴食等触发因素，以及扩容治疗和使用血管收缩药治疗。然而，药物治疗不一定安全，并且可能会导致仰卧位高血压等并发症[2]。针对症状性 OH 的推荐干预措施归纳见表 8.3。

体位直立性心动过速综合征（POTS）

体位直立性心动过速综合征（POTS）是心血管自主神经功能紊乱的常见变异型，其特点是患者站立时心率过度加快和直立性不耐受（图 8.3）。POTS 是一种主要影响 15 ～ 45 岁年轻人的疾病，患者以女性为主（约占 80%）。估计发达国家的患病率为 0.2% ～ 1.0%。POTS 的发病可能是由病毒感染、疫苗接种、创伤、妊娠、手术等免疫应激因素或心理社会应激引起的，但已有报道显示 POTS 在 Ehlers-Danlos 综合征和慢性疲劳综合征患者中的比例较高。患者最常见的主诉是头晕、乏力、心率加快和站立时心悸。此外，患者还常有体能减退和运动能力降低，以及头痛、认知障碍、"脑雾"、呼吸困难、胃肠道疾病和弥漫性骨骼肌疼痛等表现。POTS 的病因大部分尚未明确。目前主要有三种假说：慢性自身免疫过程、交感神经过度激活和儿茶酚胺分泌过量，以及外周交感神经退化导致中心性血容量减少和反射性心动过速（表 8.1）。POTS 通常是经卧立位试验进行诊断的，可进一步采用无创实时血流动力学监测的直立倾斜试验来

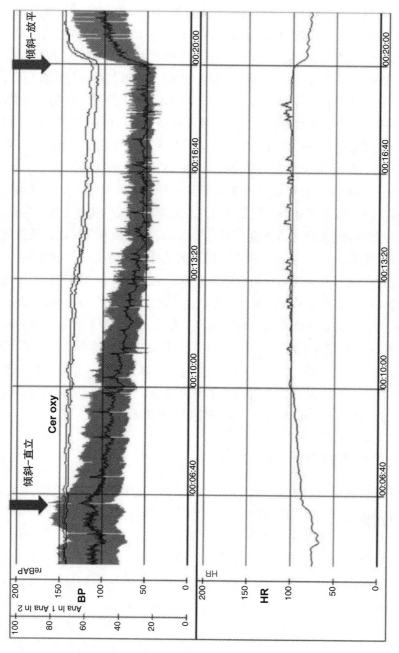

图 8.1　经典型直立性低血压（OH）。50 岁女性患者，患有原因不明的晕厥。经直立倾斜试验证实为经典型 OH 伴血压和脑组织血氧测定（cerebral tissue oximetry，CER OXY）值进行性下降。CER OXY 是利用近红外光谱技术对血氧饱和度进行无创性评估。当患者脑组织血氧饱和度降至 55% 以下（放平倾斜床）时，即可发生晕倒。HR，heart rate，心率

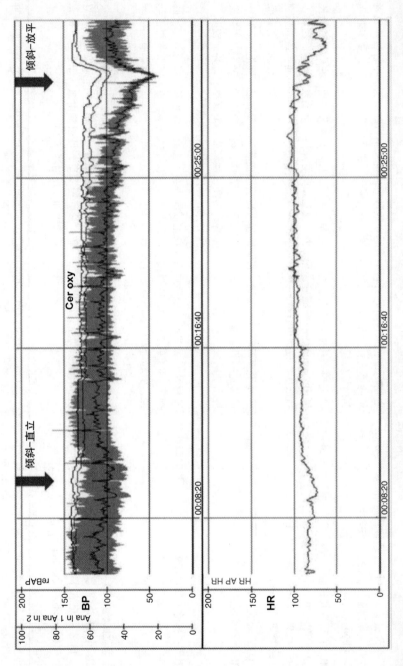

图 8.2　迟发型直立性低血压（OH）。80 岁男性患者，患有原因不明的晕厥。经直立倾斜试验证实为迟发型 OH，直立倾斜试验 10 分钟后首次出现血压进行性下降。利用近红外光谱技术无创检测显示 CER OXY 在心率减慢后首次显著下降，提示有血管迷走神经反射参与作用。当脑组织血氧饱和度降至 55% 以下（放平倾斜床）时，患者在晕倒前有出汗和头晕。HR，heart rate，心率

表 8.1　与晕厥相关的最常见的直立性不耐受类型（引自：Brignole M et al. Practical Instructions for the 2018 ESC Guidelines for the diagnosis and management of syncope. Eur Heart J 2018; 39: e43-e80）

直立性不耐受类型	用于诊断的辅助检查；诊断标准	直立体位引起异常血压反应的时间	病理生理	最常见的症状	最常见的相关情况
早发型 OH	卧立位试验（从卧位/蹲位转为站立位）逐搏血压监测显示 BP 下降 >40/20 mmHg	0~40 s	心输出量、总外周阻力与突然的重力性容量改变之间的暂时性失配	起立数秒后出现头晕目眩、头晕、视力障碍（晕厥少见）	年轻、体弱者；老年、药物（α 受体阻滞剂）引起
经典型 OH	HUT；卧立位试验 BP 下降 >20/10 mmHg 或 SBP <90 mmHg（高血压患者 BP 下降 >30/15 mmHg）	<3 min	自主神经功能衰竭时，总外周阻力减低，心率减慢，导致淤血；或严重容量不足	头晕、头晕目眩、疲劳、乏力、视觉和听觉障碍；可能发生晕厥	衰弱、高血压、糖尿病、肾衰竭、药物（任何血管活性药物或利尿剂）引起，自主神经功能衰竭、血容量减少
迟发型 OH（随后可出现反射性晕厥）	HUT；卧立位试验 BP 下降程度同上	>3 min	病理生理机制尚不明确；可能是进行性静脉回流和心输出量减少	持续出现前驱症状（头晕、疲劳、乏力、心悸、多汗、视觉和听觉障碍、颈部或心前区疼痛，随后可出现反射性晕厥	同上；轻度自主神经功能衰竭合并症较多
直立性血管迷走性晕厥	HUT；排除 OH/POTS	长时间站立	进行性淤血并最终激活血管抑制和（或）心脏抑制途径，引起血管迷走神经反射；患者具有典型的前驱症状	自主神经兴备（恶心、面色苍白、出汗），随后发生晕厥	多见于女性；直立性 VVS 的发生可能与慢性直立性不耐受有关
POTS	卧立位试验或 HUT；HR 增加 >30 次/分（在年龄 <18 岁的患者中，HR 增加 >40 次/分）+ 不耐受症状；排除 OH	<10 min	存在争议；目前支持的观点包括免疫介导、过度静脉淤血和肾上腺功能亢进状态	HR 异常增加，不伴有 BP 下降；头晕、去适应、头痛、胸痛，晕厥较少见，日常由血管迷走神经反射激活引起	多见于年轻女性、近期感染或创伤，关节过度活动综合征

BP: blood pressure, 血压; SBP: systolic blood pressure, 收缩压; HR: heart rate, 心率; OH: orthostatic hypotension, 直立性低血压; POTS: postural orthostatic tachycardia syndrome, 体位直立性心动过速综合征; VVS: vasovagal syncope, 血管迷走性晕厥; HUT: head-up tilt-table test, 直立倾斜试验

表 8.2　用于评估 OH 和 POTS 的诊断方法

诊断性检测	诊断结果	评价
卧立位试验	诊断标准见表 8.1	该试验可用于初筛，也可用于缺乏设备齐全的自主神经实验室的诊所；肌肉泵作用可减少患者低血压 / 心动过速的发生
采用无创实时监测的直立倾斜试验（图 8.1、图 8.2 和图 8.3）	特征性的血流动力学改变模式和症状见表 8.1	直立倾斜试验是 CV 自主神经功能检查的主要方法[4, 9, 11-12]
24（48）h 心电监测	白天和早晨醒来后心率加快；夜间心率正常；心率变异性降低	该检查可用于确诊以及鉴别 POTS 与不适当窦性心动过速（24 h 内心率加快＞90 次 / 分且没有典型的夜间心率减慢）[4, 7]
体外或植入式循环记录器（ILR）	可记录到自发性晕厥发作时的心电图表现；心动过缓-心动过速；癫痫；心因性假性晕厥；心率控制	对于多发性晕厥事件、外伤性晕厥、遗忘症、治疗效果不好、临床怀疑心律失常和癫痫等难以诊断的病例，建议采用该检查方法；该方法通常应由对晕厥的病理生理机制有深入了解的专家应用
24 h 动态血压监测	高血压或低血压倾向；低血压表型；血压的昼夜节律模式（勺型、非勺型、反勺型）；白大衣高血压	BP 监测结果可用于心血管药物治疗的调整[4, 8, 12]
心电图运动试验	运动级别和运动过程中异常血流动力学反应	该检查方法可用于量化体力储备，制订运动治疗方案；如果患者在运动过程中晕倒，也可推荐使用该检查
超声心动图	心脏结构变化	如果体格检查和基础心脏检查提示心脏结构改变，则推荐使用超声心动图，以排除潜在的心脏改变
Valsalva 动作	神经源性（病理性）Valsalva 反应提示自主神经功能退化；第 IV 阶段血压过高和心率过快提示 POTS	可作为确证试验；也可提示存在神经源性 OH 或 "高肾上腺素能" 型 POTS[11]
实验室检查	贫血、电解质紊乱、甲状腺疾病、肾上腺激素异常、血液和尿液中儿茶酚胺及其代谢物水平升高（尤其是直立倾斜试验过程中血浆去甲肾上腺素）	这些检查（儿茶酚胺测定除外）应在基础检查提示为原因不明的 OH 和体位性心动过速时考虑[3-4, 13]
非心血管自主神经功能检查：如果可行并合适，可进行胃肠道功能检查、泌汗功能检查及其他自主神经功能检查	不同器官和身体部位的自主神经病变	这些特殊检查应在具有足够专业并配有完善设备的实验室的中心进行[13]；阳性结果支持影响自主神经系统的神经系统变性疾病的诊断[6]

表 8.3　预防直立性不耐受（OH 和 POTS）症状的治疗方法选择

治疗形式	评价
非药物干预措施	
患者宣传教育： • 了解直立性不耐受的病理生理机制（OH 和 POTS） • 避免制动、长时间卧位和体能失调 • 从仰卧位和坐位起立时动作应缓慢，特别是在清晨、餐后和排尿 / 排便后 • 应少食多餐，避免暴饮暴食 • 避免久站和高温、高湿度环境 • 站立和出现前驱症状时进行肢体抗压动作（双腿交叉、肌肉收缩、下蹲等）[2]	宣传教育是直立性不耐受管理的基础[3-4, 7]；患者及其家属应该了解直立性生理学和非药物性方法的重要性；手册、指导影片和线上教育资料等宣传教育资料可能会有帮助
运动训练	可选择不同的训练方式。最好是以有氧运动和大腿抗阻训练为主的规律化、结构化、分级、监督形式的运动计划；初始训练应避免直立体位；划船运动器、卧式自行车和游泳均可[7]
增加盐和液体的摄入量，包括必要时大量饮水	可扩充血容量。建议每日饮食钠摄入量超过 10 g 或服用盐片（例如：1 g，Tid），且每日液体摄入量至少为 2 L；对高血压、心力衰竭和肾衰竭患者应进行监测[4, 7]
穿弹力袜 / 弹力衣	可使下肢和内脏的外周静脉淤血减少；一般推荐使用 2 级弹力衣（＞ 30 mmHg）
药物治疗	
控制心率的药物（用于治疗 POTS 和 IST）	
β 受体阻滞剂（普萘洛尔，10 ～ 40 mg Tid；比索洛尔,2.5 ～ 5 mg Bid；美托洛尔，25 ～ 100 mg Qd；阿替洛尔，12.5 ～ 50 mg Qd）	β 受体阻滞剂尤其推荐用于站立状态下伴有窦性心动过速（心率＞ 120 次 / 分）的"高肾上腺素能"型 POTS 患者；β 受体阻滞剂可能加重低 BP 表型患者的直立性不耐受、哮喘和阵发性胸痛[2, 7]
伊伐雷定（2.5 ～ 7.5 mg Bid）	对于低 BP 表型患者[4]或 β 受体阻滞剂耐受不良者有效
维拉帕米（40 ～ 80 mg Bid/Tid）	钙通道阻滞剂具有负变时效应，可在伴有高血压、偏头痛和胸痛的"高肾上腺素能"型 POTS 患者 血管收缩药和扩容剂（用于治疗 OH 和 POTS）
米多君（2.5 ～ 10 mg Tid）	属于 α₁肾上腺素能受体的直接激动剂；直立性低血压的安慰剂对照研究中少数检测呈阳性的药物之一[2, 4, 7]
屈昔多巴（100 ～ 600 mg Tid）	口服去甲肾上腺素前体药物。该药也被经验性用于治疗重型 POTS，在美国还被推荐用于治疗神经源性 OH[14]；但目前的欧洲指南中未推荐使用该药[2-3]
溴吡斯的明（30 ～ 60 mg Bid/Tid）	属于乙酰胆碱酯酶抑制剂；可用于治疗与自主神经病变、胃肠道功能失调和非特异性肌无力相关的 OH 和 POTS 表型；对 BP 的影响不大

续表

治疗形式	评价
氟氢可的松（0.1 ~ 0.2 mg Qd）	属于盐皮质激素、扩容剂；可使钠的重吸收增加、α 肾上腺素能受体的敏感性增强；可能会加重仰卧位高血压和低钾血症
麻黄碱和伪麻黄碱（25/30 ~ 50/60 mg Tid）	属于 α_1 肾上腺素能受体的直接和间接激动剂；其功效有争议[2]
去氨加压素（0.1 ~ 0.4 mg Bid）	属于加压素类药物、扩容剂；可使水的重吸收增加、夜尿减少；疗效不确定
住院期间急性输注 1 ~ 2 L 生理盐水（连续 3 ~ 5 天）	目前认为这种方法可缓解急性失代偿 POTS（可能还有 OH）患者的短期症状[3, 7]

BP：blood pressure，血压；POTS：postural orthostatic tachycardia syndrome，体位直立性心动过速综合征；OH：orthostatic hypotension，直立性低血压；IST：inappropriate sinus tachycardia，不适当窦性心动过速；Tid：每日 3 次；Bid：每日 2 次；Qd：每日 1 次

确诊（图 8.3）。其他检查还包括用于鉴别诊断不适当窦性心动过速的 24 h 心电图监测以及用于评估体能退化级别的心电图运动试验（表 8.2）。

虽然对 POTS 的远期预后知之甚少，且部分患者可在 1 ~ 3 年内自行康复，但大多数患者的病情都会随病程逐渐加重。确诊后，应对患者进行宣传教育，告知其 POTS 的症状是如何产生的，如何避免加重直立性不耐受的触发因素，以及缓解症状的常用方法。运动训练可有效缓解体能减退。对于症状明显的患者，可以选用控制心率、促进外周血管收缩和增加血管内容量的药物。然而，药物治疗的整体效果一般，症状最严重的患者仍然有可能致残。

其他自主神经功能失调综合征

当患者存在明显的自主神经系统疾病时，OH 可被归类为"神经源性"，反之，OH 则被归类为"特发性"。与此相同，如果患者不存在甲状腺功能亢进、嗜铬细胞瘤或慢性心血管失调等可导致体位性心动过速的疾病，POTS 则可被归类为"原发性"或"特发性"。当体位性心动过速的病因明确时，POTS 可被归类为"继发性"。

慢性疲劳综合征、肥大细胞活化疾病、Ehlers-Danlos 综合征、直立性血管迷走性晕厥（表 8.1）和不适当窦性心动过速（表 8.2）等疑似自主神经系统功能障碍的患者，可能会出现类似于 OH 和 POTS 的直立性不耐受症状[7, 15]。临床医生有时很难鉴别上述疾病，通过详细询问病史及进行 CV 自主神经功能检查（表 8.2）一般可以做出正确的诊断，尽管有超过 1/3 的 OH 和 POTS 患者可能存在重叠[6, 15]。

结论

常见于老年患者的 OH 和主要见于年轻女性患者的 POTS 是与偶发晕厥相关的 CV 自主神经功能失调最常见的形式。OH 和 POTS 的诊断可以通过询问病史、卧立位试验

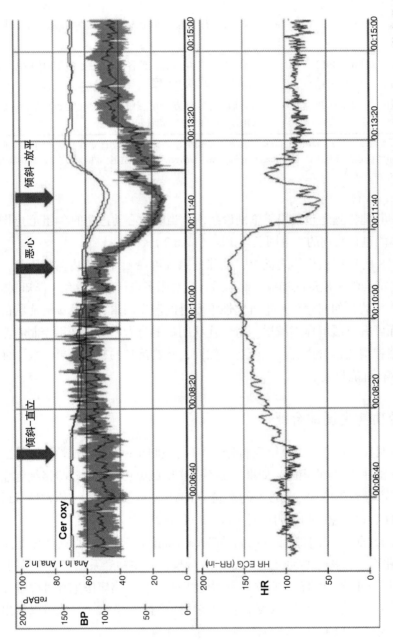

图 8.3 体位直立性心动过速综合征（POTS）。17 岁女性患者，有直立性心动过速不耐受和偶发性晕厥症状。经直立倾斜试验证实为 POTS 伴有明显的窦性心动过速（心率为 165 次／分），CER OXY 从 70% 进行性降至 60%。CER OXY 是利用近红外光谱技术对血氧饱和度进行无创性评估。当脑组织血氧饱和度低于 55%（放平倾斜床）时，患者在晕厥前出现恶心症状。晕厥前 BP 和 HR 骤降提示血管迷走神经反射是晕厥发生的机制

和 CV 自主神经检查来确立；其中，采用实时血流动力学监测的直立倾斜试验是最精确的诊断方法。OH 和 POTS 都与慢性直立性不耐受和非特异性症状（如疲劳、头颈部疼痛以及认知障碍）有关。疾病的治疗应包括正确诊断，患者宣传教育，非药物治疗（避免触发因素、增加液体摄入量、穿弹力衣等）以及药物治疗（使用扩容剂、血管收缩药和控制 POTS 患者心率的药物等）。

　　利益冲突：个人费用来自 Medtronic Inc. 和 Octopus Limedic AB。

（刘宏斌　郝本川　译　刘文玲　审）

参考文献

1. Smith JJ, Porth CM, Erickson M. Hemodynamic response to the upright posture. J Clin Pharmaco. 1994;34:375–86.
2. Fedorowski A, Melander O. Syndromes of orthostatic intolerance: a hidden danger. J Intern Med. 2013;273:322–35.
3. Shen WK, Sheldon RS, Benditt DG, Cohen MI, Forman DE, Goldberger ZD, Grubb BP, Hamdan MH, Krahn AD, Link MS, Olshansky B, Raj SR, Sandhu RK, Sorajja D, Sun BC, Yancy CW. 2017 ACC/AHA/HRS Guideline for the evaluation and management of patients with syncope: executive summary: a report of the American college of Cardiology/American Heart Association task force on clinical practice guidelines and the Heart Rhythm Society. J Am Coll Cardiol. 2017;70:620–63.
4. Brignole M, Moya A, de Lange FJ, Deharo JC, Elliott PM, Fanciulli A, Fedorowski A, Furlan R, Kenny RA, Martin A, Probst V, Reed MJ, Rice CP, Sutton R, Ungar A, van Dijk JG, Group ESCSD. 2018 ESC guidelines for the diagnosis and management of syncope. Eur Heart J. 2018;39:1883–948.
5. Freeman R, Wieling W, Axelrod FB, Benditt DG, Benarroch E, Biaggioni I, Cheshire WP, Chelimsky T, Cortelli P, Gibbons CH, Goldstein DS, Hainsworth R, Hilz MJ, Jacob G, Kaufmann H, Jordan J, Lipsitz LA, Levine BD, Low PA, Mathias C, Raj SR, Robertson D, Sandroni P, Schatz I, Schondorff R, Stewart JM, Van Dijk JG. Consensus statement on the definition of orthostatic hypotension, neurally mediated syncope and the postural tachycardia syndrome. Clin Auton Res. 2011;21:69–72.
6. Fedorowski A. Postural orthostatic tachycardia syndrome: clinical presentation, aetiology and management. J Intern Med. 2019;285:352–66.
7. Sheldon RS, Grubb BP 2nd, Olshansky B, Shen WK, Calkins H, Brignole M, Raj SR, Krahn AD, Morillo CA, Stewart JM, Sutton R, Sandroni P, Friday KJ, Hachul DT, Cohen MI, Lau DH, Mayuga KA, Moak JP, Sandhu RK, Kanjwal K. 2015 heart rhythm society expert consensus statement on the diagnosis and treatment of postural tachycardia syndrome, inappropriate sinus tachycardia, and vasovagal syncope. Heart Rhythm. 2015;12:e41–63.
8. Ricci F, De Caterina R, Fedorowski A. Orthostatic hypotension: epidemiology, prognosis, and treatment. J Am Coll Cardiol. 2015;66:848–60.
9. Shen WK, Sheldon RS, Benditt DG, Cohen MI, Forman DE, Goldberger ZD, Grubb BP, Hamdan MH, Krahn AD, Link MS, Olshansky B, Raj SR, Sandhu RK, Sorajja D, Sun BC, Yancy CW. 2017 ACC/AHA/HRS guideline for the evaluation and management of patients with syncope: a report of the American college of Cardiology/American Heart Association task force on clinical practice guidelines and the Heart Rhythm Society. J Am Coll Cardiol. 2017;70:e39–e110.
10. Sutton R. Clinical classification of syncope. Prog Cardiovasc Dis. 2013;55:339–44.
11. Jones PK, Gibbons CH. The role of autonomic testing in syncope. Auton Neurosci. 2014;184:40–5.

12. Brignole M, Moya A, de Lange FJ, Deharo JC, Elliott PM, Fanciulli A, Fedorowski A, Furlan R, Kenny RA, Martin A, Probst V, Reed MJ, Rice CP, Sutton R, Ungar A, Van Dijk JG, Group ESCSD. Practical instructions for the 2018 ESC guidelines for the diagnosis and management of syncope. Eur Heart J. 2018;39:e43–80.

13. Goodman BP. Evaluation of postural tachycardia syndrome (POTS). Auton Neurosci. 2018;215:12–9.

14. Isaacson S, Shill HA, Vernino S, Ziemann A, Rowse GJ. Safety and durability of effect with long-term, open-label droxidopa treatment in patients with symptomatic neurogenic orthostatic hypotension (NOH303). J Parkinsons Dis. 2016;6:751–9.

15. Garland EM, Celedonio JE, Raj SR. Postural Tachycardia syndrome: beyond orthostatic intolerance. Curr Neurol Neurosci Rep. 2015;15:60.

第9章 心动过缓与心动过速：获得性及遗传性

Matthew T. Bennett，Thomas M. Roston，Shubhayan Sanatani，and Andrew D. Krahn

引言

很多人一生中至少会发生一次晕厥。此类晕厥大多数无不良后果，且不会复发。然而，在某些情况下，特别是与原发性缓慢型或快速型心律失常有关时，晕厥常反复发作，或预示患者有猝死的风险。

全面的评估包括详细询问患者病史，进行体格检查及相关辅助检查，这有助于临床医生鉴别良性与恶性晕厥。本章重点介绍导致晕厥的缓慢型和快速型心律失常的临床特点。明确临床特点是进行危险分层的第一步，以便于临床医生制订最佳的检查策略，从而及时诊断和治疗。

本章将通过描述心律失常性晕厥的特点，并介绍心律失常类型的识别和管理，对第6章内容加以补充。以下将重点介绍晕厥患者的初始评估，以鉴别快速型心律失常、缓慢型心律失常所致晕厥与第6、7、8、10章中描述的其他病因所致晕厥和假性晕厥；介绍无症状心律失常与症状性心律失常的识别方法，并概述相关治疗策略的特点和有效性。

心动过缓与心动过速：获得性及遗传性

心律失常约占所有晕厥病因的14%[1]。与其他原因所致晕厥相比，心源性晕厥患者的预后不良，所以全面了解导致晕厥的心律失常及其临床特点和相关疾病非常重要，这有助于临床医生识别心律失常性晕厥患者，并制订最合适的治疗方案。

心律失常性晕厥的临床特点

第5章已介绍了晕厥患者的初始评估，包括详细询问病史和进行体格检查，以及诊断性评估。心律失常性晕厥患者的预后较其他原因所致晕厥患者更差，因此识别或排除心律失常性晕厥极为重要。此外，及时、合理的治疗也有助于改善患者的预后。

心律失常性晕厥（与反射性晕厥或药物诱发的晕厥不同）患者通常无前驱症状或前驱症状持续时间较短（＜5秒）。例如，快速型心律失常所致晕厥患者可能有短暂的心悸或毫无症状。相反，持续时间较长的不规则心悸后出现晕厥多由于节律转换时停搏所致。这种情况主要见于有房性心律失常病史的患者（例如，房性心律失常突然终止后出现心脏停搏的患者）。

老年患者、有症状者，或既往有器质性心脏病（心力衰竭、冠状动脉疾病、瓣膜性心脏病、先天性心脏病、心脏手术后）的患者患器质性心脏病、缺血性心脏病或房室传导阻滞（atrioventricular block）的可能性增大，且上述患者的晕厥多继发于心律失常。通常，心律失常性晕厥患者几乎没有任何前驱症状，患者往往突然失去意识，又很快恢复正常，即无晕厥前与晕厥后症状。相比之下，自主神经激活所致晕厥（神经反射性晕厥）患者通常有前驱症状，如视物模糊、恶心、发热感、出汗或持续时间较长的规律性心悸（通常描述为晕厥前窦性心动过速）。如果发作后出现恶心、发热感、出汗或疲劳，则很少考虑为心律失常性晕厥。如果目击者描述患者晕厥发作时多出现发绀，则提示为心源性晕厥；而患者面色苍白则提示为反射性晕厥，即血管迷走性晕厥。运动（尤其是游泳）过程中发生晕厥或卧位时发生晕厥，多提示为心律失常性晕厥。仰卧位时发生血管迷走性晕厥的情况非常罕见。

对患者的症状、既往病史和用药情况（处方药、非处方药、植物药和麻醉药）进行全面的回顾有助于明确导致晕厥的心律失常类型。

为了识别或排除导致晕厥的心律失常病因，进行体格检查时应评估患者是否合并血管疾病和器质性心脏病（是否存在容量负荷过大、心脏杂音及心室扩大）。

通常根据临床医生对疾病的怀疑程度决定是否予以进一步检查或经验性治疗。具体评估内容包括排除器质性心脏病（超声心动图或MRI）、缺血性心脏病（运动负荷试验、冠状动脉CT或冠状动脉造影），或进行长程心电监测。对于特定患者，可根据其具体情况予以经验性植入起搏器或ICD。

缓慢型心律失常

缓慢型心律失常占所有晕厥原因的15%～30%[2-3]。心脏抑制型血管迷走性晕厥亦可继发于缓慢型心律失常，详见第7章，但本章主要介绍其他形式的缓慢型心律失常。

缓慢型心律失常导致晕厥的机制是心室收缩频率降低，导致心输出量骤减，多见于阵发性或持续性三度房室传导阻滞或窦性停搏患者。相反，窦性心动过缓、一度房室传导阻滞和莫氏Ⅰ型房室传导阻滞患者通常无症状或症状较轻，且不伴有晕厥。虽然莫氏Ⅱ型房室传导阻滞通常不会导致晕厥，但常提示患者存在心脏传导系统疾病，并且很可能进展为三度房室传导阻滞（图9.1）。此外，缓慢型心律失常所致晕厥也可能与慢心率依赖性QT间期延长、尖端扭转型室性心动过速有关。

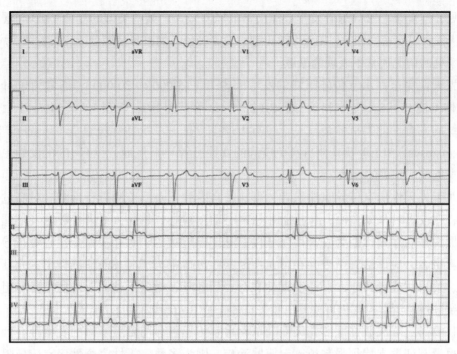

图 9.1　上图：近期晕厥伴髋骨骨折的 83 岁女性患者的 12 导联心电图表现。既往 12 导联心电图显示窦性心律伴右束支传导阻滞。此次心电图显示：窦性心律，窦性节律 2∶1 下传；右束支传导阻滞，不完全性左前分支传导阻滞；考虑患者近期很可能发生三度房室传导阻滞，所以永久性起搏器植入的适应证明确。下图：74 岁男性，既往有心悸和晕厥发作的病史。心电图显示心房颤动伴 3.8 s 长间歇，提示为病态窦房结综合征（又称快–慢综合征）

获得性缓慢型心律失常

发生获得性缓慢型心律失常最常见的原因是心脏传导系统或窦房结纤维化导致的退行性疾病，以及使用房室结阻滞剂或房性快速型心律失常患者心律转复时停搏等医源性因素（图 9.1）。然而，临床医生还应考虑其他一些不常见的原因，如浸润性 / 侵袭性因素（结节病、淀粉样变性、硬皮病、非洲锥虫病、类风湿结节、心脏肿瘤）、炎症性因素（多发性肌炎或心肌心内膜炎）、心肌梗死、电解质异常或导管消融 / 心脏手术过程中造成的直接损伤。

房性快速型心律失常患者常于自发性、药物性或者电复律转复时出现晕厥，这与服用房室结阻滞剂导致窦房结恢复时间延长有关。

遗传性缓慢型心律失常

年轻患者出现窦房结功能障碍和房室传导阻滞，大多数是由于器质性心脏病及相关手术治疗导致的。此类患者通常患有复杂先天性心脏病（congenital heart disease，CHD），需要长期随访。因窦房结功能障碍或进展性心脏传导阻滞而导致晕厥的情况并不常见，但复杂心脏病患者发生心律失常的风险较大。某些类型的复杂 CHD 与缓慢型心律失常高风险密切相关：先天性矫正型大血管转位，内脏异位综合征和线粒体疾病[4]。这类罕见的情况通常不表现为晕厥。

先天性完全性房室传导阻滞的发生率为 1/（15 000 ~ 20 000），通常由于母体存在抗体（抗 Ro/SSA 抗体和抗 La/SSB 抗体），可严重影响妊娠 18 ~ 24 周时胎儿传导系统的发育。此类抗体最常见于患有干燥综合征、系统性红斑狼疮（systemic lupus erythematosus，SLE）及其他自身免疫病的女性患者[5]。然而，仅有 1/3 的女性患者出现自身免疫病相关的症状。

对于先天性房室传导阻滞患者，可通过宫内胎儿心率监测进行诊断。对高危妊娠女性，建议进行早期监测，包括胎儿超声心动图检查。然而，绝大多数患者是偶然或在晕厥发作后才被诊断为先天性完全性心脏传导阻滞的。对存在完全性心脏传导阻滞的晕厥患者，应评估其是否存在可逆性因素，包括用药情况及既往感染史，尤其是心肌炎、莱姆病或者其他毒素[6]。即使在分娩后数年，对先天性完全性房室传导阻滞患者母亲进行血清学检查仍可检测出相关抗体（抗 Ro 抗体和抗 La 抗体）。

目前尚无临床数据证实先天性完全性房室传导阻滞与晕厥事件的发生存在因果关系，也没有证据支持须强制植入起搏器治疗，因为多数先天性完全性房室传导阻滞患者发生晕厥或心脏停搏的风险并未增加。是否起搏器植入取决于反复发生晕厥或心脏停搏的风险。需要对患者的病史进行评估（心律失常的伴随症状或将阿-斯综合征性晕厥与血管迷走性晕厥相鉴别），在某些情况下可以进行连续或长程心电监测。另外，对所有先天性完全性房室传导阻滞患者还应进行 QT 间期危险分层，以评估心动过缓引起 QT 间期延长和尖端扭转型室性心动过速的风险[7]。

与心动过缓相关的遗传病越来越多（表 9.1）[8]。这些疾病包括基因突变导致的离子通道病，例如，超极化激活的环核苷酸门控通道与窦房结（sinoatrial node，SAN）的自律性有关。SCN5A 基因编码心脏钠通道 Nav1.5，其突变主要与 3 型长 QT 间期综合征（long QT syndrome type 3，LQT3）和 Brugada 综合征（Brugada syndrome，BrS）有关，也与进行性心脏传导疾病（progressive cardiac conduction disease，PCCD）、家族性心脏传导系统退行性病变有关。大多数儿茶酚胺敏感性多形性室性心动过速（catecholaminergic polymorphic ventricular tachycardia，CVPT）患者存在雷诺丁受体（ryanodine receptor，RyR）受体基因突变。有趣的是，约有 1/4 的 CPVT 患者同时存在窦性心动过缓。然而，与劳累或情绪应激有关的晕厥通常由室性心动过速所致，而与心动过缓无关。Nkx2.5 基因突变与器质性心脏病有关，包括房 / 室间隔缺陷和房室传导阻滞。

如果年轻患者出现窦性心动过缓或房室传导阻滞，且有 1 个以上家庭成员发病时，则应考虑其病因为遗传因素；而传导系统退行性病变则很少与遗传因素有关。当家庭成员中出现疑似病变时，目前的家系筛查仅限于对一级亲属成员进行心电图评估。

长程心电监测的应用范围越来越广泛，有助于明确各种缓慢型心律失常的机制，从而进行危险分层并选择合适的治疗方法。与持续数秒的快速进行性窦性心动过缓或

表 9.1　遗传性缓慢型心律失常

基因	编码蛋白	心脏表型和其他表型	心动过缓的病理生理机制
CASQ2	集钙蛋白	心动过缓、儿茶酚胺敏感性多形性室性心动过速、猝死	Ca^{2+} 信号通路受损
PRKAG2	5′-AMP- 激活的蛋白激酶 γ-2 亚基	进行性传导系统疾病、房室传导阻滞、预激综合征、猝死	心肌细胞内糖原蓄积伴传导速度减慢
HCN4	HCN	心动过缓、致密化不全、升主动脉扩张、心房颤动	心室舒张期去极化速率减慢
CACNA1G	T- 型 Ca^{2+} 通道蛋白 Cav3.1	心动过缓、新生儿红斑狼疮	心室舒张期去极化速率减慢
CACNA1D	L- 型 Ca^{2+} 通道蛋白 Cav1.3	心动过缓、耳聋	心室舒张期去极化速率减慢
SCN5A	Nav1.5	心动过缓、Brugada 综合征、心房颤动、心房扑动	窦房结阻滞伴纤维化、动作电位传导减慢
TRPM4	TRPM4	心动过缓、Brugada 综合征	心肌细胞膜静息电位改变
ANK2	锚蛋白 -B	心动过缓、LQT4、心房颤动、Brugada 综合征、儿茶酚胺敏感性多形性室性心动过速	离子通道蛋白、转运蛋白和 Ca^{2+} 结合蛋白定位或稳定性异常
CAV3	小窝蛋白 -3	心动过缓、LQT9、新生儿猝死综合征	离子通道蛋白、转运蛋白、Ca^{2+} 结合蛋白定位异常
RYR2	RyR2	静息性心动过缓、儿茶酚胺敏感性多形性室性心动过速	Ca^{2+} 结合蛋白异常
MYH6	MYH6	病态窦房结综合征	动作电位传导异常
Nkx2.5	同源域蛋白 Nkx2.5	先天性心脏病、进行性房室传导阻滞	窦房结和房室结发育或功能异常
LMNA	核纤层蛋白 A 和核纤层蛋白 C	心动过缓、房室传导阻滞及其他核纤层蛋白病	—
SGOL1	Shugoshin 样蛋白 1	慢性心房–肠道节律异常综合征	—
TBX5	T- 盒转录因子 TBX5	进行性房室传导阻滞、遗传性心血管上肢畸形综合征、房间隔缺损	基因转录异常，伴传导系统发育异常和传导速度异常
KCNJ2	内向整流 K^+ 通道蛋白，Kir2.1	房室传导阻滞、束支传导阻滞、LQT7、猝死、低血钾性周期性麻痹、发育畸形	动作电位传导时间延长
HF-1b（*SP-1* 相关）	未知	房室传导阻滞、猝死	—
GJA5	连接子蛋白 40/ 缝隙连接蛋白 α-5	心脏传导系统异常	通过缝隙连接的抑制性冲动传导速度减慢
STA/EMD	Emerin 蛋白	房室传导阻滞、猝死、Emery-Dreifuss 肌营养不良	核碎裂、基因调控 / 蛋白质相互作用改变导致细胞过早死亡
DMPK	强直性肌营养不良蛋白激酶	房室传导阻滞、猝死	3′ 非翻译区基因转录异常，导致不稳定 CTG 核苷酸重复序列扩增

窦性心动过缓伴房室传导阻滞有关的晕厥为血管迷走介导性晕厥。相比之下，房室结 /
希氏束 / 浦肯野细胞病变引起房室传导阻滞，常伴有窦性心动过速，患者可突然反复发
生不可逆的窦性停搏，须植入永久性起搏器治疗。

快速型心律失常

快速型心律失常可导致心室充盈时间缩短，造成心输出量大幅减少。快速型心律
失常发生时，患者最常出现短暂性低血压，可激活颈动脉压力感受器，引起血管收缩，
使血压恢复。在大多数情况下，晕厥发作时，心室率通常 > 200 次 / 分。然而，如果
患者有其他合并症（血容量减少，心室射血分数降低，二尖瓣或主动脉瓣狭窄或肺栓
塞），则心室率较慢亦可导致晕厥。

快速型心律失常占所有晕厥原因的 5% ~ 13%[2-3]。在快速型心律失常中，可导致
晕厥最常见的类型是室性心动过速（ventricular tachycardia，VT）和非持续性心室颤动
（ventricular fibrillation，VF）。在某些情况下，如果患者合并其他引起血流动力学改变
的情况（贫血、主动脉瓣狭窄、肺栓塞或射血分数下降等），则室上性心律失常也可导
致晕厥。快速型心律失常导致晕厥的另一个机制是室上性心律失常（通常为心房颤动
或心房扑动）终止后的长间歇和窦房结恢复时间延长。

单形性 VT 和多形性 VT

单形性 VT 导致晕厥的原因通常是瘢痕形成介导的折返。相反，束支性 VT 和流出
道性 VT 较少导致晕厥，主要是由于此类 VT 很少与器质性心脏病有关。瘢痕形成介导
折返最常见的原因是缺血性心脏病或特发性 / 扩张型心肌病导致心肌梗死。尽管可能有
其他潜在的因素，但大多数情况下，瘢痕的数量与心肌病患者发生室性心律失常的风
险有关。获得性多形性 VT 主要由心肌缺血、Ikr 阻断药物引起的 QT 间期延长或心动
过缓依赖性 QT 间期延长所致。

遗传性心律失常综合征

遗传性心律失常综合征（inherited arrhythmia syndromes，IAS）又称心脏离子通道
病，是一组以室性心律失常、晕厥和心搏骤停（sudden cardiac arrest，SCA）为特征性
表现的遗传性疾病（表 9.2）。虽然少见，但对于晕厥患者应考虑 IAS 的可能，因为 IAS
是导致无器质性心脏病的年轻患者不明原因猝死（sudden unexpected death，SUD）的主
要因素。20% ~ 40% 的遗传性心律失常患者在发生心脏停搏前，曾有晕厥发作[9]。目
前公认的离子通道病由编码 Na^+、K^+ 和 Ca^{2+} 通道蛋白的基因突变所致，基因突变可造

表 9.2　常见的遗传性心律失常综合征

	LQT1	LQT2	LQT3	BrS	CPVT
常见致病基因及电生理改变	*KCNQ1* IKs 减少	*KCNH2* IKr 减少	*SCN5A* INa 增加	*SCN5A*（30% 患者）INa 减少	*RyR2*（70% 患者）肌质网 Ca²⁺ 漏出
ECG 表现	T 波基底部增宽，伴运动时 QT 间期延长	T 波有切迹，或 T 波低平，运动时 QT 间期无明显变化	ST 段低平，T 波时限缩短	1 型 Brugada 波：右胸导联 ST 段呈"穹隆"形抬高（ST 段抬高 $\geq$ 2 mm）；2 型 Brugada 波：右胸导联 ST 段呈"马鞍"形抬高（ST 段抬高 $\geq$ 0.5 mm）	窦性心动过缓，伴运动时进行性心室异位搏动，心率通常为 100～110 次/分
LQTS 占比	40%	30%	15%	未知	未知
诱发因素	运动、游泳	分娩后、突然的噪声刺激、被唤醒或情绪激动，女性更严重	熟睡、清醒状态下休息，男性更严重	饱餐或饮酒后熟睡、静息、发热性疾病；男性发病率高；常见于迷走神经紧张时	运动、游泳、情绪紧张
β 受体阻滞剂的有效性	有效	部分有效	部分有效	无效	部分有效
抗心律失常药治疗一线治疗	LCSD	LCSD、美西律、氟卡尼	LCSD、美西律、氟卡尼	奎尼丁	LCSD、氟卡尼
基因型特异患者预防性 ICD 植入的适应证	无	QT 间期 > 500 ms	QT 间期 > 500 ms	无	无

成心肌细胞去极化和（或）复极化异常。相关的离子通道病包括但不限于长 QT 间期综合征（long QT syndrome，LQTS）、Brugada 综合征（BrS）、儿茶酚胺敏感性多形性室性心动过速（CPVT）以及更罕见的疾病，如短 QT 间期综合征（short QT syndrome，SQTS）和早期复极化综合征（early repolarization syndrome，ERS）。

长 QT 间期综合征

先天性长 QT 间期综合征（LQTS）是最常见的心脏离子通道病，人群发病率约为 1/2000。Jervell 和 Lange-Nielsen 最初将 LQTS 描述为感觉神经性耳聋，且之后研究发现 LQTS 与 K^+ 通道基因纯合突变有关，但绝大多数 LQTS 患者为 K^+ 通道基因杂合突变，临床表现较轻，但仍有威胁生命的孤立性心律失常表型。

当年轻患者出现原因不明的心律失常症状，且静息和运动负荷心电图均显示 QT 间期延长和（或）T 波 -U 波异常而无法用其他情况解释时，应当怀疑为 LQTS（图 9.2），此时应详细询问家族史。出现上述临床表现的原因是 Na^+、K^+ 或 Ca^{2+} 通道功能性缺失或获得导致复极化异常或去极化电流增强。在已知的超过 17 种类型的 LQTS 中，以 LQT1、LQT2 和 LQT3 最为常见，每一种都有其独特的临床表现，包括晕厥的触发因素[10]。LQT1 由 *KCNQ1*（编码 $K_v7.1$ K^+ 通道）基因功能获得性突变所致，与肾上腺素能水平有关，游泳时可触发。LQT2 由 *KCNH2*（编码 $K_v11.1$ K^+ 通道）基因突变引起，心律失常的触发因素是突然被唤醒、情绪激动或噪声，以及女性分娩后。相反，LQT3 与 *SCN5A*（编码 Nav1.5 Na^+ 通道）基因功能获得性突变有关，多发生在休息或睡眠期间。其他类型的 LQTS 非常罕见（<所有 LQTS 的 5%），尽管进行了广泛的检测，仍有 10% ～ 15% 的患者 LQTS 的遗传机制尚未明确[10]。

由于 QT 间期延长很常见且多为获得性，先天性 LQTS 的诊断标准参见校正的 Schwartz 评分系统[10]。尽管早期的研究显示 LQTS 可导致晕厥和猝死的风险增大，系统的家系筛查和基因检测发现，1/3 的 LQTS 患者静息状态下 QT 间期正常，对大多数患者只需根据其基因型予以最低限度的治疗，仅有 20% ～ 40% 的 LQTS 患者会出现症状[10-11]。β 受体阻滞剂（常用纳多洛尔或普萘洛尔）是大多数 LQTS 患者首选的治疗药物，尽管 QT 间期≤ 470 ms 的无症状个体无需药物治疗[10]。对于所有 LQTS 患者，须严格避免电解质紊乱（特别是低钾血症和低镁血症）和避免使用引起 QT 延长的药物，以预防症状发作。相关禁忌药物可查询 www.crediblemeds.org 或关联的智能手机应用程序。其他抗心律失常药物或治疗方法，如左心交感神经切除术（left cardiac sympathetic denervation，LCSD）或 ICD，需要时可根据基因型进行选用[10]。预测不良预后的风险标志包括先前的晕厥病史、先证者、具有高风险基因型（常染色体隐性或 LQT2/LQT3）和（或）QT 间期显著延长（通常＞ 500 ～ 520 ms）[10-12]。通常，指南推荐将 ICD 植入作为晕厥后心脏停搏复苏患者的首选治疗方案[10]。在某些情况下，如果患者拒绝 ICD 植入或存在禁忌证，则可选择 LCSD 和（或）Na^+ 通道阻滞剂。

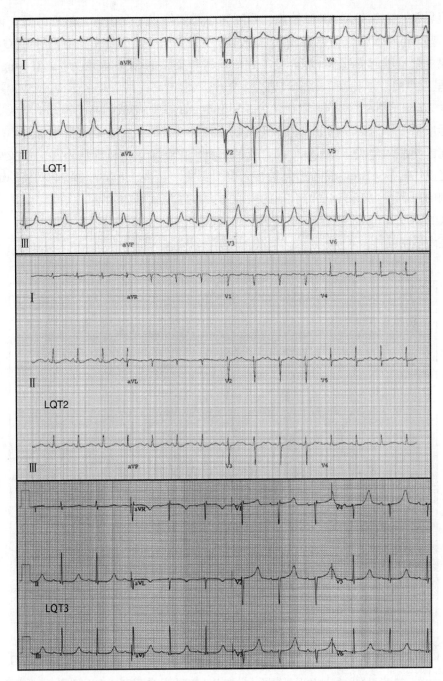

图 9.2　上图：年轻女性，12 导联心电图显示：T 波基底部增宽，提示为 LQT1。中图：27 岁男性，发热时出现仰卧位晕厥，发作时记录 12 导联心电图示：T 波低平伴有切迹，提示为 LQT2。下图：17 岁男性，夜间"魔怔"，误诊为癫痫发作，有夜间猝死家族史。12 导联心电图示：长等电位 ST 段后延迟出现形态正常的 T 波，提示为典型的 LQT3

Brugada 综合征

　　Brugada 综合征（BrS）是一种致病机制尚未完全了解的罕见疾病。临床上以钠离子电流异常、右胸导联 ST 段抬高、晕厥和心搏骤停为主要表现。最近的研究证据表明，某些 Brugada 综合征患者表现为局部心外膜心肌病。患者主要有两种 ECG 形态，其中仅 1 型可引起 Brugada 综合征的症状。两种类型的 ECG 表现为：1 型 Brugada 波 ST 段呈"穹窿"形抬高，2 型 ST 段呈"马鞍"形抬高，两者均要求 V_1 或 V_2 导联 ST 抬高 ≥ 2 mm（图 9.3）[10]。以往认为 3 型 Burgada 波（ST 段抬高不符合 1 型或 2 型的诊断标准）可作为诊断标准，但由于其缺乏特异性，而且在普通人群中发生率高，所以目前已不使用。关于 Brugada 综合征的机制仍存在争议，目前认为其主要涉及去极化与复极化异常。Brugada 综合征的临床表型多变，发热、近期大量饮酒和使用钠通道阻滞剂的患者发生 Brugada 综合征的风险增大。*SCN5A* 基因功能缺失性突变是目前唯一公认的导致 Brugada 综合征的遗传因素，其他与 Brugada 综合征有关的基因，其致病相关性尚不明确[13]。

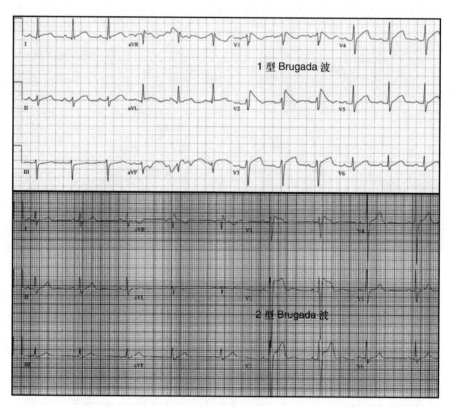

图 9.3 上图：32 岁男性，发热时出现晕厥（目击者观察到），12 导联心电图显示：右胸导联 ST 段呈典型的"穹窿"形抬高，诊断为 1 型 Brugada 波。结合心电图表现和晕厥发作的症状，予以 ICD 植入。下图：17 岁亚洲男性，主诉不典型胸痛，12 导联心电图显示：右胸导联 ST 段呈"马鞍"形抬高，诊断为 2 型 Brugada 波。患者既往无晕厥，无癫痫发作，无猝死家族史

　　Brugada 综合征有一系列诊断标准，"上海标准（Shanghai Criteria）"是目前公认的评分系统[14]。Brugada 波呈间歇性出现，这表明有症状的 Brugada 综合征患者在静息状态下的心电图表现可正常，从而增加了临床诊断 Brugada 综合征的难度。为提高

心电图识别 Brugada 波的灵敏度，可使用心前区高位肋间导联，将胸前导联放置在右室流出道（right ventricular outflow tract，RVOT）上方，或通过静脉注射钠通道阻滞剂进行心搏骤停药物诱发试验[10]。虽然有许多研究包括几个多国注册研究结果，预测 Brugada 综合征的预测因子仍存在争议或证据不足，但晕厥史除外。使用侵入性电程序刺激对无症状患者进行危险分层的诊断价值还不清楚。

目前，对于心搏骤停或心律失常性晕厥病史的患者，建议使用 ICD。对于反复 ICD 放电的 Brugada 综合征患者、拒绝 ICD 植入或存在 ICD 植入禁忌证的患者，可考虑使用奎尼丁。对所有 Brugada 综合征患者或心电图检查显示有 Brugada 波的患者，均应尽早予以解热治疗，同时应避免使用相关诱发性药物（详见 www.BrugadaDrugs.org）。有数据表明，心外膜消融可消除 1 型 Brugada 波，并可降低患者发生心律失常的风险。

儿茶酚胺敏感性多形性室性心动过速

儿茶酚胺敏感性多形性室性心动过速（catecholaminergic polymorphic ventricular tachycardia，CPVT）是一种罕见的离子通道病（人群发病率约为 1/10 000），临床表现为劳累或情绪应激诱发的多形性或双向室性心律失常和房性心律失常。几乎所有 CPVT 患者均存在心脏雷诺丁受体（RYR2）基因功能获得性突变[15]。通常，CPVT 被认为是最严重的离子通道病，患者症状发作的中位数年龄为 10 岁，且发生晕厥或心搏骤停的风险较高（20% ～ 30%）[16]。

CPVT 患者的静息状态心电图通常是正常的，尽管心率减慢较为常见。其诊断主要根据运动负荷心电图，运动负荷可诱发典型的双向 / 多形性室性期前综合波（premature ventricular complexes，PVC），患者心率可达 100 ～ 120 次 / 分，有助于疾病的诊断。对于更复杂的心律失常（包括室性心动过速），需要更大的运动负荷[10]。

CPVT 的治疗主要是使用 β 受体阻滞剂（常用纳多洛尔）以及避免肾上腺素能触发因素（运动和情绪激动）。对使用 β 受体阻滞剂仍出现心律失常的患者，氟卡尼和 LCSD 可作为有效的辅助治疗。由于 CPVT 患者发生心搏骤停的风险较高，所以常推荐使用 ICD。在儿童 CPVT 患者中，ICD 植入率超过 50%[16]。然而，观察性研究表明，ICD 使用可能与 CPVT 不良预后相关，如 ICD 错误识别房性心律失常而予以不适当的放电，以及治疗室性心动过速时的适当放电可能触发频率更快和更不稳定的多形性室性心动过速 / 心室颤动[17]。因此，ICD 在 CPVT 治疗中的作用仍存在争议。

其他形式的遗传性心律失常

其他不常见的遗传性心律失常综合征原因包括非常罕见的短 QT 间期综合

征（SQTS）、早期复极化综合征（ERS）和特发性心室颤动（idiopathic ventricular fibrillation，IVF）。后者通常是在心搏骤停发生时被诊断的，在单纯性晕厥患者中并不常见。在健康人群中，心电图表现为早期复极者通常无不良后果，也无需随访或干预。同样，由于心室颤动很少自行恢复，所以 ERS 和 IVF 患者的首发心律失常症状通常是心搏骤停，而不是晕厥。

遗传性心律失常的筛查

由于晕厥很常见，晕厥阳性家族史也很常见，所以二者并不增加遗传性心律失常综合征的可能性。对于高度怀疑为遗传性缓慢型或快速型心律失常或遗传性心肌病的晕厥患者，应详细询问其家族史。对于有典型症状的心律失常性晕厥年轻患者，特别是有早期猝死家族史的患者，须考虑遗传性心律失常综合征。具体评估内容包括：评估患者是否存在器质性心脏病，以筛查 ARVC；进行运动负荷试验和肾上腺素药物激发试验，以评估 QT 间期的动态变化和 CPVT；进行钠通道阻滞剂激发试验，以评估 Brugada 波的心电图改变。基因检测的应用取决于检测机构的条件，且特异性不强，无法用于直接诊断。基因检测通常作为确诊检测，且阳性结果可用于进行家系筛查。

家系筛查主要是对所有一级亲属进行筛查，是否对更多家庭成员进行筛查主要取决于初筛成员的筛查结果。通常是在先证者完成相关筛查后，再根据检查结果对所有一级亲属进行筛查。

结论

心源性晕厥患者通常无前驱症状，恢复迅速，除外已知病因，否则病情可能十分凶险。全面的评估包括询问患者病史、进行体格检查以及有助于临床医生鉴别良性晕厥与恶性晕厥的相关检查。对具有潜在器质性因素和遗传因素的患者进行心脏监测和评估，有助于诊断心律失常性晕厥并予以个体化精确治疗。

利益冲突 无。

（袁 平 洪 葵 译 刘文玲 审）

参考文献

1. Linzer M, Yang EH, et al. Diagnosing syncope. Part 2: Unexplained syncope. Clinical Efficacy Assessment Project of the American College of Physicians. Ann Intern Med. 1997;1:76–86.
2. Alboni P, Brignole M, et al. Diagnostic value of history in patients with syncope with or without heart disease. J Am Coll Cardiol. 2001;7:1921–8.
3. Sarasin FP, Louis-Simonet M, et al. Prospective evaluation of patients with syncope: a population-based study. Am J Med. 2001;3:177–84.

4. Khairy P, Van Hare GF, et al. PACES/HRS expert consensus statement on the recognition and management of arrhythmias in adult congenital heart disease: developed in partnership between the Pediatric and Congenital Electrophysiology Society (PACES) and the Heart Rhythm Society (HRS). Endorsed by the governing bodies of PACES, HRS, the American College of Cardiology (ACC), the American Heart Association (AHA), the European Heart Rhythm Association (EHRA), the Canadian Heart Rhythm Society (CHRS), and the International Society for Adult Congenital Heart Disease (ISACHD). Can J Cardiol. 2014;10:e1–e63.

5. Brito-Zeron P, Izmirly PM, et al. The clinical spectrum of autoimmune congenital heart block nature reviews. Rheumatology. 2015;5:301–12.

6. Baruteau AE, Perry JC, et al. Evaluation and management of bradycardia in neonates and children. Eur J Pediatr. 2016;2:151–61.

7. Bordachar P, Zachary W, et al. Pathophysiology, clinical course, and management of congenital complete atrioventricular block. Heart Rhythm. 2013;5:760–6.

8. Rezazadeh S, Duff HJ. Genetic determinants of hereditary bradyarrhythmias: a contemporary review of a diverse group of disorders. Can J Cardiol. 2017;6:758–67.

9. Krahn AD, Healey JS, et al. Systematic assessment of patients with unexplained cardiac arrest: cardiac arrest survivors with preserved ejection fraction registry (CASPER). Circulation. 2009;4:278–85.

10. Priori SG, Wilde AA, et al. HRS/EHRA/APHRS expert consensus statement on the diagnosis and management of patients with inherited primary arrhythmia syndromes: document endorsed by HRS, EHRA, and APHRS in May 2013 and by ACCF, AHA, PACES, and AEPC in June 2013. Heart Rhythm. 2013;12:1932–63.

11. Rohatgi RK, Sugrue A, et al. Contemporary outcomes in patients with long QT syndrome. J Am Coll Cardiol. 2017;4:453–62.

12. Mazzanti A, Maragna R, et al. Interplay between genetic substrate, QTc duration, and arrhythmia risk in patients with long QT syndrome. J Am Coll Cardiol. 2018;15:1663–71.

13. Hosseini SM, Kim R, et al. Reappraisal of reported genes for sudden arrhythmic death. Circulation. 2018;12:1195–205.

14. Antzelevitch C, Yan GX, et al. J-Wave syndromes expert consensus conference report: Emerging concepts and gaps in knowledge. Heart Rhythm. 2016;10:e295–324.

15. Priori SG, Napolitano C, et al. Mutations in the cardiac ryanodine receptor gene (hRyR2) underlie catecholaminergic polymorphic ventricular tachycardia. Circulation. 2001;2:196–200.

16. Roston TM, Vinocur JM, et al. Catecholaminergic polymorphic ventricular tachycardia in children: analysis of therapeutic strategies and outcomes from an international multicenter registry Circulation. Arrhythmia Electrophysiol. 2015;3:633–42.

17. Van der Werf C, Lieve KV, et al. Implantable cardioverter-defibrillators in previously undiagnosed patients with catecholaminergic polymorphic ventricular tachycardia resuscitated from sudden cardiac arrest. Eur Heart J. 2019;35:2953–61.

第10章 自主神经功能紊乱的鉴别诊断及病史和体征的识别

Martina Rafanelli and Andrea Ungar

引言

自主神经系统（autonomic nervous system，ANS），分为中枢和周围部分，通过交感神经、副交感神经及肠神经部分，维持着体内正常的生理稳态。ANS需要通过其完整的传入和传出神经行使正常的功能。ANS的传入神经元可以感受血压（BP）、温度及其他大量由ANS控制的重要生命活动的变化，并将这些刺激变化转变为神经冲动传入中枢，而ANS的传出神经元则将冲动传至效应系统，从而干扰或维持稳态。

临床上常见的可影响ANS广泛连接的原发性神经系统变性疾病包括：多系统萎缩（multiple system atrophy，MSA）、单纯性自主神经衰竭（pure autonomic failure，PAF）、路易体病（Lewy body disease，LBD）、帕金森病（Parkinson disease，PD）。但自主神经病也可继发于其他疾病，如糖尿病神经病变、淀粉样变和恶性肿瘤等。表10.1归纳了自主神经衰竭（autonomic failure，AF）的不同原因[1]。实质上，自主神经功能障碍可导致心血管、体温调节、胃肠道、泌尿生殖、泌汗和瞳孔运动等功能出现不同程度的损害。自主神经衰竭的受累器官及相应功能障碍见表10.2。本章将介绍自主神经功能障碍的各种临床表现，重点介绍临床病史询问和体格检查，从而有助于鉴别诊断。

临床表现

自主神经功能紊乱主要表现为自主神经衰竭或自主神经过度兴奋，可呈广泛性或局灶性。根据是否有神经系统相关表现（如周围神经病变或帕金森病）及病程等，可将导致自主神经衰竭的疾病分为急性、亚急性或慢性三类。自主神经功能紊乱的进程是进行疾病诊断的重要提示（图10.1）[1]。

单纯性自主神经衰竭呈急性或亚急性发作时，提示其病因可能为免疫原性，如自身免疫性自主神经节病（autoimmune autonomic ganglionopathy，AAG），包括感染后或副肿瘤性自主神经病变。慢性进行性全身性自主神经衰竭伴随共济失调或帕金森病，

表 10.1　自主神经衰竭的原因（引自 Bennaroch E.E[1]）

孤立性自主神经衰竭

1. 急性或亚急性
   - （a）自身免疫性自主神经节病
   - （b）副肿瘤性自主神经病变
2. 进展性
   - （a）单纯性自主神经衰竭

与帕金森病、共济失调或痴呆有关的进行性自主神经衰竭

1. 多系统萎缩
2. 路易体病
   - （a）帕金森病
   - （b）路易体痴呆
3. 其他
   - （a）家族性白质脑病
   - （b）朊病毒病

与周围神经病变有关的自主神经衰竭

1. 慢性感觉运动神经病
   - （a）糖尿病
   - （b）淀粉样变性
   - （c）其他代谢紊乱（维生素 B_{12} 缺乏、尿毒症）
   - （d）中毒性周围神经病
2. 感觉神经节病
   - （a）干燥综合征
   - （b）副肿瘤性感觉性神经病
3. 远端疼痛性神经病变
   - （a）糖尿病
   - （b）淀粉样变性
   - （c）特发性（钠离子通道病）
   - （d）感染性（HIV）
   - （e）遗传性
     - 1）遗传性感觉和自主神经病
     - 2）法布里病
     - 3）钠离子通道病
4. 急性或亚急性运动性多发性神经根病变或神经病变
   - （a）吉兰–巴雷综合征
   - （b）卟啉病
5. 急性自主神经和感觉神经病
6. 罗斯综合征（节段性无汗症、阿迪瞳孔和反射消失）

提示其病因可能为退行性变，通常为突触核蛋白病。图 10.2 列出了原发性慢性自主神经衰竭综合征的临床分类。

直立性低血压（OH）是临床上多系统萎缩（MSA）患者心血管系统自主神经衰竭的主要特征，表现为交感神经损害，主要是由于压力感受器对直立位负荷应答反应异常，导致骨骼肌和肠系膜血管收缩反应异常。OH 可能与帕金森病、药物有关，或者是

表 10.2   自主神经衰竭累及的器官及相应功能障碍

神经	心脏
轻度神经体征（协调运动障碍、强直）	左心室肥厚
反射亢进	高血压心脏病
心血管自主神经	**肢体**
直立性低血压	静脉淤血
晕厥	肢端颜色改变
餐后低血压	
仰卧位高血压	
睡眠	**体温调节**
快速眼动睡眠行为障碍	无汗
	代偿性多汗
胃肠道	**排尿 / 性功能**
便秘	尿急、尿频
顽固性便秘	夜尿
	尿潴留 / 尿失禁
	性功能障碍
	阳痿

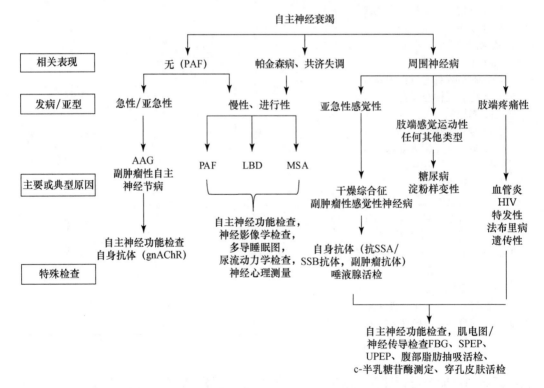

PAF: pure autonomic failure，单纯性自主神经衰竭；AAG: autoimmune autonomic ganglionopathy，自身免疫性自主神经节病；LBD: Lewy body disease，路易体病；MSA: multiple system atrophy，多系统萎缩；AG: autonomic ganglionopathy，自主神经节病；gnAChR: ganlionic nicotinic acetylcholine receptor，神经节型烟碱型乙酰胆碱受体；FBG: fasting blood glucose，空腹血糖；SPEP: serum protein electrophoresis，血清蛋白电泳；UPEP: urine protein electrophoresis，尿蛋白电泳；ANCA: antineutrophil cytoplasmic antibody，抗中性粒细胞胞质抗体。

图 10.1   如何鉴别自主神经衰竭的原因；引自 Bennaroch E. E [1]

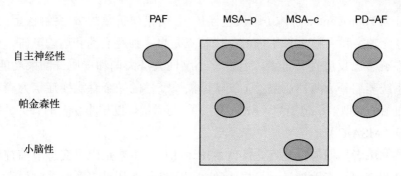

PAF: pure autonomic failure，单纯性自主神经衰竭；MSA-p: multiple system atrophy-Parkinsonian，帕金森型多系统萎缩；MSA-c: multiple system atrophy-cerebellar，小脑型多系统萎缩；PD-AF: Parkinson disease with autonomic failure，帕金森病伴自主神经衰竭

图 10.2　原发性慢性自主神经衰竭的临床分类

恶性肿瘤或贫血患者的首发表现。OH 是晕厥的常见原因，尤其是老年患者。

约有一半的神经源性 OH 患者存在神经源性仰卧位高血压，即取仰卧位至少休息 5 分钟后测量血压，收缩压 ≥ 140 mmHg 和（或）舒张压 ≥ 90 mmHg。患者仰卧或睡眠过程中，夜间卧位血压下降 ≥ 10% 的生理性节律消失，称为夜间高血压。此类患者大多数无症状或主诉头痛，常由于睡眠过程中压力性利尿作用而导致夜尿、睡眠障碍、夜间血容量不足、晨起站立时血压下降加重[2]。

交感神经系统通过激活小汗腺中的毒蕈碱型胆碱能 M_3 受体，介导出汗，从而参与体温调节。自主神经衰竭导致的多汗症可反映不同水平的中枢或周围神经损害，神经损害的分布和严重程度不同，患者可能无症状，或者在未受累的部位出现多汗或不耐热症状[3]。

肠道神经系统受迷走神经和椎旁交感神经调控，主要调节胃肠动力。吞咽困难和反流是食管通过延迟的表现。胃排空延迟可引起早饱、厌食、恶心、餐后呕吐和疼痛。下消化道动力障碍则表现为便秘和（或）腹泻[4]。

排尿异常主要是由于病变累及支配膀胱的骶副交感神经元或其轴突，或者累及毒蕈碱型胆碱能神经传递。神经性膀胱可表现为逼尿肌活动增强，导致尿急，伴或不伴尿失禁、尿频和夜尿增多。逼尿肌活动低下可导致膀胱排空不全、尿潴留和充溢性尿失禁。另外，神经性膀胱还可能与男性勃起功能障碍、射精障碍及女性阴道分泌物减少有关[5]。

路易体病（LBD）患者由于路易体沉积在嗅球和嗅前核，可表现为气味识别障碍。这一临床表现有助于与多系统萎缩（MSA）鉴别；后者的嗅觉常保留[6]。

神经系统退行性自主神经衰竭综合征

多系统萎缩（MSA）

多系统萎缩（MSA）是一种成年发病的神经系统变性疾病，推测为散发性起病。

其形态学特征为 Papp-Lantos 小体（胞质包涵体），由错误折叠的 α 突触核蛋白构成，通常位于神经元轴突和突触[7]。本病的临床特点是自主神经衰竭和运动障碍，并伴有不同程度的左旋多巴反应性帕金森综合征、小脑性共济失调和皮质脊髓束功能障碍。临床上将多系统萎缩分为两种亚型：①纹状体黑质变性的帕金森病样症状为表现的多系统萎缩，即帕金森型多系统萎缩（MSA-P）；②与橄榄体脑桥小脑萎缩有关，即小脑型多系统萎缩（MSA-C）。

多系统萎缩患者早期易出现直立性低血压（OH），主要是由于交感节前神经元和延髓头端腹外侧交感兴奋性神经元受损所致。直立性低血压是多系统萎缩患者心血管系统自主神经衰竭的主要特征性表现，即患者在直立倾斜试验后或由卧位转为站立位 3 分钟内，收缩压和舒张压下降分别超过 30 mmHg 和 15 mmHg。多系统萎缩患者出现餐后低血压、仰卧位和夜间高血压常与直立性低血压有关。

出现心血管系统自主神经衰竭表现前，多系统萎缩患者起初常表现为泌尿生殖功能和性功能障碍，所以常被误诊为其他疾病。患者可出现尿急、尿失禁和膀胱排空障碍，主要是由于逼尿肌反射亢进和尿道括约肌无力，导致逼尿肌收缩功能不全[7]。

由于自主通气受损、喉肌张力障碍和声带吸气内收，多系统萎缩患者可以出现睡眠相关呼吸障碍，如睡眠呼吸暂停和喉鸣，这是脑干神经变性伴喉肌萎缩的表现[8]。另外，患者还可出现与情绪不相符的不适当发笑或啼哭、抑郁、焦虑、惊恐发作和自杀意念。如果患者出现认知功能障碍或衰退以及幻视，则应考虑为路易体痴呆（dementia with Lewy body，LBD）[9]。报道显示，约有 50% 的患者存在致残性疼痛[7]。

单纯性自主神经衰竭

单纯性自主神经衰竭（PAF）是一种罕见、散发性、成年发作的疾病，与周围自主神经元变性有关，伴有交感神经节神经元内 α 突触核蛋白包涵体和路易体样包涵体沉积，以及自主神经元内 α 突触核蛋白沉积。

单纯性自主神经衰竭在临床上常主要表现为有症状或无症状的直立性低血压。由于疾病进展缓慢且发病隐匿，通过脑血管的自身调节作用，部分 PAF 患者对血压下降产生耐受而不出现症状。单纯性自主神经衰竭患者可出现头晕、黑矇、乏力、疲劳和注意力不集中。站立时枕部-颈部疼痛提示颈部肌肉血流灌注不足。在出现直立性低血压之前或同时，患者可能出现胃肠道功能、膀胱功能和性功能障碍，但不伴有躯体运动障碍。

与其他神经系统变性疾病相比，单纯性自主神经衰竭的症状呈非渐进性，并且较少致残。单纯性自主神经衰竭的诊断标准是有 5 年以上的单纯性自主神经功能障碍病史，并且不伴有其他神经系统的表现，尽管疑似为单纯性自主神经衰竭的患者数年后可能出现小脑、锥体外系或认知障碍等症状，提示为多系统萎缩、帕金森病或路易体痴呆[10]。

帕金森病（PD）

帕金森病主要表现为运动障碍，如运动迟缓、肌强直、震颤和姿势平衡障碍。此外，PD 患者还可出现非运动性症状，如行为障碍、睡眠障碍或感知功能障碍等自主神经功能障碍，多发生在疾病进展期，并可影响治疗和患者的生活质量[11]。

自主神经功能障碍与神经元严重缺失和神经系统不同部位的路易体聚集有关。Braak 等报道[12]，在出现临床表现和黑质组织病理学变化前，PD 患者已发生迷走神经背核和自主神经脑干中枢损害。

路易体痴呆

路易体痴呆（LBD）被归类为突触核蛋白病，主要表现为早期进行性认知功能衰退、幻视和锥体外系帕金森病样症状，这些症状约在 1 年内相继出现。自主神经功能障碍一般不是诊断所必需的，但通常主要表现为直立性低血压、便秘和尿失禁[13]。

自主神经周围神经病

周围神经节后疾病可影响自主神经节的神经元并影响到靶器官的有髓和无髓自主神经纤维。

自主神经周围神经病可由感染或副肿瘤综合征导致急性或亚急性起病，也可以由糖尿病、酗酒和淀粉样病性等导致慢性起病。自主神经功能障碍可能是这些疾病的唯一特征，或是其主要的临床特征，常掩盖躯体小纤维受累的症状[13]。

自身免疫性自主神经节病

自身免疫性自主神经节病（AAG）是一组以弥漫性自主神经功能障碍为特征的获得性疾病，其病理生理过程主要由免疫机制介导，与自主神经节烟碱型 α_3- 乙酰胆碱受体抗体阳性有关。患者在出现自主神经功能障碍的表现之前，常有上呼吸道或胃肠道病毒感染史。另外，AAG 也可能与疫苗接种、手术或干扰素治疗有关。

通常，AAG 为亚急性起病、呈单相发作，部分患者的病情可自行改善，且抗体滴度水平较高（＞ 0.5 nmol/L，正常＜ 0.05 nmol/L）。然而，也有部分缓慢进展，表现为自主神经功能障碍，且抗体滴度水平较低，可能与慢性自身免疫性自主神经节病有关。然而，AAG 患者常患有恶性肿瘤，多数为副肿瘤综合征[14]。

副肿瘤综合征

神经系统副肿瘤综合征（paraneoplastic neurological syndrome，PNS）是与癌症有关的神经系统疾病，而与代谢、感染、退行性变、肿瘤转移或医源性因素无关。神经系统副肿瘤综合征是由潜在的恶性肿瘤产生抗神经抗原的抗体所引起的自身免疫反应导致的神经系统综合征。典型的副肿瘤神经病变为亚急性感觉性神经病变型，通常与小细胞肺癌和抗 -Hu 抗体有关。当病变导致有髓和无髓纤维严重丢失时，患者常出现疼痛症状，尤其是机械性痛觉过敏。副肿瘤综合征表现为自主神经功能障碍时，提示预后较差，主要与抗 -Hu 抗体和抗 CV2/CRMP-5 抗体等副肿瘤性抗体有关。自主神经病变也可表现为直立性低血压、干燥综合征、瞳孔受累、尿潴留、性功能障碍或胃肠道动力障碍等。副肿瘤性慢性胃肠道假性梗阻是临床上罕见的疾病，可能与小细胞肺癌、胸腺瘤、妇科肿瘤或乳腺癌有关，应考虑作为鉴别诊断的一部分，否则难以解释胃肠道动力障碍。有研究提出假设，认为肿瘤细胞和肠神经元具有共同抗肿瘤神经抗原（如抗 -Hu、抗 -VGCC 和抗乙酰胆碱神经节受体）的自身抗体。胃肠道症状通常出现在肿瘤本身所引起的症状之前，但并非所有患者都有潜在的肿瘤[15]。

结论

机体内有很多生命活动受自主神经系统调控，同样，自主神经功能紊乱的临床表现也很多。通过采用系统的临床诊断方法，包括详细询问病史和进行体格检查，以确定不同的病程、发病特点及相关的神经系统症状，可能有助于鉴别主要疾病。

（侯月梅　译　刘文玲　审）

参考文献

1. Benarroch EE. The clinical approach to autonomic failure in neurological disorders. Nat Rev Neurol. 2014;10:396–407.
2. Fanciulli A, Jordan J, Biaggioni I, Calandra-Buonaura G, Cheshire WP, Cortelli P, Eschlboeck S, Grassi G, Hilz MJ, Kaufmann H, Lahrmann H, Mancia G, Mayer G, Norcliffe-Kaufmann L, Pavy-Le Traon A, Raj SR, Robertson D, Rocha I, Struhal W, Thijs R, Tsioufis KP, Van Dijk JG, Wenning GK. Consensus statement on the definition of neurogenic supine hypertension in cardiovascular autonomic failure by the American Autonomic Society (AAS) and the European Federation of Autonomic Societies (EFAS). Clin Auton Res. 2018;28:355–62.
3. Cheshire WP, Freeman R. Disorders of sweating. Semin Neurol. 2003;23:399–406.
4. Furness JB. The enteric nervous system and neurogastroenterology. Nat Rev Gastroenterol Hepatol. 2012;9:286–94.
5. Panicker JN, Fowler CJ. The bare essentials: uro-neurology. Pract Neurol. 2010;10:178–85.
6. Garland EM, et al. A cross-sectional study contrasting olfactory function in autonomic disorders. Neurology. 2011;76:456–60.
7. Fanciulli A, Wenning G. Multiple-system atrophy. N Engl J Med. 2015;372:249–63.
8. Iranzo A. Sleep and breathing in multiple system atrophy. Curr Treat Options Neurol. 2007;9:347–53.
9. Kollensperger M, Geser F, Seppi K, Stampfer-Kountchev M, Sawires M, Scherfler C, Boesch S, Mueller J, Koukouni V, Quinn N, Pellecchia MT, Barone P, Schimke N, Dodel R, Oertel W, Dupont E, Ostergaard K, Daniels C, Deuschl G, Gurevich T, Giladi N, Coelho M, Sampaio C, Nilsson C, Widner H, Sorbo FD, Albanese A, Cardozo A, Tolosa E, Abele M, Klockgether T, Kamm C, Gasser T, Djaldetti R, Colosimo C, Meco G, Schrag A, Poewe W, Wenning

GK, European MSA Study Group. Red flags for multiple system atrophy. Mov Disord. 2008;23:1093–9.

10. Coon EA, Singer W, Low PA. Pure autonomic failure. Mayo Clin Proc. 2019;94:2087–98.

11. Kalia LV, Lange AE. Parkinson's disease. Lancet. 2015;386:896–912.

12. Braak H, Ghebremedhin E, Rub U, Bratzke H, Del Tredici K. Stages in the development of Parkinson's disease-related pathology. Cell Tissue Res. 2004;318:121–34.

13. Ramirez EPC, Vonsattel JPG. Neuropathologic changes of multiple system atrophy and diffuse Lewy body disease. Semin Neurol. 2014;34:210–6.

14. Iodice V, Sandroni P. Autonomic neuropathies. Continuum. 2014;20:1373–97.

15. Koike H, Watanabe H, Sobue G. The spectrum of immune-mediated autonomic neuropathies: insights from the clinicopathological features. J Neurol Psychiatry Neurosurg. 2013;84:98–106.

第 11 章　心因性假性晕厥与假性惊厥：探讨与治疗

Raffaello Furlan and Alessandra Alciati

引言

2018 年欧洲心脏病学会（ESC）晕厥诊疗指南[1]将短暂性意识丧失（TLOC）定义为"一种真正的意识丧失或貌似意识丧失（loss of consciousness，LOC）的状态，其特征是无意识期间记忆缺失、运动异常、反应能力丧失，且持续时间较短。"

在非晕厥性（真正的或貌似）TLOC 中，ESC 指南描述心因性 TLOC 可能有两种发作形式，即心因性假性晕厥（psychogenic pseudosyncope，PPS）和心因性非癫痫性发作（psychogenic nonepileptic seizures，PNES）。心因性假性晕厥（PPS）时，患者没有癫痫发作的异常运动，其表现与晕厥类似；而心因性非癫痫性发作（PNES）时，患者具有明显的四肢、头部和躯干运动，因此其表现与癫痫发作（epileptic seizure，ES）类似。

本章的目的是根据指南、综述和相关论文介绍有关成人 PPS/PNES 的诊断策略和治疗的最新进展。

尽管 PPS 和 PNES 的潜在精神疾病诊断相同，都是转换障碍（conversion disorder，CD）/功能性神经症状障碍（functional neurologic symptom disorder，FND），但它们在文献中的被关注程度不同。其中，PPS 相对而言被忽视了。此外，二者临床表现的不同也常会影响对患者的管理方式。PNES 患者可能会被转诊至神经科，而 PPS 患者则主要被转诊至心脏科，以寻找其发生假性晕厥的原因。出于这些原因，本章将分别讨论 PPS 和 PNES。

PPS 和 PNES 的发展史

PPS 和 PNES 属于神经行为疾病，介于神经病学和精神病学之间，与医学的起源密切相关。PPS 和 PNES 于公元前 1900 年被埃及人首次提及，后来随着基督教的兴起被认为是恶魔附体，19 世纪被称为"癔症"而引入医学文献。当时，法国神经病学家让-马丁·沙可（Jean-Martin Charcot）描述了一种"重度癔症"综合征，其临床表现与 PNES 类似，并推测功能性运动症状是由于"动态的病变"对运动通路造成的负面影响。精神分析的创始人西格蒙德·弗洛伊德（Sigmund Freud）提出了"转换性癔症"一词，认为躯体症状的出现，是试图解决或表达无意识的、无法处理的心理冲突，而这种心理冲突通常是由性引起的（即心理冲突"转换"为躯体症状）。

与弗洛伊德同一时期的法国心理学家皮埃尔·让内（Pierre Janet）提出了游离的重要作用，认为游离是"个人意识的退缩"，是转换障碍的心理基础。20 世纪后期，提出了各种经常相互矛盾的游离概念。目前，游离被用于描述行为、思想和情感可能彼此分离的一系列现象。

在目前的医学疾病分类中，世界卫生组织的国际疾病分类（International Classification of Diseases-10，ICD-10）将 PPS/PNES 归类为分离性障碍，"分离性"代表神经功能与正常意识的分隔或分离。最新的《精神疾病诊断与统计手册》第 5 版（Diagnostic and Statistical Manual of Mental Disorders-5，DSM-5）将 PPS/PNES 归类为"躯体症状和相关疾病"中的转换障碍（conversion disorder，CD）［功能性神经症状障碍（functional neurological symptom disorder，FND）］。

诊断分类

根据 DSM-5 的诊断标准，CD/FND 必须存在一个或多个自主或感觉功能异常的症状，且临床表现提示症状与公认的神经疾病或内科疾病不相符。症状或缺陷无法用其他躯体疾病或精神障碍更好地解释，并且可导致有临床意义的痛苦或者对社会和职业活动造成损害，需要进行医学评估。有趣的是，DSM-5 对 CD/FND 的诊断不需要确保症状不是故意制造的（即不是伪造的），因为没有伪造或许不是可靠的识别内容。相反，在确定伪造症状的情况下，应当考虑的诊断包括做作性障碍或诈病。

与上一版 DSM（DSM-Ⅳ）的诊断标准相比，DSM-5 关于 CD/FND 的诊断增加了生理特征的诊断标准，删除了与心理应激源相关的标准，不需要排除诈病或做作性障碍。这些变化使得 DSM-5 关于 CD/FND 的诊断标准更适用于研究，而不是临床，因为评价者间信度更高，并与特异性诊断（包括 PPS 和 PNES）更兼容。

随着这些诊断技术的进步，脑功能成像的应用使人们有机会探索转换障碍的神经生物学基础。脑成像的关键内容包括以下几方面：第一，具有 CD/FND 相关的明确的脑激活模式，这强烈支持患者并不是在伪装症状。第二，右侧颞顶交界区（temporoparietal junction，TPJ）的激活减少，该区域在整合感觉输入和运动方面发挥着核心作用，这可能是患者丧失行动感觉的原因，而丧失行动感觉是经常出现的一个症状。第三，杏仁核过度活跃及其与运动回路的高度连通性可能揭示了强烈情绪可直接影响运动控制的潜在机制。对 CD/FND 的临床特点和神经生物学性质认识的不断深入，使诊断过程和治疗策略进一步细化。

心因性假性晕厥（PPS）

自 2009 年起，欧洲心脏病学会（ESC）的晕厥指南将 TLOC 定义为"貌似意识丧失"，明确增加了"貌似"一词，将 PPS 与晕厥、癫痫发作和其他罕见的意识障碍病因放在一起。

心因性假性晕厥（PPS）是在无大脑灌注或功能受损的情况下的一种貌似意识丧失的状态。据报道，在接受晕厥评估的患者中，PPS 的患病率为 0 ~ 12%，平均为 4%。如果把特殊的护理环境（如三级晕厥诊所）考虑在内，则这个患病率范围可能被低估了，因为在晕厥诊所有高达 20% ~ 30% 的晕厥发作在经过大量的评估后仍未得到诊断，此类晕厥被定义为"原因不明的晕厥"（unexplained syncope，US）。

详细的病史是鉴别心因性假性晕厥（PPS）与血管迷走性晕厥（vasovagal syncope，VVS）的关键，后者是导致晕厥最常见的原因。尽管 TLOC 的发作频率很高，但由于其具有短暂性的特点，所以很少被医学专业人员目睹其发生过程。无论如何，从临床的角度来看，目击者的描述都变得至关重要[1]。

为了识别并区分 PPS 和 VVS，Tannemaat[2] 分析了 800 个倾斜试验。有趣的是，43 名患者（5.4%）被诊断为 PPS。PPS 组患者貌似 TLOC 的中位持续时间（44 s）较 VVS 组（20 s）长，且发作期间，几乎所有 PPS 组患者（97%）均闭眼，而 VVS 组仅有 7% 的患者闭眼。当向下放平倾斜床时，PPS 患者突然头部下垂的情况比 VVS 患者更常见，而 VVS 患者则更频繁地出现震颤。对 1401 名连续到晕厥单元就诊患者的医疗记录进行回顾性分析[3]，结果显示 14 名患者（1.0%）被诊断为 PPS，其中高达 50% 的患者最初被诊断为 VVS。PPS 患者前 1 年的发作频率很高（53±35 次），而在大多数 VVS 的研究中，患者病情发作被观察到之前的每年中位发作次数为 3 ~ 6 次。此外，PPS 患者还表现为意识丧失的持续时间较长（数分钟至超过 1 小时），且既往有精神障碍病史。

值得注意的是，VVS 的初步诊断并不排除 PPS 的后续诊断，正如前文所述 Saal 等的回顾性研究[4] 中所指出的那样。在该项研究中，57% 最终被诊断为 PPS 的患者之前也被诊断为晕厥。与单纯 VVS 患者相比，倾斜试验诱发的 VVS 合并 PPS（即 VVS/PPS 型）的患者表现为晕厥发作频率更高，意识恢复延迟，貌似意识丧失的时间超过 1 min，发作期闭眼，触发因素（运动，或在没有静脉穿刺或疼痛等促发因素的情况下取仰卧位）不典型，并且缺乏前驱症状[5]。

2018 年 ESC 指南[1] 对文献结果进行了归纳。在 TLOC 的特点中，可以通过适当的病史采集获得且高度提示 PPS 的有：发作期闭眼、LOC 持续时间较长、发作频率较高、缺乏可识别的触发因素和前驱症状。2018 年 ESC 指南指出，TLOC 发作过程中相对重要的特点是：身体姿势类似闭眼睡眠状态、对语言或触觉刺激缺乏反应、眼睑闪烁、眼球运动、吞咽、肌张力完好，以及抵抗睁眼。

2017 年 ACC/AHA/HRS 晕厥诊断与管理指南[6] 指出，进行倾斜试验（tilt-table testing，

TTT）"可以合理地确定 PPS 的诊断"。在直立倾斜后，患者发生 PPS 的时间间隔不同（通常在 1 ～ 2 分钟内），发作时血压（BP）不下降，心率（HR）无显著变化。在 PPS 发作前数分钟，患者的血压和心率通常都会升高，在发作期间达到峰值[1]。这种模式与 VVS 有明显不同，VVS 患者至少有血压下降或心率减慢，更常见的情况是在晕厥前出现血压下降和心率减慢。

　　根据 2018 年 ESC 指南，诊断 PPS 的一个简单、有效的方法是通过手机摄像记录其发作过程；或者当怀疑 PPS 时可以进行倾斜试验。如图 11.1 所示，在倾斜试验诱发的 PPS 发作期间，心率和血压在正常范围内。在 PPS 发作期间记录的脑电图正常。2017 年 ACC/AHA/HRS 指南建议，如果在充分的初始评估后仍然无法确定诊断，则在进行倾斜试验的过程中同时监测脑电图和血流动力学参数或许可鉴别晕厥、假性晕厥与癫痫。需要注意的是，在"真正的"晕厥发作期间，脑电图可能呈现出一系列典型的特点和特定的变化。实际上，无论是何种类型的晕厥（如血管迷走性晕厥、心源性晕厥或直立性低血压性晕厥），脑电图的变化往往都会反映脑灌注不足。脑灌注不足的表现包括背景节律减慢，随后是高振幅的 δ 波活动，主要在前叶。在没有异常慢波电活动且存在正常 α 节律的情况下，患者无反应，这表明了 PPS 发作的心因性特点。

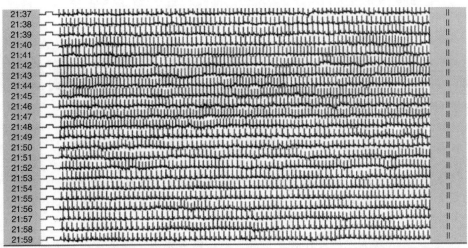

FC min. 71 alle 21:09　　FC media 86 (1–h)　　FC max.116 alle 21:47　　　　Segue alla prossima pagina

图 11.1　在 PPS 发作期间，由体外 ECG 循环记录仪连续记录的持续时间为 18 分钟的 ECG 表现。需要注意的是，患者没有出现任何心律失常和 RR 间期的突然变化；相反，RR 间期的心率从 78 次 / 分缓慢波动到峰值 116 次 / 分（时间 21:47）。这些是鉴别 PPS 与血管迷走性晕厥的重要特点。在血管迷走性晕厥中，如果是血管抑制型晕厥，则 RR 间期可能缩短（即心率加快）；如果是单纯心脏抑制型或混合型晕厥，则 RR 间期延长（即心率减慢直至心脏停搏）。每一条带均代表 6 秒的 ECG 记录结果。FC 表示心率，media 表示平均值

　　表 11.1 归纳了可能有助于鉴别 PPS 与 VVS 的临床线索，这些线索是高度怀疑 PPS 的心因性特点。

表 11.1　倾斜试验（TTT）时的血流动力学和脑电图（EEG）参数

	TTT 时的血流动力学变化		TTT 时的脑电图特点
	血压	心率	α 节律
血管迷走性晕厥（VVS）	下降	减慢	减慢
心因性假性晕厥（PPS）	升高或正常	稍加快或正常	正常

　　有趣的是，只有极少数呈器质性昏迷样状态的患者具有正常脑电图的 α 节律，称为闭锁综合征和持续性植物状态。然而，这些临床病症是持续性的（例如，不是短暂性的晕厥或 PPS），不能通过使用安慰剂诱发。值得注意的是，在绝大多数 PPS 患者中，PPS 患者是服从建议的，并且 PPS 事件可以通过倾斜试验、诱导技术或使用安慰剂等方式诱发。

　　目前，PPS 的长期预后尚未完全阐明。一项针对三级晕厥单元 35 名 PPS 患者的回顾性队列研究显示，患者的发作次数减少，1/3 的患者在超过 4 年的随访时间内无发作[4]。重要的是，将诊断结果告知患者可使其 1 个月内的发作次数迅速减少，并可将躯体保健转为心理保健。不幸的是，无论是没有发作的患者，还是仍然有症状的患者，生活质量都较低，这表明 PPS 潜在的精神病理机制对患者生活质量的负面影响超过了仅仅是 PPS 发作的影响。

　　表 11.2 归纳了 PPS 管理和治疗的指南建议。

表 11.2　PPS 的管理和治疗

指南	建议	推荐等级	证据等级
2018 年 ESC 指南[1]	做出 PPS 诊断的医生应该把诊断结果告诉患者 解释后如果仍有 PPS 发作，可以考虑 CBT 治疗	Ⅱa 级 Ⅱb 级	C 级
2017 年 ACC/AHA/HRS 指南[2]	对于疑似 PPS 的患者，与患者坦率地讨论诊断可能是合理的 CBT 对 PPS 患者可能是有益的	Ⅱb 级 Ⅱb 级	C 级～LD（证据有限） C 级～LD

Ⅱa 级表示支持证据 / 意见的有用性 / 有效性，Ⅱb 级表示不能充分支持证据 / 意见的有用性 / 有效性，C 级表示专家和（或）小型研究、回顾性研究和注册研究的一致观点，CBT: cognitive behavioral therapy，认知行为疗法

心因性非癫痫性发作（PNES）

　　心因性非癫痫性发作（PNES）是一种感觉和（或）运动功能的阵发性改变，与癫痫发作类似，但不显示相应的脑电活动异常。PNES 可能与 PPS 相同，但 PNES 患者的肢体活动要明显得多。

　　在三级癫痫中心接受评估的患者中，有 10% ～ 30% 被诊断为 PNES。PNES 在女性中的发病率是男性的 2 ～ 3 倍，其发作高峰出现在生命的第 3 个 10 年。PNES 在

发达国家和不发达国家具有不同的临床特点（可能是由于不同的文化、种族和宗教因素）。癫痫发作（ES）和 PNES 可同时发生在同一患者。据估计，ES/PNES 的共患率为10% ~ 50%。如此大的患病率范围很可能与 ES 或 PNES 诊断标准的差异性较大有关。

ES、PNES 或二者共存（ES/PNES）的准确诊断是一个具有重要治疗意义的临床挑战。据估计，PNES 的诊断大约延迟了 8 年。在此期间，患者经常接受抗癫痫药物治疗，可产生潜在的药物不良反应。具有显著临床意义的不良反应是对育龄妇女可能产生致畸风险。此外，ES/PNES 患者还可能被错误地归类为抗药性癫痫，并接受复杂的抗癫痫药物联合治疗，甚至接受癫痫手术。

诊断 PNES 的参考检查是视频脑电图（video-electroencephalogram，VEEG）。VEEG 应在 PNES 发作期间进行记录。由于这一检查技术仅在专业中心应用，而且在监测 VEEG 时并不是所有患者都会出现癫痫，因此在日常临床实践中，假设诊断通常是基于目击者提供的信息。与 PPS 的情况相同，一些研究探讨了可能有助于诊断 PNES 的临床体征。可以较为可靠地鉴别 PNES 与 ES 的临床特点包括：发作持续时间长，病程波动性较大，头部或身体不同步活动或左右移动，骨盆抽动，发作期闭眼，发作期哭闹，以及事后可回忆起相关信息。相反，睡眠过程中出现脑电图证实的癫痫、发作后精神错乱和鼾声呼吸都支持 ES 的诊断。值得注意的是，尿失禁和舌咬伤并不能可靠地用于鉴别 ES 与 PNES[7]。

2011 年，基于国际抗癫痫联盟（International League Against Epilepsy，ILAE）癫痫神经精神病学委员会专家进行的一项国际调查形成的临床实践共识将 PNES 确定为与癫痫相关的 10 个关键神经精神病学问题之一。随后，ILAE 神经心理生物学非癫痫性发作工作组成立，该工作组负责制订非癫痫性发作的最低标准诊断共识[8]。根据目击事件、病史和脑电图（EEG）结果，工作组提出了确定 PNES 诊断的四个诊断级别（表 11.3）。

表 11.3　不同 PNES 诊断可能性的要素特点

诊断级别	临床病史	目击者及相关情况	EEG
可疑诊断	符合 PNES 临床特点的事件	患者，目击者	发作间期的常规或睡眠剥夺脑电图正常
可能诊断	符合 PNES 临床特点的事件	临床医生对视频中或亲眼看到的 PNES 的典型症状的分析	发作间期的常规或睡眠剥夺脑电图正常
临床诊断	符合 PNES 临床特点的事件	在癫痫诊断方面有经验的临床医生对视频中或亲眼看到的 PNES 的典型症状和特点的分析	习惯性事件发作期间记录的脑电图正常
确定诊断	符合 PNES 临床特点的事件	在癫痫诊断方面有经验的临床医生，在患者既往有明确的临床病史和 PNES 症状的情况下，对视频中或亲眼看到的 PNES 的典型症状和特点的分析	习惯性事件发作期间记录的视频脑电图正常

可疑诊断 PNES

诊断基于收集到的大量临床表现中极少的有价值的特点。具体内容包括：患者的病史、对事件的描述、目击者对发作的描述、发作间期的常规或睡眠剥夺脑电图正常。患者对事件的描述有助于鉴别 PNES 与 ES。PNES 患者往往很少提供有关事件发生或其结果的细节，而 ES 患者往往更容易详细描述发作前和发作时的主观症状。如果没有目击事件，包括录制的视频和发作间期癫痫样放电（interictal epileptiform discharges，IED），则应考虑诊断为癫痫。

可能诊断 PNES

可能为 PNES 的诊断基于临床病史、发作期间医生在场、临床医生对视频记录的 PNES 的特点和典型症状（如前所述）的回顾分析，以及发作间期的常规或睡眠剥夺脑电图正常。

临床诊断 PNES

临床诊断是由在癫痫诊断方面有经验的临床医生做出的，医生目睹或通过视频观察到了发作过程，脑电图分析显示其特点是发作时没有癫痫样活动，并且患者有 PNES 的临床病史和典型症状。

确定诊断 PNES

确定诊断是由在癫痫诊断方面有经验的临床医生做出的，基于 PNES 的典型病史，医生对 PNES 典型症状的直接评估，结合典型发作时记录到的视频脑电图，其特点是在发作前即刻、发作过程中或发作后都没有癫痫样活动的脑电图表现。

PPS/PNES 的管理

2013 年，国际抗癫痫联盟（ILAE）神经心理生物学委员会向卫生专业人员提供了关于 PNES 患者的药物和非药物治疗的实用指南。简而言之，PNES 的管理包括三个不同的阶段，即诊断过程、告知诊断和 PPS/PNES 的治疗[9]。各个阶段互相独立，如下所述。

诊断过程

应该在诊断的早期提供正式的精神评估，其目的是排除类似的疾病，尤其是惊恐发作，并识别和治疗频繁出现的精神科合并症。出现精神科合并症的可能性为 53% ～ 100%，并可能影响治疗。Diprose 及其同事的荟萃分析[10]显示，抑郁症是最常见的合并症，其发生率为 8.9% ～ 85%，而焦虑障碍（尤其是惊恐障碍）的发生率为 4.5% ～ 70%。创伤后应激障碍（post-traumatic stress disorder，PTSD）的患病率范围更广，为 7% ～ 100%。人格障碍的发生率为 5.4% ～ 74.3%。与癫痫患者相比，PNES 患者发生慢性疼痛障碍（如纤维肌痛）的概率显著较高，偏头痛更严重，处方止痛药的使用率明显更高。此外，PNES 患者出现功能性疾病（包括肠易激综合征和慢性疲劳）的概率也更高。

据报道，约 3/4 的 PNES 患者既往有创伤经历，包括性虐待（约为 30%）和躯体虐待（约为 25%）。最后，一些研究显示，患者发病后不久发生负性生活事件的概率增加。

告知诊断

研究显示，明确告知 PPS/PNES 的诊断可能对患者有益，但应注意做到共情。在新诊断的视频脑电图证实的 PPS/PNES 中，有一半的患者在确诊后 3 个月内无癫痫发作，有趣的是其中大多数患者在被告知诊断后，PNES 即很快停止。即使是在发作数年后将诊断结果告知患者、家属或双方都告知，对医疗资源利用的短期影响也似乎比对临床癫痫控制的影响更大。事实上，研究发现，与 PNES 相关的急救服务使用率降低至 69%，诊断性检查费用减少了 76%。然而，这是在发作次数没有改变的情况下实现的。有趣的是，停止使用急救服务的患者是在确诊后立即停止急救服务的，这提示告知病情有特殊的治疗效果[11]。

必须指出的是，虽然上述病情改善情况是绝大多数患者的临床演变过程，但少数患者发生 PPS/PNES 的频率比确诊前增加了 50% 以上。在这些患者中，确诊后其他伴随的精神症状也会加重。

一些研究详细说明了告知 PPS/PNES 诊断时的最佳沟通策略。虽然这些研究的观点差异较大，但几乎都一致认为 PNES 应该是一种常见的、可识别的疾病，独立于患者的自我意识和控制，常与患者可能完全没有意识到的令人沮丧的情绪有关。应明确告知患者和家属，心理干预可能有助于减少发作频率、减轻心理困扰，并提高生活质量[9]。对 PNES 长期预后的研究结果不一致。先前的调查显示，平均随访 5 年后，高达 25% ～ 29% 的患者没有出现 PNES。相比之下，近来更多研究重点关注诊断后 5 ～ 10 年的时间段，分析发现 68% 的患者连续 6 个月没有因为疑似癫痫或相关疾病就诊于任何医疗机构。最近的一项长期随访研究显示，超过一半未经治疗的 PNES 患者在过去 12 个月内无癫痫发作，而且从出现 PNES 到确诊的时间越长，患者的长期预后越差。

PPS/PNES 的治疗

目前，对 PPS/PNES 的治疗选择心理治疗。认知行为疗法（cognitive behavior therapy，CBT）是支持证据最确凿的心理干预方法，已证实对多种躯体形式障碍有效。认知行为疗法（CBT）是将认知疗法与行为疗法相结合，识别错误的或适应不良的思维模式、异常的情绪反应或行为，并用假定的理想模式取而代之。

治疗 PNES 的 CBT 方法建立在"回避恐惧"模型的基础上。PNES 被认为是对认知、情绪、生理或环境因素的分离反应，患者倾向于将这些因素与先前无法忍受或恐惧的经历联系在一起。分离反应的维持主要是通过回避可能触发 PPS/PNES 的场景，以及其他一些行为、认知、情感、生理和社会因素。这种 PNES 维持模式需要应用一系列标准的 CBT 干预方法，包括逐级暴露在回避的情境中、治疗心境障碍，以及学习问题解决技能。

第一个支持 CBT 对 PNES 具有潜在疗效的证据来自小型非对照研究和试点随机对照试验（randomized controlled trials，RCT）。2010 年，一项 RCT 预试验结果提供的证据表明，与单纯标准医疗处理（standard medical care，SMC）相比，在 SMC 基础上进行结构化 CBT 可显著降低 PNES 患者在治疗 4 个月疗程结束时的发作频率，这一益处在之后 6 个月的随访时间内仍有继续保持的趋势[12]。

第二个试点多中心随机对照试验[13]旨在比较 PNES 患者以下 4 组治疗方法的疗效：① CBT 知情心理治疗（informed psychotherapy，CBT-ip），通过持续 12 周的针对行为和认知的个体治疗；② CBT-ip 与抗抑郁药舍曲林联合治疗；③单独应用舍曲林；④常规治疗（treatment as usual，TAU）。结果显示：CBT-ip 组和 CBT-ip/ 舍曲林组分别使 PNES 发作频率降低了 51.4% 和 59%。CBT-ip 组（应用及没有应用舍曲林）还可减轻患者的抑郁和焦虑症状，并改善其生活质量和总体功能。仅服用舍曲林组未显示可减少 PNES 的发作。TAU 组结果显示没有明显减少 PNES 发作或改善患者的精神症状、生活质量和总体功能。

运用心理动力学理论的个体或小组心理治疗，以及个体和小组教育项目，在前后设计的非对照研究中已被证明可以减少 PPS/PNES 的发作频率和患者的心理困扰。值得注意的是，其中很少有参与者超过 20 名的研究。心理动力疗法的目标是促使患者意识到心理过程的躯体表现，以及童年经历在适应不良行为模式发展过程中的作用。

一些纵向研究调查了催眠、矛盾意向疗法和混合心理干预。其中绝大多数研究均报道相应的干预可以改善预后。

Cochrane 的一项综述[14]旨在评估 PNES 的行为或心理治疗是否可减少发作频率或改善生活质量，或者两者兼而有之，以及单一治疗是否比其他治疗更有效。这项综述的结论是，与其他治疗方法相比，没有足够的证据表明某种特定的治疗方法（包括CBT）是 PPS/PNES 患者更优的治疗选择。

Carlson 和 Nicholson Perry[15]的荟萃分析研究了 PNES 的各种心理治疗方法（3 项CBT 干预研究、4 项心理动力疗法研究、1 项矛盾意向治疗研究、1 项正念干预研究、2 项心理教育干预研究和两项折衷心理干预研究）在以下两个主要方面的有效性：发作次数减少 50% 以上和不再发作 PNES。总体而言，结果显示，47% 的参与者不再发作PPS/PNES，82% 的参与者在完成心理干预后发作频率降低超过 50%。这个荟萃分析的结果在某种程度上与现有文献中的数据相比有所改善，文献数据显示，有 14% ～ 23%未接受心理治疗的患者在 16 周[13]或 52 周[11]的随访时间内，癫痫发作频率降低了约 50%。

CBT 在 PNES 治疗中的实际作用将通过认知行为疗法对比成人分离性非癫痫性发作标准化医疗处理（Cognitive behavioral therapy *vs.* standardized medical care for adults with Dissociative non-Epileptic Seizures，CODES）临床试验进行阐明。CODES 临床试验是首个重量级的多中心随机对照试验（RCT），旨在研究并比较 CBT 联合标准化医疗处理（SMC）与单纯应用 SMC 的临床疗效和成本−效果。

结论

PPS 和 PNES 被认为是同一潜在精神疾病的不同临床表现，即转换障碍 / 功能性神经症状障碍（CD/FND）。症状的不同可影响患者的临床诊疗过程。最近的指南一致认为，很多 PPS/PNES 患者可以通过详细询问病史中的关键临床特点（如发作频率较高、发作持续时间较长以及发作时闭眼）得到诊断。

如果经过全面的初步评估仍不能确定诊断，则在进行倾斜试验期间对考虑为 PPS 的患者进行脑电图和血流动力学参数监测，对考虑为 PNES 的患者进行视频 EEG 监测，可以提供具有较高确信度和非常可靠的诊断 "金标准"。值得注意的是，视频脑电图对 PPS 也具有诊断价值。

PPS 和 PNES 经常与早期负性事件和很多其他精神科合并症有关，如果可能的话，需要对患者予以正规的精神评估和适当的治疗。

PPS 和 PNES 的治疗包括向患者及其父母和亲属明确告知诊断，但应注意共情。同时应向患者及其家属及时提供最有效的心理治疗方法的相关信息。

致谢　感谢 A.C. 向我们提供了她的朋友和亲属录制的关于假性晕厥发作时的视频。

感谢 Roberto Menè 博士、Dana Shiffer 博士，以及仁爱大学的 IT 总监 Antonino Marsala 博士和 IT 人员 Federico Sabolla 博士在完成最终的音视频记录方面所做的工作。感谢 Sachin Paranjape 对书稿进行的编辑和修改。

利益冲突 / 披露　无。

（曲　姗　译　刘文玲　审）

参考文献

1. Brignole M, Moya A, de Lange FJ, Deharo JC, Elliott PM, Fanciulli A, Fedorowski A, Furlan R, Kenny RA, Martín A, Probst V, Reed MJ, Rice CP, Sutton R, Ungar A, van Dijk JG, ESC Scientific Document Group. 2018 ESC Guidelines for the diagnosis and management of syncope. Eur Heart J. 2018;39:1883–948.
2. Tannemaat MR, van Niekerk J, Reijntjes RH, Thijs RD, Sutton R, van Dijk JG. The semiology of tilt-induced psychogenic pseudosyncope. Neurology. 2013;81:752–8.
3. Walsh KE, Baneck T, Page RL, Brignole M, Hamdan MH. Psychogenic pseudosyncope: not

always a diagnosis of exclusion. Pacing Clin Electrophysiol. 2018;41:480–6.

4. Saal DP, Overdijk MJ, Thijs RD, van Vliet IM, van Dijk JG. Long-term follow-up of psychogenic pseudosyncope. Neurology. 2016;87:2214–9.

5. Blad H, Lamberts RJ, van Dijk GJ, Thijs RD. Tilt-induced vasovagal syncope and psychogenic pseudosyncope: overlapping clinical entities. Neurology. 2015;85:2006–10.

6. Shen WK, Sheldon RS, Benditt DG, Cohen MI, Forman DE, Goldberger ZD, Grubb BP, Hamdan MH, Krahn AD, Link MS, Olshansky B, Raj SR, Sandhu RK, Sorajja D, Sun BC, Yancy CW. ACC/AHA/HRS guideline for the evaluation and management of patients with syncope: executive summary: a report of the American College of Cardiology/American Heart Association Task Force on Clinical Practice Guidelines and the Heart Rhythm Society. J Am Coll Cardiol. 2017;70:620–63.

7. Avbersek A, Sisodiya S. Does the primary literature provide support for clinical signs used to distinguish psychogenic nonepileptic seizures from epileptic seizures? J Neurol Neurosurg Psychiatry. 2010;81:719–25.

8. LaFrance WC Jr, Baker GA, Duncan R, Goldstein LH, Reuber M. Minimum requirements for the diagnosis of psychogenic nonepileptic seizures: a staged approach: a report from the International League Against Epilepsy Nonepileptic Seizures Task Force. Epilepsia. 2013;54:2005–18.

9. LaFrance WC Jr, Reuber M, Goldstein LH. Management of psychogenic nonepileptic seizures. Epilepsia. 2013;54:53–67.

10. Diprose W, Sundram F, Menkes DB. Psychiatric comorbidity in psychogenic nonepileptic seizures compared with epilepsy. Epilepsy Behav. 2016;56:123–30.

11. McKenzie P, Oto M, Russell A, Pelosi A, Duncan R. Early outcomes and predictors in 260 patients with psychogenic nonepileptic attacks. Neurology. 2010;74:64–9.

12. Goldstein LH, Chalder T, Chigwedere C, Khondoker MR, Moriarty J, Toone BK, Mellers JD. Cognitive-behavioral therapy for psychogenic nonepileptic seizures: a pilot RCT. Neurology. 2010;74:1986–94.

13. LaFrance WC Jr, Baird GL, Barry JJ, Blum AS, Frank Webb A, Keitner GI, Machan JT, Miller I, Szaflarski JP, NES Treatment Trial (NEST-T) Consortium. Multicenter pilot treatment trial for psychogenic nonepileptic seizures: a randomized clinical trial: NES Treatment Trial (NEST-T) consortium. JAMA Psychiat. 2014;71:997–1005.

14. Martlew J, Pulman J, Marson AG. Psychological and behavioural treatments for adults with non-epileptic attack disorder. Cochrane Database Syst Rev. 2014;2:CD006370.

15. Carlson P, Nicholson PK. Psychological interventions for psychogenic non-epileptic seizures: a meta-analysis. Seizure. 2017;45:142–50.

第三部分
基本诊断策略

第 12 章　晕厥 / 晕倒的急诊科管理

Matthew J. Reed

晕厥 / 晕倒是患者到急诊科（emergency department，ED）就诊的常见原因。对患者予以恰当的检查和处置是一个较大的挑战。近 50% 的患者会被收住院，这对其中很多患者而言是没有必要的。2018 年 3 月，欧洲心脏病学会（European Society of Cardiology，ESC）发布了新版晕厥诊断和管理指南[1]。新版晕厥指南中包括多学科指南，并首次纳入急诊医学的内容。

该指南有三个主要的新要点。第一个要点是，指南中有一部分内容首次描述了到急诊科（ED）就诊的晕厥 / 晕倒患者的管理。这部分内容描述了如何诊断晕厥，排除严重的基本疾病诊断（包括非心血管疾病和心血管疾病），以及如果仍然无法诊断患者发生晕厥 / 晕倒的原因，则应根据可能的诊断对患者进行危险分层。如果患者可能为反射性或体位性晕厥，则其不良预后的风险属于低风险级别（尽管老年人晕倒与不良结果风险增加有关）。然而，如果患者可能为心源性晕厥，则其不良预后的风险属于高风险级别。因此，应根据风险评估的结果对患者进行管理。以往的 ESC 和 NICE 指南试图帮助临床医生评估可能的病因和风险，但新版指南是第一次非常具体地指导临床医生哪些患者应被视为高危患者，同时还试图通过其他评估策略降低住院率（如晕厥评估 / 决策中心和快速分诊晕厥门诊）。第二个要点是，新版指南提倡建立晕厥临床决策中心，包括明确建议了应该如何建立晕厥单元。第三个要点是，指南建议并强调，对不明原因跌倒、疑似癫痫和反复发作严重的不明原因的晕厥患者进行长时程心电监测具有重要的作用。

患者是否发生了晕厥？

"晕厥" 一词必须谨慎使用。晕厥是导致短暂性意识丧失（transient loss of consciousness，TLOC）的两个主要原因之一。另一个最常见的原因是癫痫发作。对晕厥与癫痫发作通常无法直接进行鉴别。2018 年版 ESC 指南强调了在急诊科将晕厥作为 TLOC 起因（如由于脑灌注不足）进行诊断的难点[1]。国际晕厥专家研究小组[2]（SYNcope Expert Research Group International，SYNERGI）提出了一个实用的晕厥定义："一种短暂性意识丧失，伴有不能维持姿势性张力，并且可迅速自行完全恢复"[3]。需要通过非常详细的病史以鉴别晕厥与癫痫及其他非 TLOC 的情况，如先兆晕厥、头晕目眩、眩晕、平衡障碍和意外晕倒或机械性晕倒（如姿势性张力丧失）。

在没有目击者的情况下，从患者那里获取有关前驱症状、诱发因素和既往病史的信息也很有用；目击者提供的信息，尤其是患者恢复时的信息，是非常有帮助的（因为这是鉴别晕厥与癫痫的关键因素）。如果有急救救护，则应检查救护车的初始观察记录，并检查入院前所做的 ECG。这些都是有用信息的重要来源，之后可能很难再找到这些信息，所以在初次看到时应当复印相关资料。对于大多数病例，临床医生可以确定其出现的问题是否为晕厥，因此 TLOC 患者不应被贴上"晕倒原因待查"的标签。这意味着对事件的病史缺乏关注，可导致对患者的管理、治疗以及处置决策不当。

如何处置晕厥患者？

首先，对晕厥的诊断应该根据对多种可能的病因进行排序来确定。其次，对于任何严重的基本诊断，包括非心脏性疾病（如肺栓塞、腹主动脉瘤破裂）和心脏性疾病（如 ECG 显示完全性心脏传导阻滞），都应进行排查。如果仍无法诊断患者发生晕厥 / 晕倒的原因，则应根据可能的诊断对患者进行危险分层。病史（包含目击相关情况）是关键，检查应包括重点进行心血管检查。

风险评估

新版 ESC 指南中对于经初始评估仍未确诊的晕厥患者的风险评估有非常明确的描述。风险评估旨在确定患者是否可能为反射性或体位性晕厥（不良预后风险为低危）或心源性晕厥（不良预后风险为高危）。该指南列出了可用于急诊科危险分层的高危和低危特点[1]。这些特点主要归纳如下：

晕厥事件

低危：

- 与反射性晕厥典型的前驱症状（例如：头晕、发热感、出汗、恶心、呕吐）有关
- 突然受到不愉快的视觉、声音、味觉或疼痛刺激后
- 长时间站立后或处于拥挤、炎热的环境中
- 进餐过程中或餐后
- 由咳嗽、排便或排尿触发
- 头部旋转或压迫颈动脉窦（例如：肿瘤压迫、剃须、紧身衣领压迫）
- 由仰卧位 / 坐位变为立位

高危（危险信号）：
主要的

- 新近发生胸部不适、呼吸困难、腹痛或头痛

- 劳力过程中（而非劳力停止后）或仰卧时发生晕厥
- 突发心悸后即刻发生晕厥

次要的（仅在伴有器质性心脏病或出现异常心电图表现时为高危）

- 无任何征兆出现症状或前驱症状持续时间较短（< 10 s）
- 有年轻时期发生心源性猝死（sudden cardiac death，SCD）的家族史
- 坐位时发生晕厥

既往病史

低危：

- 既往有低危特点的长期（数年）复发性晕厥病史，本次发病具有相同特点
- 无器质性心脏病

高危（危险信号）：
主要的

- 既往有严重的器质性或冠状动脉疾病（心力衰竭、左心室射血分数降低或心肌梗死）
- 有猝死 / 早逝 / 不明原因死亡的家族史（可能是遗传性离子通道病的唯一提示）。某些患者有心电图证据（例如：长 QT 间期综合征、短 QT 间期综合征、预激综合征和 Brugada 综合征），而其他患者无任何证据（例如：儿茶酚胺敏感性多形性室性心动过速）

体格检查

低危：

- 检查结果正常

高危（危险信号）：

- 在急诊科检查时出现不明原因的收缩压< 90 mmHg
- 直肠检查提示胃肠道出血
- 在未进行体育锻炼的情况下和清醒状态下出现持续性心动过缓（心率< 40 次 / 分）
- 出现未确诊的收缩期杂音

ECG

低危：

- ECG 正常（不确定时，应听取其他医生的意见）

高危（危险信号）：

主要的

- ECG 改变与急性缺血的表现一致
- 出现莫氏 II 型二度和三度房室传导阻滞
- 出现心室率缓慢（< 40 次 / 分）的心房颤动（AF）
- 在未进行体育锻炼的情况下和清醒状态下出现持续性窦性心动过缓（< 40 次 / 分）、反复窦房传导阻滞或窦性停搏 > 3 s
- 出现束支传导阻滞、心室内传导障碍、心室肥大，或者与缺血性心脏病或心肌病相符的 Q 波
- 出现持续性和非持续性室性心动过速（VT）
- 植入式心脏装置功能障碍（例如：植入式心律转复除颤器的不适当放电或起搏器功能障碍）
- $V_1 \sim V_3$ 导联 ST 段抬高呈 1 型 Brugada 波
- 多次 12 导联心电图 QT 间期 > 460 ms，提示长 QT 间期综合征（LQTS）

次要的（仅在伴有心律失常性晕厥史时为高危）

- 莫氏 I 型二度房室传导阻滞以及一度房室传导阻滞伴 PR 间期明显延长
- 不适当的无症状轻度窦性心动过缓（心率为 40 ~ 50 次 / 分）或缓慢型心房颤动（心率为 40 ~ 50 次 / 分）
- 阵发性室上性心动过速（SVT）或心房颤动伴快速心室率（尤其是老年人）
- 预激 QRS 波群
- 短 QT 间期（≤ 340 ms）
- 不典型 Brugada 波
- 右胸前导联负向 T 波，ε 波（epsilon 波）提示致心律失常性右室心肌病（ARVC）

有前驱症状、反复发生晕厥、无器质性心脏病、ECG 正常、体格检查结果正常以及无损伤的患者，出现短期内严重后果的风险较低。无相关前驱症状或典型的诱发事件，仰卧时或劳力过程中发生晕厥，有年轻时期发生心源性猝死的家族史，既往有器质性心脏病、体格检查出现异常或 ECG 异常的患者，发生心源性晕厥的风险更高。一旦进行了急诊科危险分层，即应采用图 12.1 所示的 ESC 急诊科危险分层流程图来决定后续的管理[1]。

临床决策规则

很多关于晕厥的急诊科临床决策规则（clinical decision rule，CDR）和危险分层工具都是根据病史、检查、ECG 检查结果，对患者出现的短期（如 7 ~ 30 天）和长期（如 1 年）严重后果的风险进行分层。例如：

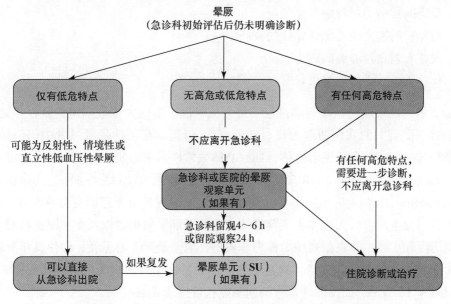

图 12.1　采用急诊科危险分层流程图决定晕厥患者的管理
引自 Brignole et al[1]. 经欧洲心脏病学会许可，由牛津大学出版社转载

- ROSE 规则[4]
- 旧金山晕厥规则[5-6]
- OESIL[7]
- STePS[8]
- 加拿大晕厥风险评分[9]

　　值得注意的是，这些规则中没有一个超过临床判断[10]，而且这些规则的特异度较低，从而使住院患者人数增加，因此应用情况不同。一些规则和工具纳入了年龄因素。虽然老年患者晕厥后发生不良后果的风险无疑更高，但纳入年龄因素只会使这些规则和工具的特异度降低，进而导致过度入院。

生物标志物

　　尽管使用肌钙蛋白和脑钠肽等生物标志物进行急诊科晕厥危险分层越来越受到关注，但目前仍不推荐将其用于常规处理[11-15]。

不能忽视的危险信号特征

　　具有以下特征的患者有发生心源性晕厥的危险：

- 无相关前驱症状或典型的诱发事件

- 仰卧时或劳力过程中发生晕厥
- 有年轻时期发生心源性猝死的家族史
- 既往有器质性心脏病病史
- 体格检查或心电图结果异常

运动相关性晕厥是指在运动过程中发生的晕厥。虽然大多数病例为良性（尤其是与运动后晕倒有关的病例通常为反射性晕厥），但运动相关性晕厥患者中仍包括有猝死风险和其他疾病的高危患者群体，如致心律失常性右室心肌病（arrhythmogenic right ventricular cardiomyopathy，ARVC）、Brugada 综合征及肥厚型心肌病（hypertrophic cardiomyopathy，HCM）等疾病患者。对于有创伤（通常是由于意识丧失导致面部创伤，意味着他们发生晕厥时无法伸手支撑身体或遮挡面部）的患者以及无前驱症状和（或）无明显诱因和（或）非典型表现（称为非典型反射性晕厥）的患者，即使其年龄较小，也应考虑进一步排查心律失常。这是因为心律失常性晕厥常与无前驱症状或前驱症状持续时间 < 3 s 有关，而反射性晕厥的前驱症状可持续 3 min。

患者是否需要住院？

约半数到医院就诊的晕厥 / 晕倒患者最终会被收治住院。这可能是由于缺乏支持性门诊服务（如晕厥临床决策 /ED 门诊单元或快速分诊晕厥门诊），以及临床医生担心患者可能有发生心律失常性晕厥的风险。事实上，因晕厥而就诊 ED 的患者在 7 ～ 30 d 内的死亡率仅约 0.8%[1]。因晕厥而就诊 ED 的患者在 7 ～ 30 d 内出现非致命性严重后果（如急性心肌梗死、危及生命的心律失常、需要植入起搏器或心脏除颤器、肺栓塞、脑血管意外、颅内出血、蛛网膜下腔出血、需要输血纠正的出血等）的概率约为 10.5%，但其中 2/3 的患者在 ED 其严重后果是显而易见的。这表明，很多目前被收治住院的患者可以在 ED 临床决策或 ED 门诊单元安全地接受短期 ED 监护和超声心动图检查（如果怀疑为器质性 / 瓣膜性心脏病或心力衰竭），随后快速进入晕厥门诊由晕厥专家进行紧急评估。如果没有这种设置，则不应让有心源性晕厥风险的患者出院，直至完成进一步的检查，如超声心动图、ECG 监测，并由晕厥专家予以检查和评估。

应如何对患者进行 ECG 监测？

当怀疑患者发生心律失常性晕厥时，除应进行 12 导联心电图检查外，还应立即进行 ECG 监测。新版 ESC 指南[1]支持长程 ECG 监测对疑似为心律失常性晕厥的患者有越来越重要的作用。确定心律失常是晕厥的病因，需要利用心电监测设备记录到心律失常，且患者伴有相应的症状，但这些方法都有显著的缺点。心律失常的评估起初通常是进行 Holter 监测，但依从性差和缺乏扩展监测使得诊断率降低至 20% 以下。心脏事件记录仪可监测更长的时间，但必须在出现症状时才会触发记录，且不能发现无症状性心律失常。体外循环记录器价格昂贵，需要电极和大容量的记录设备，并且需要筛选其产生的大量数据。植入式心电记录器价格昂贵，而且需要进行侵入性手术植入，尽管手术非常小。

同时也很少有证据支持对疑为心律失常性晕厥的患者应该在医院或门诊进行多长时间的监测。标志性事件发生后在医院进行 ECG 监测的最佳时长尚不清楚，但可能为 4 ～ 24 h。医院 ECG 监测应该在可使用复苏设施的区域进行。门诊 ECG 监测的时间也不同，目前建议为 24 h ～ 28 d。PATCH-ED 研究通过对不明原因晕厥的 ED 患者进行动态 ECG 监测发现，有 1/10 的患者出现了症状明显的心律失常，且 3/4 患者得到诊断[16]。在此项研究中，1/3 严重且有明显症状的心律失常是在最初的 24 h 内记录到的（体现了在 ED 或医院进行长程心电监测的作用）。大多数严重且有明显症状的心律失常是在最初的 7 d 内记录到的，但部分有意义的心律失常（主要是不严重和无症状的心律失常）是在第 8 ～ 14 d 才出现的。

驾驶

很多备受关注的案例表明驾驶时发生晕厥可导致严重的后果[17]。重要的是，对所有晕厥患者是否适合驾驶均应进行评估并提供咨询，这一点应在他们的医疗记录里有详细的说明。目前，当地的健康驾驶指南可能并不容易记住，但应该可以在急诊科获得。需要注意的是，尽管每个国家的指南都不尽相同（通常在同一个国家的不同地区都会有所不同，如美国），但在英国，任何疑似为心血管性晕厥、咳嗽性晕厥或不明原因晕厥的患者和任何患有血管迷走性晕厥的 2 类（重型货车）驾照司机都必须从他们出现标志性事件开始停止驾驶（图 12.2）。对于被告知不要驾驶的患者应转诊至晕厥专家，以确认诊断并提供驾驶建议。详见第 27 章。

医院是否应设立晕厥临床决策单元？

目前使用观察病房和晕厥临床决策单元的情况并不普遍；例如，英国仅有 27% 的 ED 设有收治晕厥患者的观察病房[18]。新版 ESC 指南提倡在 ED 使用晕厥临床决策单元。在晕厥临床决策单元，对于有心律失常性晕厥风险的患者可以进行一段时间的 ECG 监测，对疑似为器质性心脏病、瓣膜性心脏病或心力衰竭的患者可选择进行超声心动图检查。Shen 等[19]的研究显示，在 ED 指定晕厥单元，可以将患者留观 6 h，从而显著提高 ED 诊断率，减少住院次数、缩短住院总时间，而对晕厥复发和全因死亡没有影响。对患者应进行持续心脏监测、每小时生命体征检查，对心血管检查结果异常或 ECG 异常的患者进行超声心动图检查、直立倾斜试验，并在必要时进行电生理检查会诊。同样，Sun 等[20]指出，ED 晕厥观察方案可减少入院次数、缩短住院时间，

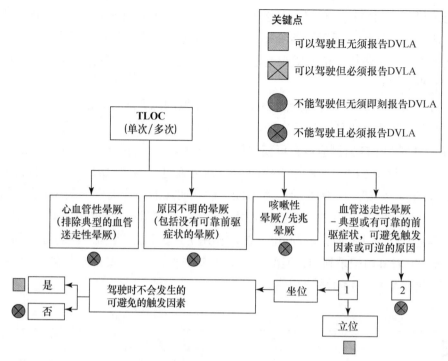

图 12.2　英国关于 TLOC 后适合驾驶的情况（引自 A. Hudson，S. Saunder，R. Grant，St.George's University Hospital，London and based on March 2018 UK Driving and Vehicle Licensing Authority；DVLA advice. 1 ＝英国一级驾驶证；2 ＝英国货车二级驾驶证）
DVLA：Driving and Vehicle Licensing，驾驶执照局

并减少住院费用，且在安全事件、生活质量或患者满意度方面无差异。该研究中的患者接受了持续心脏监测、超声心动图检查（听诊有心脏杂音的患者）以及经 ED 临床医生判断进行的其他附加检查。ESC 也有关于建立晕厥临床决策单元的指南[21]。

医院是否应该设立晕厥门诊快速通道？

目前，晕厥专科门诊的使用也不是很普遍；例如，英国仅有 18% 的 ED 设有晕厥专科门诊[18]。新版 ESC 晕厥指南指出，使用晕厥门诊快速通道是一种可减少住院次数的安全方式，可确保患者得到及时、专业的评估和检查。在医院建立晕厥门诊快速通道需要一个多学科团队，包括急诊医学、重症医学、老年护理、神经病学、心脏病学、电生理学、护理学、心脏影像和神经生理学、热心志愿者（晕厥地点帮助者）以及大量投入。所有这些学科都不需要在同一个地点办公，以最简单的形式，通过构建良好的路径连接到一个虚拟诊所，ED 医生、重症医学科医生和全科医生可以通过该路径将晕厥患者转诊到相应的科室，如 TIA/ 卒中门诊、神经内科门诊、癫痫初发门诊、普通心脏科门诊、电生理门诊、住院或晕厥门诊快速通道。指南尚未推荐患者需要到晕厥门诊随访的时间，但越早越好。如果晕厥专家没有在 ED 观察室或没有在住院期间看到患者，则应在 2 周内予以紧急处理。

结论

晕厥 / 晕倒患者常到 ED 就诊，这对检查和处置提出了很大的挑战。2018 年 ESC 晕厥指南提出了一种初步诊断晕厥（相对于非晕厥性 "晕倒"）并查找潜在病因的方法。如果未发现明显的潜在病因，则应进行危险分层，以确定不良预后的风险。应考虑危险信号症状，并充分考虑对患者驾驶的影响。在医院建立晕厥临床决策单元和晕厥门诊快速通道有可能减少入院次数、缩短住院时间和降低住院费用。

利益冲突说明 2015—2017 年，iRhythm Technologies 免费为 MR 提供 Zio XT 监护仪和 ECG 分析服务用于研究。2018 年，MR 收到美敦力公司的咨询资金。MR 曾是 2018 年 3 月公布的 ESC 晕厥诊断和管理工作组成员。2018 年，爱丁堡急诊医学研究小组接受了美敦力公司、AliverCor 和 iRhythm Technologies 等多家公司对第 10 届 EMERGE 大会的赞助。MR 得到了 NHS 苏格兰研究所职业研究员临床医生奖项的资助。

（覃秀川 译 张海澄 校）

参考文献

1. Brignole M, Moya A, de Lange FJ, Deharo JC, Elliott PM, Fanciulli A, Fedorowski A, Furlan R, Kenny RA, Martín A, Probst V, Reed MJ, Rice CP, Sutton R, Ungar A, van Dijk JG, ESC Scientific Document Group. 2018 ESC guidelines for the diagnosis and management of syncope. Eur Heart J. 2018;39:1883–948.
2. https://twitter.com/SyncopeGroup. Accessed August 2019.
3. Sun BC, Costantino G, Barbic F, Bossi I, Casazza G, Dipaola F, McDermott D, Quinn J, Reed M, Sheldon RS, Solbiati M, Thiruganasambandamoorthy V, Krahn AD, Beach D, Bodemer N, Brignole M, Casagranda I, Duca P, Falavigna G, Ippoliti R, Montano N, Olshansky B, Raj SR, Ruwald MH, Shen WK, Stiell I, Ungar A, van Dijk JG, van Dijk N, Wieling W, Furlan R. Priorities for emergency department syncope research. Ann Emerg Med. 2014;64:649–55.
4. Reed MJ, Newby DE, Coull AJ, et al. The ROSE (risk stratification of syncope in the emergency department) study. J Am Coll Cardiol. 2010;55:713–21.
5. Quinn JV, Stiell IG, McDermott DA, et al. Derivation of the San Francisco Syncope Rule to predict patients with short-term serious outcomes. Ann Emerg Med. 2004;43:224–32.
6. Quinn J, McDermott D, Stiell I, et al. Prospective validation of the San Francisco Syncope Rule to predict patients with serious outcomes. Ann Emerg Med. 2006;47:448–54.
7. Colivicchi F, Ammirati F, Melina D, OESIL (Osservatorio Epidemiologico sulla Sincope nel Lazio) Study Investigators. Development and prospective validation of a risk stratification system for patients with syncope in the emergency department: the OESIL risk score. Eur Heart J. 2003;24:811–9.
8. Costantino G, Perego F, Dipaola F, et al. Short- and long-term prognosis of syncope, risk factors, and role of hospital admission: results from the STePS (short-term prognosis of syncope) study. J Am Coll Cardiol. 2008;51:276–83.
9. Thiruganasambandamoorthy V, Kwong K, Wells GA, et al. Development of the Canadian Syncope Risk Score to predict serious adverse events after emergency department assessment of syncope. CMAJ. 2016;188(12):E289–98.
10. Costantino G, Casazza G, Reed M, Bossi I, Sun B, Del Rosso A, Ungar A, Grossman S, D'Ascenzo F, Quinn J, McDermott D, Sheldon R, Furlan R. Syncope risk stratification tools vs clinical judgment: an individual patient data meta-analysis. Am J Med. 2014;127:1126.

11. Costantino G, Solbiati M, Casazza G, Bonzi M, Vago T, Montano N, McDermott D, Quinn J, Furlan R. Usefulness of N-terminal pro-B-type natriuretic peptide increase as a marker for cardiac arrhythmia in patients with syncope. Am J Cardiol. 2014;113(1):98–102.

12. Reed MJ, Mills NL, Weir CJ. Sensitive troponin assay predicts outcome in syncope. Emerg Med J. 2012;29(12):1001–3.

13. Thiruganasambandamoorthy V, Ramaekers R, Rahman MO, Stiell IG, Sikora L, Kelly S-L, Christ M, Claret P-G, Reed MJ. Prognostic value of cardiac biomarkers in the risk-stratification of syncope - a systematic review. Intern Emerg Med. 2015;10(8):1003–14. https://doi.org/10.1007/s11739-015-1318-1.

14. Fedorowski A, Burri P, Struck J, Juul-Möller S, Melander O. Novel cardiovascular biomarkers in unexplained syncopal attacks: the SYSTEMA cohort. J Intern Med. 2013;273:359–67.

15. Reed MJ, Newby DE, Coull AJ, Jacques KG, Prescott RJ, Gray AJ. Role of brain natriuretic peptide (BNP) in risk stratification of adult syncope. Emerg Med J. 2007;24:769–73.

16. Reed MJ, Grubb NR, Lang CC, Gray AJ, Simpson K, MacRaild A, Weir CJ. Diagnostic yield of an ambulatory patch monitor in patients with unexplained syncope after initial evaluation in the Emergency Department: the PATCH-ED study. Emerg Med J. 2018;35:477–85.

17. Bin lorry deaths driver Harry Clarke banned from driving. BBC News. Accessed August 2019. https://www.bbc.co.uk/news/uk-scotland-glasgow-west-39453847.

18. Stockley CJ, Bonney ME, Gray A, Reed MJ. Syncope management in the UK and Republic of Ireland. Emerg Med J. 2009;26:331–3.

19. Shen WK, Decker WW, Smars PA, Goyal DG, Walker AE, Hodge DO, Trusty JM, Brekke KM, Jahangir A, Brady PA, Munger TM, Gersh BJ, Hammill SC, Frye RL. Syncope Evaluation in the Emergency Department Study (SEEDS): a multidisciplinary approach to syncope management. Circulation. 2004;110:3636–45.

20. Sun BC, McCreath H, Liang LJ, Bohan S, Baugh C, Ragsdale L, Henderson SO, Clark C, Bastani A, Keeler E, An R, Mangione CM. Randomized clinical trial of an emergency department observation syncope protocol versus routine inpatient admission. Ann Emerg Med. 2014;64:167–75.

21. Kenny RA, Brignole M, Dan GA, Deharo JC, van Dijk JG, Doherty C, Hamdan M, Moya A, Parry SW, Sutton R, Ungar A, Wieling W. Syncope unit: rationale and requirement--the European Heart Rhythm Association position statement endorsed by the Heart Rhythm Society. Europace. 2015;17:1325–40.

第 13 章　短暂性意识丧失 / 晕倒：急诊科观察单元的作用

Ivo Casagranda

缩略语

ED　emergency department，急诊科

OU　observation unit，观察单元

SOU　syncope observation unit，晕厥观察单元

SU　syncope unit，晕厥单元

EDOU　emergency department observation unit，急诊科观察单元

引言

急诊科（ED）观察单元（EDOU）通常位于 ED 附近区域，主要用于观察生命受到潜在威胁的患者，具体情况包括：①在 ED 评估期间未做出诊断；②未解决的急症可能在进一步（数小时）加强观察后得到解决。目前在美国有 1/3 的医院都设立了 EDOU[1]。在欧洲，意大利目前可能是设有最多 EDOU 的国家，约有 400 个。Ⅰ级和Ⅱ级 ED 都设有 EDOU，且 EDOU 大多由 ED 医生直接管理，称为短期加强观察单元，以强调临床和有创性（必要时）观察和治疗的强度。

根据医疗保险和医疗补助服务中心（Centers for Medicare and Medicaid Service，CMS）的定义：观察护理是一套定义明确的、具体的、适用于临床的服务，包括进行短期治疗、评估，以及在决定患者是否需要住院进一步治疗或者是否能够出院并安排门诊随访护理之前进行重新评估。观察服务通常是为 ED 就诊患者提供的服务，其目的是通过一段时间的治疗或监护，最终做出有关入院或出院的决定[2]。

急诊医生负责大部分 OU 的工作。在一些国家，观察时间为 24 ～ 48 h。OU 最常收治的患者是只需要解决单个问题的患者，如胸痛、头痛、腹痛或短暂性意识丧失（包括晕厥）等患者。笔者近期一项研究的大量患者中被 EDOU 收治的两个主要主诉是晕厥 / 晕倒和胸痛，分别占 EDOU 收治患者总数的 22% 和 23%。例如，如果 ECG

监测、连续肌钙蛋白测定以及无创心脏负荷试验结果均为阴性，则胸痛患者可在 24 h 内出院。在 ED 接受初步治疗后，病情未缓解的急性哮喘发作患者可以在 EDOU 继续留观 24 ～ 48 h，然后根据情况出院或住院。EDOU 配有临床医生和护士，通常与 ED 人员一起轮换，并配备了多参数监护仪和其他用于住院患者的仪器。EDOU 的管理基于预先制定的标准化规程。

晕厥观察单元及其在晕厥管理中的作用

主诉为晕厥 / 晕倒的患者占急诊科就诊总人数的 1% ～ 2%，占住院总人数的 3% ～ 6%。对此类患者的临床评估非常具有挑战性，因为大部分患者在到达医院时并无症状，鉴别诊断的范围很广，从良性病因到危及生命的心血管疾病。通常情况下，在 ED 无法确定晕厥发作的根本原因。

能够排除危及生命的病因是 ED 医生的主要目的之一。尽管近几十年来指南在临床实践中的推广应用使晕厥 / 晕倒患者的管理得以显著改善，但与相对较低的短期事件发生率相比，住院率仍然较高；此外，还有约 1/2 的住院患者在出院时仍然无法得到明确诊断。因此，对患者需要进行比在 ED 更长时间的观察，以防止不安全出院和避免不必要住院的情况。

基于 ED 的观察流程是一种取代常规入院和不安全出院的方法。文献报道的一些经验也支持这种观点。早期的研究是由 Shen 等[3] 发表的急诊科晕厥评估研究（Syncope Evaluation in the Emergency Department Study，SEEDS）。该研究的主要目的是明确 ED 进行晕厥 / 晕倒评估的专用区域是否会影响诊断率并降低中度危险晕厥患者的住院率。研究纳入的患者是有不良心血管预后中度危险的不明原因晕倒患者。该研究为前瞻性随机单中心研究。患者被随机分配到 2 个治疗组：EDOU 评估组和标准化处理评估组。所有患者均符合住院标准。被随机分配到 SOU 的患者接受持续心电监护 6 h。结果显示，SOU 模式使病因诊断率显著提高（标准化处理组 10% *vs.* SOU 组 67%）；同时使住院率降低（SOU 组 43% *vs.* 标准化处理组 98%）、患者的住院总时间缩短（总住院天数从标准化处理组的 140 d 缩短至 SOU 组的 64 d）。在另一项研究中，Rodríguez-Entem 等[4] 应用 ESC 晕厥指南的诊断流程在 ED 晕厥指定区域严格持续监测患者，结果使诊断率达到 78%，住院率仅为 10%。他们的晕厥管理流程是基于早期检测心脏病，以及急诊科和心律失常单元两个学科医务人员的多学科协作。SOU 提供一些专用床位，患者在此被监测 24 h 才出院或住院，使得该流程的应用成为可能。在另一个报道中，Sun 等[5] 假设基于晕厥指南的 ED 观察流程可使 50 岁以上中度危险患者的住院次数减少。他们比较了 ED 观察晕厥流程与常规住院患者的入院情况。所有患者均接受了初步 ED 评估，包括病史、体格检查、标准化实验室检查和 12 导联 ECG；此外，所有被分配到观察组的患者均接受持续 ECG 监测至少 12 h，在 EDOU 的最长停留时间不超过 24 h。结果显示，与对照组患者相比，被分配到观察组的患者住院率更低（15% *vs.* 92%），平均住院时间更短（29 h *vs.* 47 h），医院费用更低（平均费用为 1400 美元 *vs.* 2420 美元）。2 组患者在出院后短期严重结局发生率、一般健康效用、晕厥特异性生活质量和患者满意度方面均无显著差异。最近，Ungar 等[6]对 SOU 与住院 SU 联合应用是否能降低住院率和主要临床结局进行了研究。该研究既未应用特定流程，也未对患者进行危险分层。结果显示，在同一家医院联合应用 SOU 和 SU 可显著提高诊断性能，并且不会增加短期不良事件。

Grossman 等[7]的回顾性研究评估了晕厥患者 1 日住院治疗和 SOU 留观两者结局和诊断的差异。晕厥患者被分成 3 组：1 日住院病房、SOU 留观和完全住院。该研究未对患者进行危险分层。各组患者晕厥的确定病因没有实质性差异，即 74% 的患者完全住院，64% 的患者被安置到 1 日住院病房，64% 的患者在 SOU 留观接受评估。Numeroso 等[8]对上述 6 项研究进行了荟萃分析。结果显示，SOU 可使诊断率提高、短期不良事件发生率降低，证明 SOU 是最佳的管理模式。

根据危险分层进行急诊科晕厥观察单元的晕厥管理

如果经 ED 初始评估后仍无法明确晕厥 / 晕倒的起因，则应在 SOU 识别与评估高危和中危患者[9-11]。特别是应遵循 2018 年 ESC 指南[11]基于文献和专家意见（表 13.1）给出的明确指导（图 13.1）。有意思的是，使用正式的危险分层评分得到的推荐

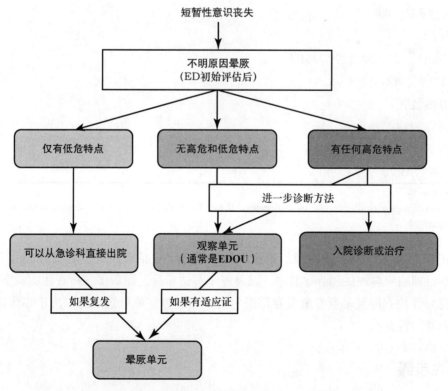

图 13.1　急诊科：根据危险分层进行的不明原因晕厥的管理。引自 Brignole 等[11]

表 13.1 ED 晕厥管理

推荐	推荐级别	证据水平
具有低危特点的患者，可能是反射性或情境性晕厥，或直立性低血压（OH）所致晕厥，可以从 ED 出院	I	B
对具有高危特点的患者，应安置在晕厥单元或 EDOU 尽早进行加强快速评估	I	B
对无高危和低危特点的患者，应安置在 SU 或 EDOU 进行观察	I	B
危险分层评分并不优于良好的临床判断，并且在 ED 不应单独进行危险分层	Ⅱb	B

引自 Brignole 等[11]。
OH：orthostatic hypotension，直立性低血压

强度较低（Ⅱb），因为很多人认为经验丰富的医生做出的判断是同样有效的。无论如何，2018 年 ESC 指南都增加了在 SOU 留观的适应证范围；值得注意的是，其中很多标准通常被认为是高风险标准（表 13.2）。

表 13.2 支持在 EDOU 留观的标准

病情稳定的、已知的器质性心脏病
严重的慢性疾病
劳力过程中发生晕厥
仰卧或坐位时发生晕厥
无前驱症状发生晕厥
晕厥时心悸
不适当窦性心动过缓或窦房传导阻滞
疑似设备故障或不当干预
预激 QRS 波群
SVT 或阵发性心房颤动
心电图提示有遗传性心律失常疾病
心电图提示 ARVC

引自 Brignole 等[11]
ARVC：arrhythmogenic right ventricular cardiomyopathy，致心律失常性右室心肌病；SVT：supraventricular tachycardia，室上性心动过速

在 SOU 留观期间，应对患者进行细致的处理，包括对所有患者实施的两个强制性步骤，即临床再评估和心律监测，以及三个可选步骤，即影像学检查和实验室检查、晕厥特异性检查以及晕厥专家或专科医生会诊。是否实施可选步骤取决于临床评估结果和患者的特点。

强制性步骤

1. 再评估 由于在 ED 可利用的时间有限，尤其是对有高危特点的患者，应进行

快速、深入的再评估，以便从病史和体格检查结果中获取更多的诊断信息，并提供更精准的危险分层。

2. 监测　监测应包括临床监测和技术检测（多参数监测，如 ECG、血压和血氧饱和度）。监测的根本原因是如果非低危患者发生心律失常性晕厥，则在晕厥事件发生后数小时内发现心律失常的可能性更高（1.9% ～ 17.6%）[11]；另一个原因是需要避免患者当下可能发生的危险。根据 Solbiati 等[12] 的一项研究，应持续监测至少 12 ～ 24 h。Thiruganasambandamoorthy 等[13] 对晕厥事件发生后 24 h 内到 ED 就诊的患者进行了前瞻性队列研究，根据加拿大晕厥风险评分对患者进行危险分层。对所有患者进行了 30 d ECG 监测。半数低危患者到达 ED 后 2 h 内出现心律失常，中危和高危患者则在 6 h 内发生。总体而言，91.7% 的中危和高危患者在 15 d 内发生心律失常（包括所有室性心律失常）。

可选步骤

1. 试验和检查　影像学检查和实验室检查的诊断率较低。在 ED，它们只是偶尔有助于确认相应的实验室检查结果。只有在晕厥事件中出现头部创伤的患者才需要做脑部 CT 检查。然而，头部影像学检查除了用于评估创伤以外，对大多数晕厥 / 晕倒患者几乎都没有用处。对 50 岁以上怀疑发生反射性晕厥的患者，应进行仰卧位和直立位颈动脉窦按摩。当怀疑患者有器质性心脏病或心血管原因所致晕厥时，有必要进行超声心动图检查。对于在劳力过程中或劳力后不久发生晕厥的患者，则应进行负荷试验。

2. 专科医生会诊　如果怀疑患者发生癫痫或心因性晕倒，则进行神经科会诊是有用的。在有并发症或身体衰弱的老年人发生不明原因的跌倒的情况下，也有必要进行老年科会诊。

3. 晕厥专家会诊　根据 EHRA 关于晕厥单元的说明，晕厥专家对病史线索和体格检查结果有足够的知识，以识别 TLOC 的主要形式，包括貌似 TLOC 以及直立不耐受综合征[14]。晕厥专家与 ED 医生之间的讨论有助于提高诊断率，也有助于建立患者到达医院内 SU 的快速通道。

SOU 组织

SOU 应当是 ED 内 OU 的一个组成部分，与 ED 共享医疗和护理人员。SOU 应配备用于进行 ECG 和无创血压（non-invasive BP，NIBP）监测的多参数监护仪。同时，SOU 还必须配备 ACLS 干预设备。根据意大利多学科晕厥研究小组（Italian Multidisciplinary Group for Syncope Study，GIMSI）的经验，SOU 应制订 TLOC 患者的管理规程，并与 SU 和参与会诊的其他专家（心脏病学家、精神病学家、神经病学家和老年病学家）共享[15]。对于更特殊的试验（如倾斜试验、直立位颈动脉窦按摩）以及向晕厥专家咨询，应根据当地的晕厥管理规程（表 13.3），将患者转诊至医院 SU。住院时间应不少于 6 h，且不超过 36 h。

表 13.3　SOU 组织

检测和咨询	具体内容
ECG 和 BP 监测	ECG 和 NIBP 数据的收集，保存 24 h 或更长时间
全动站立试验	站立试验伴间歇性 NIBP 监测
颈动脉窦按摩	在 ECG 和 NIBP 监测下，当有适应证时，对 50 岁以上的患者根据症状进行仰卧位或直立位颈动脉窦按摩
超声心动图	当有适应证时，对怀疑存在器质性心脏病的患者进行超声心动图检查
血液学检查	当怀疑有贫血、电解质和（或）血糖异常、甲状腺疾病等情况时，需要做血液学检查
晕厥专家	晕厥专家咨询，共享管理规程，建立快速通道转诊到 SU
专家咨询	心脏病学家、老年病学家、神经病学家、精神病学家

引自 Brignole 等[11]。
ECG：心电图；BP：血压；NIBP：无创血压

晕厥观察单元与晕厥单元

　　SU 的特征是对出现短暂性意识丧失及其相关症状的院内和院外患者，可提供诊断和管理的标准化流程。SU 设有专门的工作人员，可对患者进行恰当的诊断和治疗，详见第 16 章。根据现有的经验[3-5]，在设置 SU 的医院中，SOU 和 SU 有共同的流程。因此，SOU 是 SU 的功能部分，对有必要进行阶梯式检查和治疗的 ED 晕厥患者，应转诊到 SOU。

结论

　　晕厥观察单元（SOU）作为 ED 内 OU 的一部分，经 ED 评估后，对于管理中、高危原因不明的晕厥 / 晕倒患者是一种较好的解决方案。SOU 应设备齐全，负责此单元工作的 ED 医生应至少具备处理晕厥的基本能力。与当地 SU 晕厥专家和其他参与晕厥 / 晕倒患者管理的专家共享晕厥管理规程也是很重要的。

　　利益冲突　无。

（覃秀川　译　张海澄　审）

参考文献

1. Napolitano JD, Saini I. Observation units: definition, history, data, financial considerations, and metrics. Curr Emerg Hosp Med Rep. 2014;2:1–8.
2. Medicare benefit policy manual. Chapter 6—Hospital services covered under part B. 2013. http://www.cms.gov/RegulationsandGuidance/Guidance/Manuals/downloads/bp102c06.pdf. Accessed 17 Oct 2013.
3. Shen WK, et al. Syncope Evaluation in the Emergency Department Study (SEEDS): a multidisciplinary approach to syncope management. Circulation. 2004;110:3636–45.
4. Rodríguez-Entem F, et al. Management of syncope in the emergency department without hospital admission: usefulness of an arrhythmia unit coordinated protocol. Rev Esp Cardiol. 2008;161:22–8.
5. Sun BC, et al. Randomized clinical trial of an emergency department observation syncope protocol versus routine inpatient admission. Ann Emerg Med. 2014;64:167–75.
6. Ungar A, et al. Assessment of a structured management pathway for patients referred to the Emergency Department for syncope: results in a tertiary hospital. Europace. 2016;18:457–62.
7. Grossman AM, et al. Comparison of 1-day emergency department observation and inpatient ward for 1-day admissions in syncope patients. J Emerg Med. 2016;50:217–22.
8. Numeroso F, et al. Role of emergency department observation units in the management of patients with unexplained syncope: a critical review and meta-analysis. Clin Exp Emerg Med. 2017;4:201–7.
9. Costantino G, et al. Syncope clinical management in the emergency department: a consensus from the first international workshop on syncope risk stratification in the emergency department. Eur Heart J. 2016;37:1493–8.
10. Casagrada I, et al. Management of transient loss of consciousness of suspected syncopal cause, after the initial evaluation in the Emergency Department. Emerg Care J. 2016;12:25–7.
11. Michele Brignole M, et al. 2018 ESC guidelines for the diagnosis and management of syncope. Eur Heart J. 2018;39:1883–948.
12. Solbiati M, et al. Predictive accuracy of electrocardiographic monitoring of patients with syncope in the emergency department: the SyMoNE multicenter study. Acad Emerg Med. 2020;27(1):15–23.
13. Thiruganasambandamoorthy V, et al. Duration of electrocardiographic monitoring of emergency department patients with syncope. Circulation. 2019;139:1396–406.
14. Kenny RA, et al. Syncope Unit: rationale and requirement – the European Heart Rhythm Association position statement endorsed by the Heart Rhythm Society. Europace. 2015;17:1325–40.
15. https://www.gimsi.it/

第14章 晕厥与晕倒的动态心电图监测：现状及应用

Richard Sutton and David G. Benditt

引言

晕厥和（或）晕倒是美国和欧洲国家急诊科（Emergency Department，ED）最常见的诊断[1-2]。虽然大部分患者的结局为良性，但晕厥/晕倒仍可导致创伤、生活质量降低，以及死亡风险增加[3-4]。因此，晕厥的预防非常重要，需要临床心脏电生理医生以及相关接诊医生予以关注。

专业学会的实践指南提供了晕厥病因的诊断策略[5-7]。简言之，如果进行详细的病史询问、体格检查以及特定的实验室检查（如心电图、超声心动图）等初始评估后，仍不能明确病因，则推荐应用短程或长程诊断性动态心电图（ambulatory ECG，AECG）[5-7]。其目的是捕获到患者出现自发性症状期间的心电图记录，从而明确或排除心律失常是否是引起症状的根本原因；或者发现潜在的无症状性心律失常（如快速非持续性室性心动过速），如果这种心律失常持续存在，则可导致患者晕厥。

对于诊断性 AECG 监测设备的选择，若事件发生频率较高（例如，每天1次或几乎每天1次），则指南推荐应用 Holter 监测；若事件发生频率较低（例如，每周1次或每月1次），则推荐可穿戴式事件监测设备或移动心电遥测装置（mobile cardiac telemetry，MCOT），植入式心电监测仪（insertable cardiac monitor，ICM）可用于症状发作频率更低的患者。然而，相关指南发布后的多项研究表明，尽管多数医生在大多数情况下按照指南进行诊治，但也有部分医生并未遵循指南建议[8-9]。此外，还有应用诊断性 AECG 监测晕厥/晕倒的患者，他们对 AECG 设备的种类以及选择相应设备的原因了解甚少[10]。患者深入了解 AECG 的相关知识，尤其是心律失常与症状的相关性，有利于提高其依从性和 AECG 的诊断效果。

医生实践中的发现

2015—2016 年开展了几项研究[8-9]，以调查医生在临床实践中应用诊断性 AECG

监测技术进行晕厥 / 晕倒评估的情况。所有研究的赞助方均为美敦力公司，但赞助方并无人员参与记录或解读观察结果。

参与调查的人员邀请的是所处地理位置不同的医生，包括不同专业的医生。调查对象需要排除意外摔倒或已知自己为癫痫发作的患者。

参与调查的美国医生分布于美国全部主要地区。医生的执业地点中，城市占 85%，农村占 15%。医生的临床执业时间为 12 ～ 20 年。图 14.1 表明，心脏科医生最常使用 AECG 监测，而其他专科医生对 AECG 的使用也较为广泛。

在美国的研究中，相应的医生包括以下 6 类：

（1）急诊科医生（$n = 35$）；

（2）初级保健医生（$n = 35$）；

（3）住院医生 / 内科医生（$n = 30$）；

（4）神经科医生（$n = 30$）；

（5）心脏科非设备植入医生（$n = 34$）；

（6）心脏科设备植入医生（$n = 35$）。

欧洲医生包括 33 名英国急诊科医生、40 名德国急诊科医生，以及 54 名英国心脏科医生和 50 名德国心脏科医生。在心脏科医生中，14 名英国医生和 20 名德国医生为非设备植入医生（$n = 34$），其余 40 名英国医生和 30 名德国医生为设备植入医生（$n = 70$）。在研究进行期间，MCOT 尚未在欧洲上市。

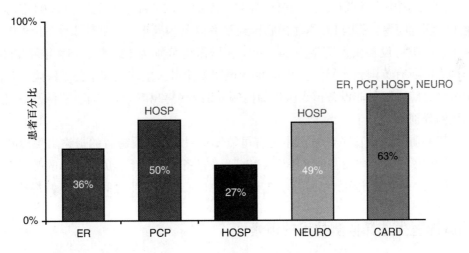

图 14.1　各专科医生应用 AECG 技术评估晕厥 / 晕倒患者的比例。各条形图上方的红色字母表示该专科医生与条形图所示专科医生有显著差异，$P < 0.05$

ER: emergency department，急诊科；PCP: primary care provider，初级保健医生；HOSP: hospitalist，住院医生；NEURO: neurologist，神经科医生；CARD: cardiologist，心脏科医生

美国医生的观察研究

在美国医生的研究中，参与调查的医生需要预估晕厥患者中应用 AECG 监测进行诊断性评估的比例。研究结果因专业不同而有所差异，初级保健医生预估为 25% ～ 30%，

心脏科医生预估超过 60%。促使医生应用 AECG 进行诊断性监测的主要因素包括：①检查结果提示存在基础心脏病或离子通道病；②患者主诉心悸；③晕倒伴物理性损伤。

此外，在不考虑器质性心脏病的晕厥 / 晕倒患者中，AECG 监测通常用于以下情况：反复晕倒和（或）多项检查后仍未发现异常的患者。

参与调查的医生需要根据晕厥事件发生的不同频率选择他们认为首选的 AECG 监测技术。对于症状发作频繁（如每天 1 次）的患者，25% 的医生选择 24 ～ 48 h Holter 以外的监测技术。对于预计晕厥发作频率约为每周 1 次的患者，74% 的医生选择事件记录仪或 MCOT（与 Holter 或 ICM 相比，$P < 0.05$）。相反，对于预计晕厥发作频率约为每年 1 次或更低的患者，62% 的医生选择 ICM（与 Holter、事件记录仪或 MCOT 相比，$P < 0.05$）。对于偶发事件，ICM 通常是最佳选择，但使用率较低，而且受设备功能以外的患者特异性因素的影响，例如：操作的侵入性、ICM 在某些区域的可用性以及保险覆盖限制等。结果表明，少数临床医生在临床实践中并不遵循指南推荐应用 AECG 监测技术。

可穿戴设备的预付成本低于 ICM 也是一个影响因素，但医生很少（20% ～ 50%）提到，故其局限性低于预期。医生对新一代设备的了解程度不同也是 ICM 使用率较低的原因之一，了解程度从急诊科医生的 37% 到心脏科设备植入医生的 100%。

欧洲医生的观察研究

英国 / 德国医生的调查结果来源于对 177 名医生（73 名急诊科医生和 104 名心脏科医生）的调查问卷。英国 ED 医生的临床经验平均为 14.4 年，心脏科非设备植入医生为 12.9 年，心脏科设备植入医生为 24.5 年。德国医生分别为 12.9 年、15.4 年和 12.6 年。参与调查的所有英国急诊科医生和 85% 的德国急诊科医生均就职于公立医院。英国和德国公立医院心脏科非设备植入医生的比例分别为 93% 和 58%，而心脏科设备植入医生的比例分别为 98% 和 82%。

由于心脏科医生比急诊科医生更有可能知道晕厥 / 晕倒患者的最终出院诊断，因此研究调查了心脏科非设备植入医生（NIC）及设备植入医生（IC）接诊的所有患者中诊断为晕厥 / 晕倒的比例。结果显示在英国和德国心脏科医生之间没有显著差异。

影响欧洲医生选择监测技术的因素

英国和德国的急诊科医生和心脏科医生均表示，选择 AECG 技术最重要的驱动因素为是否有助于提高诊断率，其次是预期短暂性意识丧失（TLOC）复发率。在设备选择方面，英国和德国医生都倾向于遵循符合当地情况的实践指南（英国为 NICE 指南[7]，德国为 ESC 指南[6]），但对不同的病例存在明显的分歧，这在急诊科医生中更为显著，可能与急诊科医生对心脏病学实践指南的了解程度不如心脏科医生有关。

研究结果表明，对于晕厥发生频率约为每天 1 次的患者，大多数英国急诊科医生（80%）都遵循 NICE 指南推荐[7]应用 Holter 监测，但如果预期晕厥发生率为每周

2 ～ 3 次，则并不遵循 NICE 指南推荐选择 Holter，而是更倾向于（73%）选择事件记录仪或 ICM（$P < 0.05$，与动态心电图相比）。另外，其中约有 30% 的医生还表示，与 NICE 指南推荐应用 ICM 相比，即使对于预期事件发生频率低于每 6 个月 1 次的患者，他们也会选择可穿戴式事件记录仪或 Holter。这种与指南建议不同的情况值得进一步探讨。

在德国急诊科医生中，有 69% 会遵循 ESC 指南[6] 而选择 Holter，以监测事件发生频率约为每天 1 次的患者（与事件记录仪和 ICM 相比，$P < 0.05$）；其余医生则更倾向于选择较长时程监测仪，但当事件发生率低于每 6 个月 1 次时，只有 46% ～ 54% 的医生遵循 ESC 指南而选择 ICM。约有 1/3 英国急诊科医生选择继续应用 Holter 或可穿戴式事件记录仪，德国急诊科医生的相应比例为 15% ～ 25%。

大多数（94%）英国心脏科医生会遵循 NICE 指南[7] 对事件发生频率约为每天 1 次的患者选择 Holter，但对于事件发生频率为每周 2 ～ 3 次的患者，只有 43% 的医生会遵循 NICE 指南推荐选择 Holter。对于预期事件发生频率低于每 6 个月 1 次的患者，大多数（75% ～ 83%）英国心脏科医生会遵循 NICE 指南而选择 ICM。

大多数（90%）德国心脏科医生也遵循 ESC 指南[6] 使用 Holter 监测发生频率约为每天 1 次的事件。对于事件发生频率为每周 2 ～ 3 次的患者，70% 的医生会遵循指南推荐选择 Holter。此外，对于症状性事件发生频率较低的患者，德国心脏科医生也会严格遵循 ESC 指南推荐选择动态监测仪。因此，76% ～ 82% 的医生在这种情况下会选择 ICM。

美国和欧洲医生的 AECG 随访监测

通常情况下，首次应用诊断性监测设备不能提供明确的结果。这种情况下，医生可选择继续进行一段时间的 AECG 监测（即随访监测）。选择随访监测策略的医生分为急诊科医生、在医院执业的心脏科医生和主要在诊室执业的心脏科医生。

研究结果显示，很多医生会坚持选择同样的 AECG 监测策略。约有 50% 的美国医生认为，虽然他们已经掌握所有的 AECG 监测技术，但即使首次应用可能无法确定诊断，他们仍然倾向于再次使用相同的可穿戴式 AECG 监测设备。这一比例在神经科医生中低至 33%，而在心脏科非设备植入医生中则高达 62%。

再次选择可穿戴式 AECG 监测设备而非 ICM 的主要原因包括以下几种：

1. 可穿戴式监测仪具有无创性（33% ～ 63%），尽管 ICM 植入操作极为简单；

2. 体外监测设备容易操作（43% ～ 55%），因为某些设备是现成可用的，而 ICM 需要预先设置；

3. ICM 的数据传输存在感知负荷（20% ～ 53%）。这种情况在一些诉讼问题较多的地区尤其值得关注，在这些地区，如果大量材料中疏漏了关键信息，则可能会产生法律问题。

欧洲医生的随访监测结果与美国医生类似。尽管没有显著差异，研究仍表明德国急诊科和心脏科医生比英国医生更倾向于选择相同的监测方法。最重要的原因是体外监测设备操作简便（英国为 73%，德国为 60%），而且具有无创性（英国为 64%，德国为 60%）。

患者对应用 AECG 的认知

患者对 AECG 技术以及医生选择不同设备的原因知之甚少。一项研究纳入的对象来自美国（$n = 99$）、德国 / 英国（$n = 75$）和日本（$n = 40$），均选择 AECG 监测作为晕厥评估的一部分。调查要求询问患者对各种可用 AECG 技术的了解。并非所有患者均使用过全部 AECG 设备，研究者提供了所有类型设备的说明材料。采用 Likert 7 分量表进行作答（0 = 不知道，1 = 不重要，4 = 重要，7 = 非常重要，5 和 6 供作答者酌情评分）。

关于对设备功能的理解，美国患者在恰当使用 Holter 和事件记录仪方面得分最高。然而，美国患者得分与欧洲患者得分无显著差异，但显著高于日本患者对 Holter 或 ICM 认知程度的评分。这一结果与诊断性监测过程开始时进行的患者教育有关。从本质上看，美国患者接受了教育，因此他们的 Likert 评分要高于欧洲或日本患者。其中，对 Holter 和 ICM 认知程度的差异具有统计学意义。然而，即使得分最高，患者也表示仍需要接受更多相关教育。

研究要求调查对象对他们认为在选择诊断性 AECG 技术时最重要的因素进行排序（图 14.2）。识别晕厥病因和排除心源性病因是不同国家患者认为最重要的因素。从统

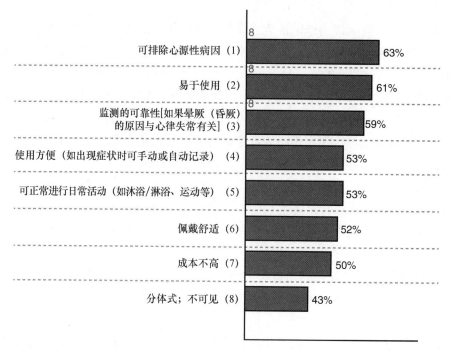

图 14.2　美国患者选择 AECG 技术时认为最重要的因素所占比例（例如，Likert 评分前 2 位）。红色数字 8 表示属性 8 与该属性具有显著差异。详见图内细节。

计学角度看，与日本患者相比，美国患者更明确地表示晕厥病因的鉴别对选择事件记录仪或 ICM 至关重要（$P < 0.05$）。分体式 AECG（即小型的或其他人看不见）这个因素的排序位次相对较低（图 14.2）。此外，关于患者对各种 AECG 技术在识别或排除心源性晕厥的有效性方面的认知程度，虽然没有统计学差异，但与欧洲和日本患者相比，美国患者对 ICM 的认知程度较高。

　　仅小部分患者认为成本是选择 AECG 技术的重要决定因素，美国和欧洲患者中关注这个因素的人群比例相似，日本患者较少。不同监测技术之间的差异不能用其他因素来解释，如更倾向于使用分体式监测仪或设备操作更容易。患者医疗保险计划的作用值得进一步研究，因为如果在国家医疗保险范围内，则成本即为次要的个人问题。

　　除成本外，还有少部分患者比较关注 ICM 的使用，这值得作为 ICM 建议的一部分进一步讨论（图 14.3）。尤其是手术风险和瘢痕大小等，虽然大多数患者不经常提到，但仍然值得纳入患者教育的内容。

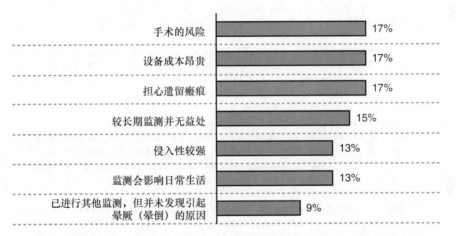

图 14.3　美国患者对医生推荐植入 ICM 用于诊断晕厥时关注的因素。大多数患者接受了建议，但相关内容反映了进行个体化患者教育时需要解决的一些问题

结论

　　研究晕厥的医生独立于其他特定学科，大部分情况下遵循当地的 AECG 指南；但少数医生并非如此。因此，对医生进行 AECG 应用的相关培训非常重要。此外，为了提高患者对 AECG 监测的依从性，尤其是在症状记录-心律失常一致性（或缺乏相关性）方面，患者需要并希望获取更多关于 AECG 设备操作的信息。

　　利益冲突说明　RS 声明，他是美敦力公司（Medtronic Inc.）的顾问，此前是美敦力公司（Medtronic Inc.）的临床研究授权持有人，在雅培实验室（Abbott Laboratories Inc.）的讲演局任职，并持有爱德华兹生命科学公司（Edwards Lifesciences Corp）、阿斯利康公司（AstraZeneca plc）和波士顿科学公司（Boston Scientific Inc.）的股权。

DGB 声明，他是美敦力公司（Medtronic Inc）和雅培实验室（Abbott Laboratories Inc）的顾问并持有其股权，同时得到了 Earl E. Bakken 博士家族在心脑研究方面的支持。

（梁 燕 刘 彤 译 杜军保 审）

参考文献

1. Anand V, Benditt DG, Adkisson WO, Garg S, George SA, Adabag S. Trends of hospitalizations for syncope/collapse in the United States from 2004 to 2013 – an analysis of national inpatient sample. J Cardiovasc Electrophysiol. 2018;29:916–22.

2. Blanc JJ, L'her C, Touiza A, Garo B, L'her E, Mansourati J. Prospective evaluation and outcome of patients admitted for syncope over a 1 year period. Eur Heart J. 2002;23:815–20.

3. D'Ascenzo F, Biondi-Zoccai G, Reed MJ, Gabayan GZ, Suzuki M, Costantino G, Furlan R, Del Rosso A, Sarasin FP, Sun BC, Modena MG, Gaita F. Incidence, etiology and predictors of adverse outcomes in 43,315 patients presenting to the Emergency Department with syncope: an international meta-analysis. Int J Cardiol. 2013;167:57–62.

4. Sandhu R, Tran DT, Sheldon RS, Kaul P. Syncope presentations to the Emergency Department. J Am Coll Cardiol. 2018;4(2):265–73.

5. Shen W-K, Sheldon RS, Benditt DG, Cohen MI, Freeman R, Forman DE, Goldberger ZD, Grubb BP, Hamdan M, Krahn AD, Link MS, Olshansky B, Raj SR, Roopinder KS, Soraija D, Sun BC, Yancy CW. 2017 ACC/AHA/HRS guideline for the evaluation and management of syncope, a report of the American College of Cardiology/America Heart Association Task Force on Clinical Practice Guidelines and the Heart Rhythm Society. J Am Coll Cardiol. 2017;136:e60. https://doi.org/10.1016/j.jacc.2017.03.003.

6. Brignole M, Moya A, de Langhe FJ, Deharo J-C, Elliott PM, Fanciulli A, Fedorowski A, Furlan R, Kenny RA, Martin A, Probst V, Reed MJ, Rice CP, Sutton R, Ungar A van Dijk JG. 2018 ESC Guidelines for diagnosis and management of syncope. The Task Force for the Diagnosis and Management of Syncope of the European Society of Cardiology. Eur Heart J. 2018;39:1–69. https://doi.org/10.1093/eurheartj/ehy037.

7. National Institute for Health and Clinical Excellence. Transient loss of consciousness ('blackouts') management in adults and young people. London: NICE; 2010.

8. Benditt DG, Adkisson WO, Sutton R, Mears RK, Sakaguchi S. Ambulatory diagnostic ECG monitoring for syncope and collapse: an assessment of clinical practice in the United States. Pacing Clin Electrophysiol. 2018;41:203–9.

9. Sutton R, Mears R, Kohno R, Benditt D. Ambulatory ECG monitoring for syncope and collapse: a comparative assessment of clinical practice in UK and Germany. Europace. 2018;20:2021–7.

10. Altinsoy M, Sutton R, Kohno R, Sakaguchi S, Mears RK, Benditt DG. Ambulatory diagnostic ECG monitoring for syncope and collapse: United States, European Union, and Japan patient perspectives. Submitted.

第15章 颈动脉窦综合征：病理生理与诊断

Jean–Jacques Blanc

解剖与生理

在人体解剖学上，颈动脉窦是位于甲状软骨上界水平、颈内动脉与颈外动脉分叉处上方的扩张区域。颈动脉窦从颈动脉分叉延伸到颈内动脉的近端部分。由于该水平处的动脉中膜肌层相对较薄，而外膜层又相对较厚，故窦部稍膨大。压力感受器是附着于神经末梢内细胞骨架上的调节神经末梢，密集分布在颈动脉窦壁上。

压力感受器，更恰当地应该称为"牵张感受器"，是对血压的快速变化非常敏感的压力感受小体。当压力感受器感知到血压发生快速变化时，例如个体从直立位转变为仰卧位时，血压升高可引起血管受牵拉，导致钠离子向神经末梢内转移，随即产生动作电位。这些压力感受器具有一种内在装置，可以在基线状态下以特定的频率产生动作电位。当压力感受器受到继发于血压升高引起的牵张刺激时，这一频率也会随之增加。引起动作电位频率停止增加的血压上限为 175 mmHg。正常平均动脉压为 93 mmHg，在这一数值水平，压力感受器的敏感性最高，即使是轻微的压力变化，也可导致动作电位快速发放。

颈动脉窦压力感受器的动作电位经由舌咽神经的分支 Herring 神经传入位于延髓的孤束核。血管收缩中枢、血管舒张中枢和心脏抑制中枢也位于延髓以及脑桥下 1/3 区域。这些中枢接收来自孤束核的"结构化"冲动，孤束核将传出冲动沿交感和副交感神经传递至心脏和血管。冲动主要通过副交感迷走神经到达心脏。交感冲动首先到达脊髓的中间外侧段，由中间外侧段发出的传出运动脊神经进入与脊髓走向平行的交感神经节。节后交感神经最终到达心脏和外周血管床。另一支节前交感神经也支配肾上腺髓质，引起肾上腺素和去甲肾上腺素的释放，导致交感活性继发性增强。最终结果是使血压升高或降低，从而纠正血流动力学紊乱。总之，压力感受器反射像其他反射弧一样，由以下三部分组成：

- 传入神经：传递来自颈动脉窦压力感受器的冲动。
- 神经中枢：信号处理单元，位于上延髓和脑桥。

- 传出神经：包括副交感神经和交感神经，支配效应器（如心脏、血管等）。

颈动脉窦按摩可对压力感受器产生物理牵拉作用，模拟血压升高。颈动脉压力感受器的传入冲动发放频率增加，通过反射弧引起交感系统失活和副交感系统激活，最终导致血压降低和心率减慢。

病理生理

前文提到的压迫颈动脉窦期间可引起心率减慢和血压下降的反射，在很久以前就已经被认识到，这或许甚至可以追溯到古希腊时期。然而，这种诱发的心率和血压变化在绝大多数人群中只是轻微的。而对于另外一些个体，颈动脉窦按摩（carotid sinus massage，CSM）引发的反应被极度放大，可诱发持续数秒的心脏停搏，并且通常伴有血压显著降低。根据目前的临床定义（尽管有些武断，后文将提到相关的争议），当心室停搏持续 > 3 s 和（或）收缩压降低 > 50 mmHg 时，被认为是显著异常，称为颈动脉窦过敏（carotid sinus hypersensitivity，CSH）。

CSH 的流行病学

一项全科诊所注册研究显示，272 例年龄 > 65 岁的个体中有 107 例（39%）存在 CSH。高龄和男性是 CSH 的独立预测因子[1]。然而，一部分作者认为，上文归纳的老年人 CSH 的诊断标准敏感性过高，需要加以修订［建议将心脏停搏 > 7.3 s 和（或）收缩压降低 > 77 mmHg 作为诊断标准］。根据这一新的诊断标准，同一人群[1-2]CSH 的患病率降低至 10%[3]。在年龄 < 40 岁的患者中，CSH 非常少见，在女性中尤其罕见[4]。

病因学

尽管压力感受器的功能随年龄增长而减弱，但某些老年人，尤其是男性，甚至即使是在受到轻微的颈部刺激期间，也会表现为反常的高度敏感性颈动脉压力反射，然而对其原因仍然知之甚少。该反射弧中过度敏感的部位仍不明确。下文归纳了一些高敏性问题的相关研究。

由于大多数 CSH 的老年人存在颈动脉窦僵硬，一些研究者把这种异常反射归因于压力感受器水平紊乱[5]。但是如果确实如此的话，那又怎么解释某些年龄 < 40 岁的年轻健康人存在 CSH，而很多颈动脉粥样硬化的老年人却没有呢？

其他一些研究者则认为缺陷位于中枢核水平。他们认为颈动脉压力感受器发出的传入动作电位是恰当的，中枢核的处理是异常的，所以经自主神经系统传递至心脏和血管的传出指令就被完全夸大了。支持中枢核病变这一观点的依据是，与无 CSH 的患者相比，CSH 患者压力反射相关中枢核内 tau 蛋白聚集增加[6]。然而，CSH 患者除孤束核以外，其他中枢核的功能完全正常[7]。因此，后者反证了反射通路中存在器质性中枢缺陷的假说。

问题不可能存在于反射弧的传出部分，因为这可能涉及多个不同的部位（心脏和很多血管）。另外，CSH 患者和对照组受试者的心交感神经活性也相似[8]。

在 20 世纪 90 年代中期，研究报道了胸锁乳突肌（而非其他颈部肌肉）慢性去神经支配与 CSH 之间的存在关联[7, 9]。尽管存在关联性并不意味着存在因果关系，但由于这两种结构之间存在密切的解剖关系，就很容易提出假设将这一发现与 CSH 的病理生理机制联系起来。该假说认为，随着年龄的增长，胸锁乳突肌慢性去神经退行性变性过程中断了颈部肌肉本体感觉与颈动脉压力感受器之间的正常信息整合，导致对 CSM 反应过度[7]。该假说最近受到了一项观察研究的挑战，即急性药物阻滞胸锁乳突肌并未导致对 CSM 反应性的增强[10]。然而，Lloyd 等[10]之后进行的研究是在年轻健康个体中进行的，且是使用药物急性阻滞胸锁乳突肌的；该模型与老年人的慢性退行性变性过程有显著的差异。因此，后续的研究需要完全验证或否定这两种功能障碍之间的关系。

最终的结论是，CSH 的病因目前尚不明确。似乎不可能仅仅以反射弧中某一个部位的异常来解释 CSH。未来的方向应当是研究多个促成因素（如胸锁乳突肌去神经支配和颈动脉窦僵硬）的相关缺陷。

颈动脉窦过敏与颈动脉窦综合征

当 CSH 患者出现自发性晕厥时，只有在 CSM 再次引起自发性症状的情况下，才被诊断为颈动脉窦综合征（carotid sinus syndrome，CSS）（详见下文）。在这种情况下，一般认为 CSS 是导致自发性晕厥的原因[11-12]。

颈动脉窦按摩与晕厥之间的因果关系

当无意间按压或按摩颈动脉窦时，如果转头，尤其是在衣领过紧的情况下，发生自发性晕厥的可能性很大。在颈部肿瘤患者、颈部手术或放射治疗后的患者中，这种因果关系也是真实的。然而，此类患者在 CSS 患者中仅占少数。如果不存在上述情况，则将 CSS 作为自发性晕厥的病因似乎更具有挑战性。然而，即使是在反射路径中不存在明显局部触发因素的情况下，也至少有两个论据支持 CSS 可诱发自发性晕厥。第一个论据是起搏治疗后晕厥复发率的前后比较。非随机研究表明，植入起搏器的患者的晕厥复发率低于无起搏器植入的患者。这些结果经随机试验得到了证实[13-14]。第二个论据是基于对 CSM 表现为心脏抑制反应的患者的植入设备所记录的自发性心脏停搏事件。在使用这一方法的试验中，记录到长时间心脏停搏的情况很常见[15-16]。这些结果表明，即使是在反射路径中不存在明显局部触发因素的情况下，不明原因的晕厥患者出现 CSM 阳性反应（详见下文）对自发性心脏停搏事件的发生具有高度预测性。

CSS 的流行病学

CSS 在一般人群中的发生率基本上仍不明确，即便仅仅是心脏抑制型也是如此。在就诊晕厥管理门诊 / 单元的患者中，年龄＜ 40 岁患者 CSS 的患病率＜ 4%，而＞ 80 岁的患者则为 41%[14, 17]。在 1855 例连续纳入的、年龄＞ 40 岁、经初始评估后仍不明原因的晕厥患者中，164 例（8.8%）考虑为 CSS[18]。这 164 例患者中 81% 为心脏停搏，19% 为血管抑制。在一项设计良好的多中心研究中，对 700 例患者进行了初始评估，结果显示其中 73% 有 CSM 指征，12% 的患者诊断为 CSS[19]。然而，在综合医院因晕厥而住院的患者中，CSS 的发生率差异非常大，其范围为 1% ～ 60%[20]。对这些差异至少有两种解释：①一些医院不做或者很少做 CSM[20]；②做 CSM 时，各中心采用的方法不同，并且不总是遵循推荐方案[21]。

CSS 的诊断

如上所述，CSS 的诊断需要具备两个条件：自发性晕厥的发生符合反射机制（这可以通过良好的病史采集获得），以及采用实践指南和下文归纳的正确方法实施的"CSM 阳性"。

CSM 的方法

最近发布的 ESC 指南中精确地描述了 CSM 的方法[21]。患者取仰卧位，面部转向待按摩的颈部血管对侧，在持续 ECG 和无创连续血压监测的情况下实施按摩。颈动脉最强搏动点定位于胸锁乳突肌前缘、下颌角与环状软骨之间的区域。在此最强搏动点处，使用第二、第三和第四指指尖，以上下移动的方式轻柔地压迫颈动脉，持续时间最长为 10 s，以诱发症状。如果反应为阴性，则以相同的时间重复按摩另一侧。之后，如果需要，可以使患者取仰卧位进行重复按摩，然后是直立位双侧按摩。按摩的间隔时间必须足够长，以使心率和血压恢复到基线水平。

如上所述，如果相关的心室停搏持续时间＞ 3 s 或者收缩压降低＞ 50 mmHg，则颈动脉窦按摩阳性考虑 CSH；然而，这些客观改变导致自发性临床症状复发（晕厥或者至少是先兆晕厥）时，则考虑 CSS 诊断。如果心脏停搏是由颈动脉窦按摩诱发的，则血管抑制成分可能会被掩盖，而揭示这一潜在的血管抑制反应可能对治疗和预后有意义。为了评估血压降低的独立作用，应在静脉注射 0.02 mg/kg 阿托品后重复进行颈动脉窦按摩，阿托品可消除迷走神经诱发的心脏停搏，故可呈现出血管抑制反应。CSM 阳性可以分为三种不同的形式。在至少一次按摩期间，CSM 引起症状复发，同时仅伴有单纯收缩压降低（无心脏停搏），则定义为血管抑制型。当使用阿托品消除了基线的心脏停搏后症状仍然存在时，则可诊断为混合型。当排除血管抑制反应后，症状与长时间的心脏停搏有关时，则可诊断为心脏抑制型。

最后需要再次强调，只有存在心动过缓（通常需要停搏＞6 s）和（或）明显的低血压，同时伴有自发性症状复发，才能诊断为 CSS。

CSM 的并发症

患者对颈动脉窦按摩（CSM）的耐受性良好，且很少出现并发症。其并发症主要是神经系统并发症。对 3 项研究招募的 7319 例患者分析了 CSM 的并发症，仅在 21 例（0.29%）患者中观察到神经系统并发症。另外，在这 21 例患者中，认为一些患者出现并发症的原因 CSM 也是推测的，因为事件发生在按摩数小时后。对于过去 3 个月内有明确 TIA 或脑卒中病史的患者和已知有颈动脉狭窄的患者，避免做 CSM 可能是合理的，尽管目前无精确数据支持这个建议。

结论

在某些患者中，主要是老年男性，颈动脉压力感受器的反射弧受损可导致一种"过度"反应。导致这种异常反应性增高的确切病理生理机制尚不明确。尽管如此，在某些患者中似乎已经明确这种异常反应可能是自发性晕厥发生的原因。CSM 是用于揭示这种异常反应的诊断方法，因此应该作为其中一些患者晕厥评估的一部分，用于经初始评估后仍然无法明确病因的晕厥患者（通常为老年男性）。

利益冲突　无。

（刘　杰　译　张海澄　审）

参考文献

1. Kerr SR, Pearce MS, Brayne C, Davis RJ, Kenny RA. Carotid sinus hypersensitivity in asymptomatic older persons: implications for diagnosis of syncope and falls. Arch Intern Med. 2006;166:515–20.
2. Brignole M, Menozzi C, Lolli G, Bottoni N, Gaggioli G. Long-term outcome of paced and non-paced patients with severe carotid sinus syndrome. Am J Cardiol. 1992;69:1039–43.
3. McDonald C, Pearce M, Newton JL, Kerr SR. Modified criteria for carotid sinus hyper-sensitivity are associated with increased mortality in a population-based study. Europace. 2016;18:1101–7.
4. Puggioni E, Guiducci V, Brignole M, Menozzi C, Oddone D, Donateo P, Croci F, Solano A, Lolli G, Tomasi C, Bottoni N. Results and complications of the carotid sinus massage per-formed according to the "method of symptoms". Am J Cardiol. 2002;89:599–601.
5. Healey J, Connolly SJ, Morillo CA. The management of patients with carotid sinus syndrome: is pacing the answer? Clin Auton Res. 2004;14(suppl 1):80–6.
6. Miller VM, Kenny RA, Slade JY, Oakley AE, Kalaria RN. Medullary autonomic pathology in carotid sinus hypersensitivity. Neuropathol Appl Neurobiol. 2008;34:403–11.
7. Tea SH, Mansourati J, L'Heveder G, Mabin D, Blanc JJ. New insights into the pathophysiol-ogy of carotid sinus syndrome. Circulation. 1996;93:1411–6.
8. Tan MP, Hawkins T, Chadwick TJ, Kerr SRJ, Parry SW. Cardiac iodine-123-meta-iodo-ben-

zylguanidine uptake in carotid sinus hypersensitivity. PLoS One. 2015;10:e0126241.

9. Blanc JJ, L'Heveder G, Mansourati J, Tea SH, Guillo P, Mabin D. Assessment of a newly recognized association. Carotid sinus hypersensitivity and denervation of sternocleidomastoid muscles. Circulation. 1997;95:2548–51.

10. Lloyd MG, Wakeling JM, Koele MS, Drapala RJ, Clayton VE. Carotid sinus hypersensitivity: block of the sternocleidomastoid muscle does not affect responses to carotid sinus massage in healthy young adults. Physiol Rep. 2017;5:e13448.

11. Roskam J. Un syndrome nouveau: syncopes cardiaques graves et syncopes répétées par hypereflexivité sinocarotidienne. Presse Med. 1930;38:590–1.

12. Weiss S, Baker J. The carotid sinus reflex in health and disease: its role in the causation of fainting and convulsions. Medicine. 1933;12:293–354.

13. Claesson JE, Kristensson BE, Edvardsson N, Wahrborg P. Less syncope and milder symptoms in patients treated with pacing for induced cardioinhibitory carotid sinus syndrome: a randomized study. Europace. 2007;9:b932–6.

14. Brignole M, Oddone D, Cogorno S, Menozzi C, Gianfranchi L, Bertulla A. Long-term outcome in symptomatic carotid sinus hypersensitivity. Am Heart J. 1992;123:687–92.

15. Menozzi C, Brignole M, Lolli G, Bottoni N, Oddone D, Gianfranchi L, Gaggioli G. Follow-up of asystolic episodes in patients with cardioinhibitory, neutrally-mediated syncope and VVI pacemaker. Am J Cardiol. 1993;72:1152–5.

16. Maggi R, Menozzi C, Brignole M, Podoleanu C, Iori M, Sutton R, Moya A, Giada F, Orazi S, Grovale N. Cardioinhibitory carotid sinus hypersensitivity predicts an asystolic mechanism of spontaneous neurally-mediated syncope. Europace. 2007;9:563–7.

17. Thomas JE. Hyperactive carotid sinus reflex and carotid sinus syncope. Mayo Clin Proc. 1969;44:127–39.

18. Solari D, Maggi R, Oddone D, Solano A, Croci F, Donateo P, Brignole M. Clinical context and outcome of carotid sinus syndrome diagnosed by means of the "method of symptoms". Europace. 2014;16:928–34.

19. Brignole M, Ungar A, Casagranda I, Gulizia M, Lunati M, Ammirati F, Del Rosso A, Sasdelli M, Santini M, Maggi R, Vitale E, Morrione A, Francese GM, Vecchi MR, Giada F, Syncope Unit Project (SUP) Investigators. Prospective multicentre systematic guideline-based management of patients referred to the syncope units of general hospitals. Europace. 2010;12:109–18.

20. Disertori M, Brignole M, Menozzi C, Raviele A, Rizzon P, Santini M, Proclemer A, Tomasi C, Rossillo TF, Scivales A, Migliorini R, De Santo T. Management of syncope referred for emergency to general hospitals. Europace. 2003;5:283–91.

21. Brignole M, Moya A, de Lange F, Deharo JC, Elliott PM, Fanciulli A, Fedorowski A, Furlan R, Kenny RA, Martın A, Probst V, Reed MJ, Rice CP, Sutton R, Ungar A, van Dijk JG. Guidelines for the diagnosis and management of syncope. Eur Heart J. 2018;39:1882–948.

第16章　短暂性意识丧失 / 晕倒患者电生理检查的适应证

Dan Sorajja

引言

当晕厥的病因为心律失常时，由于住院和门诊心脏监测有各种监测方法，所以更容易记录到晕厥相关的心律失常。一项荟萃分析显示，植入式心电监测仪的诊断率是外用心电记录仪、直立倾斜试验或电生理检查（electrophysiology study，EPS）等常规检查方法的 3.7 倍[1]。然而，部分患者为无症状性发作或心律失常无法触发记录设备，导致很难识别与晕厥事件相关的心律失常[2]。此时，EPS 在晕厥评估过程中具有重要作用。

随着心电监测技术的改进及适应证的减少，EPS 的应用逐渐减少，例如，植入式心脏复律除颤器（implantable cardioverter-defibrillator，ICD）作为心源性猝死的一级预防，有明确 ICD 适应证的患者不再需要进行 EPS。数据显示，经心脏病专家评估后，只有 3% 的不明原因晕厥患者进行了 EPS[3]。

尽管如此，当临床上怀疑晕厥由心律失常引起时，EPS 仍然有用。在某些情况下，EPS 可诱发心律失常，使患者出现反复意识丧失；而在另一些情况下，EPS 可发现传导系统疾病，这可对既往发生的晕厥事件提供合理的解释。尤其是对有器质性心脏病或心电图（ECG）异常的患者，EPS 可提供有价值的信息，从而改变患者的诊疗方案。

晕厥患者电生理检查的适应证

表 16.1 列出了评估晕厥 / 晕倒时进行 EPS 的适应证。对晕厥患者进行详细的病史采集、体格检查和心电图检查等初始评估后仍无法诊断病因时，EPS 检查能够提供帮助。在病史采集过程中，诱发因素通常是诊断病因极为重要的线索。

EPS 在晕厥评估中的作用取决于心律失常病因的预测概率，心律失常占晕厥病因的 14%[4]。从病史来看，心律失常导致的晕厥可发生于任何体位（包括卧位）情况下，且几乎没有任何前驱症状。劳力过程中发生晕厥提示可能为心源性晕厥。心律失常性

表 16.1   晕厥患者电生理检查的适应证[1, 24]

- Ⅰ类，B：晕厥以及既往有心肌梗死或其他瘢痕相关疾病的患者，经无创性检查仍无法明确晕厥病因时，应进行 EPS[1]
- Ⅱa类，B-NR：当怀疑晕厥患者的病因是心律失常时，进行 EPS 有助于明确病因[24]
- Ⅱa类，B-NR：对于不明原因晕厥伴有中度或重度成人先天性心脏病的患者，可进行 EPS[24]
- Ⅱa类，B-NR：当怀疑心脏结节病患者发生晕厥的原因是心律失常时，可进行 EPS[24]
- Ⅱa类，B：对于伴有双束支传导阻滞的晕厥患者，经无创性检查仍无法解释晕厥发生的原因时，可考虑进行 EPS[1]
- Ⅱb类，B-NR：疑似心律失常是晕厥病因，对于心电图呈 Brugada 波形的患者，当怀疑其发生晕厥的原因是心律失常时，可考虑进行 EPS[24]
- Ⅱb类，B：对于伴有无症状性窦性心动过缓的晕厥患者，当无创性检查（如心电图监测）无法明确晕厥与心动过缓之间的关联性时，可考虑进行 EPS[1]
- Ⅱb类，C：对于突发短暂性心悸后发生晕厥的患者，经无创性检查仍然无法解释晕厥发生的原因时，可考虑进行 EPS[1]
- Ⅲ类，无益处，B-NR：对于心电图、心脏结构和功能均正常的患者，除非怀疑其发生晕厥的原因是心律失常，否则不建议进行 EPS[24]
- Ⅲ类，有害，B-NR：对于有晕厥发作史伴早期复极的患者，在没有其他适应证的情况下，不应进行 EPS[24]

晕厥患者可伴有短暂心悸，但不具特异性（因为反射性晕厥患者亦可出现心悸）。其余可能提示心律失常是晕厥病因的病史包括既往有缺血性心脏病、左心室射血分数降低、既往有起搏器或 ICD 植入史或遗传性心脏病家族史。心电图及心脏结构异常提示心律失常为晕厥病因的可能性增大。

对所有晕厥患者进行初始评估时都应进行 12 导联心电图检查。需要注意的是，由于患者在评估时通常无症状，所以很多患者的心电图表现无明显异常。有时，通过心电图检查可发现晕厥的确切病因，如明显的心脏停搏、传导阻滞或快速性心律失常。其他疾病也可能具有诊断性心电图特征，如长 QT 间期综合征或 Brugada 综合征等离子通道病、肥厚型心肌病或致心律失常性右室心肌病等器质性心脏病，以及预激综合征等附加通道疾病。

在评估门诊或急诊科患者短期及长期风险的危险评分系统中，异常心电图的定义通常包括非窦性心律、束支传导阻滞、二度Ⅱ型房室传导阻滞、高度房室传导阻滞、完全性房室传导阻滞、病理性 Q 波、显著的 ST 段改变或 QT 间期延长[5-12]。表 16.2 中列出了提示心律失常为晕厥病因的异常心电图表现。

心脏结构性异常包括心肌病、心脏瓣膜病或传导系统疾病[13]。存在心脏结构性异常时，EPS 的诊断率约为 41%，其中 21% 的患者可诱发室性心动过速（VT），34% 的患者有心动过缓[14]。无论是缺血性还是非缺血性心肌病患者，晕厥病因尚未明确时均应考虑其是否由心律失常所致，这些患者可能受益于目标导向治疗及 ICD 治疗。

应注意，患者存在心律失常并不意味着其为晕厥的病因。年轻患者可因迷走神经张力增高而出现心动过缓，但这与晕厥没有因果关系。室上性心动过速（SVT）很少引起晕厥，但老年患者比年轻患者更有可能发生先兆晕厥或晕厥伴室上性心动过速。

表 16.2　提示心律失常为晕厥病因的异常心电图表现

- 心动过缓且心率低于 40 次 / 分（不包括迷走神经张力增加或药物作用）
- 非运动员清醒时窦性停搏时间 > 3 s
- 束支传导阻滞（尤其是交替性左、右束支传导阻滞）或双束支传导阻滞
- 莫氏 Ⅱ 型二度房室传导阻滞
- 高度房室传导阻滞
- 三度房室传导阻滞
- 室上性心动过速
- 频发室性期前收缩
- 非持续性或持续性室性心动过速
- 预激综合征
- Ⅰ型 Brugada 波
- 长 QT 间期或短 QT 间期
- 右心前区导联出现 Epsilon 波或 T 波倒置，提示为致心律失常性右室心肌病
- 左心室肥厚（特别提示为肥厚型心肌病）
- 病理性 Q 波或心肌梗死的心电图表现
- 起搏器或 ICD 功能异常，尤其是伴有心脏停搏

心房颤动伴快速心室率患者不太可能发生晕厥，除非复律后出现明显的心脏停搏。一项针对 ICD 治疗的系列观察研究显示，约有 9% 的患者在持续性单形性室性心动过速期间发生了晕厥[15]。

很多支持将 EPS 作为诊断工具的临床数据来自转诊中心，因其心律失常的预测概率很高。当心电图及心脏结构正常的患者出现晕厥时，EPS 对于诊断的意义通常不大，其诊断率为 2.6% ～ 10%[14, 16]。

电生理检查技术

电生理检查设备包括放置于心脏内的多电极导管，以识别可解释晕厥原因的各种心律失常。多电极导管至少包括放置于高位右心房（high right atrium，HRA）、希氏束和右心室（right ventricle，RV）的导管。有时，冠状窦（coronary sinus，CS）电极导管亦用于记录左心房电图和进行左心房刺激（图 16.1）。此外，对于部分患者，经动脉入路可用于监测诱发心律失常引起的血流动力学变化。动脉入路亦可逆行进入左心室，以记录左心室电图或进行左心室刺激。EPS 偶尔在倾斜试验中进行[17]。

HRA 电极导管应放置于窦房结附近。RV 电极导管可置于心尖部，但在某些起搏操作中可能需要重新放置于心底部。

评估晕厥的基础电生理检查方案

EPS 应包括表 16.3 中列出的基础测量参数。刺激方案旨在评估传导系统的稳定性，

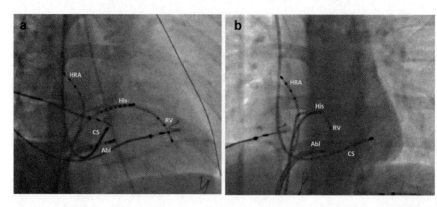

图 16.1 电生理检查时导管的放置部位。典型房室结折返性心动过速病例的导管放置部位。**a.** X 线透视下的右前斜位导管位置。**b.** X 线透视下的左前斜位导管位置。

HRA：high right atrium，高位右心房；RV：right ventricle，右心室；CS：coronary sinus，冠状窦；Abl：ablation catheter，消融导管

以及对观察到的心律失常的可诱发性和耐受性。基础电生理检查方案应包括表 16.4 中列出的步骤。

表 16.3 电生理检查的基础测量参数

- 心室周期长度（RR 间期）：体表心电图和心内电极导管记录到的连续两次心室信号的间隔时间。这个时间代表心率
- PA 间期：从最早的心房激动（可以在体表心电图、HRA 电极导管或 CS 电极导管上看到）到希氏束电极导管记录到心房电图的时间。这一间期延长提示心房内传导异常
- AH 间期：从出现心房电图到希氏束电极导管记录到到希氏束电图的时间。此间期代表心房信号到达房室结附近组织然后出现在希氏束的时间。该段时间容易受到各种因素的影响，尤其是自主神经张力的影响
- HV 间期：从希氏束电极导管记录到最早的希氏束电图到最早的心室激动的时间（可在体表心电图、RV 电极导管或希氏束电极导管上看到）。HV 间期可用于衡量希氏束通过浦肯野系统的传导是否正常
- QRS 持续时间：体表心电图上心室激活的持续时间
- QT 间期：体表心电图上心室激活和复极的持续时间

表 16.4 基础电生理检查方案

- 通过窦房结恢复时间（sinus node recovery time，SNRT）和校正窦房结恢复时间（corrected sinus node recovery time，cSNRT）评估窦房结功能
- 通过测量 HV 间期对突然出现心房起搏和心房期外刺激的反应评估希氏束-浦肯野系统
- 通过程序性电刺激评估室上性心律失常的可诱发性，如递减心房起搏和在两个周期长度下的两个期外刺激
- 应考虑药理学影响。如果 HV 间期不确定，则可使用普鲁卡因胺 10 mg/kg 或阿义马林 1 mg/kg。在临床怀疑为 SVT 的情况下，可使用异丙肾上腺素 0.01 ～ 0.04 μg/（kg·min）或阿托品 0.5 ～ 1 mg；对于室性心律失常患者，异丙肾上腺素的用药剂量与室上性心动过速患者相似

窦房结功能评估

窦房结功能障碍可表现为多种形式（图 16.2）：窦性心动过缓、窦性心律不齐、窦性停搏、快慢综合征、心房静止及变时性功能不全。与窦房结功能障碍表现相关的症状通常需要进行动态心电图监测。为了提高监测的诊断率，监测持续时间应当与预期发作频率相符。

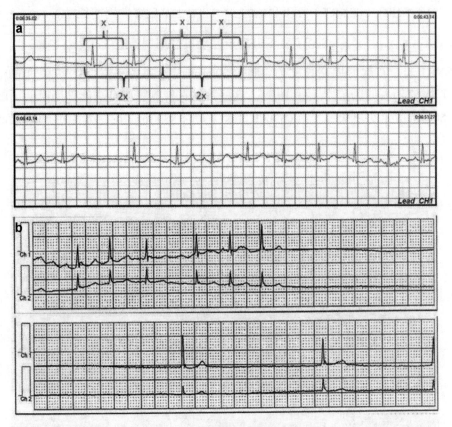

图 16.2　窦房结功能障碍举例。**a.** 动态心电图监测显示莫氏 II 型窦房传导阻滞，该患者有症状。**b.** 监测显示，在交界性逸搏节律出现之前，心房颤动自行终止时伴有 10.8 s（未显示 6 s）的长间歇

当窦房结功能障碍与症状之间具有相关性时，目前的共识是进行永久性起搏器植入治疗，这可有效缓解症状[1]。但是很多患者很少复发，或者之前症状发作时并没有造成显著不利影响。对于部分患者，如果其出现无症状心脏停搏或内在的窦房结功能疾病，则永久性起搏器仍可作为合理的治疗手段[1]。对于其他患者，则需要更多的临床证据，因此，进行窦房结功能障碍的 EPS 评估对怀疑晕厥是由心律失常引起的患者具有一定的意义。当患者出现无症状性窦性心动过缓，如心率低于 50 次 / 分或出现窦房传导阻滞时，心动过缓导致晕厥的预测概率可升高。

在评估窦房结功能时，需要测量的参数包括窦房结恢复时间（SNRT）和窦房传导

时间（sinoatrial conduction time，SACT）。当两者共同用于检测窦房结功能障碍时，它们的灵敏度和特异度分别为 68% 和 88%[18]。

估计 SNRT 时，运用的是窦房结的自律性和超速抑制的原理。窦房结超速抑制是通过比基础窦性节律快 30 ～ 60 ms 的心房起搏来实现的。该测定方式在两个或多个起搏周期长度下进行，通常从慢于基础窦性节律 20 ms 的周期长度开始。起搏停止后，SNRT 是从终止高位右心房起搏开始到窦房结活动自行恢复的时间。由于自主神经张力和窦性心律本身等多种因素对 SNRT 的影响，SNRT 可通过起搏前基础周期长度来进行校正。校正 SNRT（cSNRT）等于测出的 SNRT 减去基础窦性周期长度。

$$cSNRT = SNRT - 基础窦性周期长度$$

SNRT 通常在起搏周期长度为 400 ～ 500 ms 时达到最高值。SNRT > 1600 ms 或 cSNRT > 525 ms 时为异常（图 16.3）。这些数据在检测窦房结功能障碍时的灵敏度为 50 ～ 80%，特异度 > 95%。当 cSNRT 延长（如 > 800 ms）时，晕厥的风险比 cSNRT

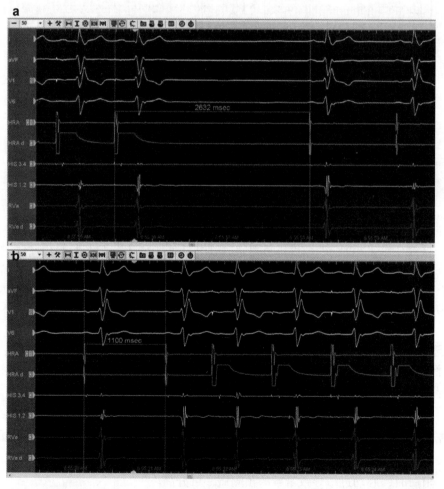

图 16.3 窦房结恢复时间（SNRT）异常。**a.** 窦房结超速抑制 30 s 停止后，窦房结活动在 2632 ms 后自行恢复。**b.** 起搏前窦性节律为 1100 ms，因此 cSNRT 为 532 ms

小于此临界值时高 8 倍[19]。当 SNRT > 2 s 或 cSNRT > 1 s，且排除其他病因时，窦房结功能障碍很有可能就是引起晕厥的原因[20]。对于 cSNRT 延长、有晕厥史和无症状窦性心动过缓的患者，应考虑植入永久性起搏器[1]。应该注意的是，尽管对窦房结功能障碍患者进行了起搏器治疗，但由于很多患者的窦房结疾病伴有血管抑制反射机制，因此复发率很高，5 年内约为 25%[1]。

　　Strauss 和 Narula 等描述了两种主要用于估计 SACT 的方法[21-22]。Strauss 的方法是[22]，在 8 次典型窦性搏动的"驱动序列"后，从 HRA 导管发放房性期前复合波。这种房性期前复合波以 5 ～ 10 ms 的增量逐渐提前，直到占据整个心房舒张期。当房性期前复合波导致一次没有完全代偿间歇的窦房结搏动提前出现时，房性期前复合波位于重整区。在这个区域，两个窦性搏动周期长度将比两个包含房性期前复合波在内的高位右心房活动的时间长。从理论上讲，这两次从 HRA 电极导管记录到房性期前复合波到窦房结恢复激活的时间代表了窦性搏动周期长度加上进入和离开窦房结的传导时间。因此，SACT 是从 HRA 电极导管上记录到房性期前复合波到窦房结活动恢复的时间，再除以 2 得到的数值。

　　Narula 的方法[21]是，以略快于窦性心律的节律（相比于窦性心率不超过 10 次 / 分）进行 8 次心房起搏。停止起搏后，分析随后 8 个或更多自发性窦房结周期。心房起搏程序以相同的起搏周期长度重复 4 次或 5 次。SACT 是最后一次起搏的心房电图和逸搏窦房结周期的心房电图之间的间隔时间，然后减去平均窦性搏动周期长度。假设没有自律性的抑制，这个时间间隔就代表激动进入和离开窦房结的传导时间。由于在某些患者观察不到窦房结重整区，所以使用 Narula 法测定 SACT 通常更容易。通常，采用 Narula 方法检测 SACT 比 Strauss 方法所测得的时间更短，在初始研究中为 2 ～ 77 ms，但两种方法之间的相关系数 $r = 0.97$。

　　除 SNRT 和 SACT 外，还可通过固有心率来评估窦房结功能，固有心率可用于衡量窦房结自律性。固有心率的估算方法如下所示：[23]

$$固有心率（次 / 分）= 118 -（0.57× 年龄）$$

　　通过联合使用 β 受体阻滞剂和抗胆碱药（如普萘洛尔 0.2 mg/kg 和阿托品 0.04 mg/kg），基本上可以消除自主神经对心率的影响。如果应用 β 受体阻滞剂和抗胆碱药治疗后，静息心率低于预期固有心率，则提示迷走神经张力可能比交感神经张力占优势。这可通过静脉注射 1 mg 阿托品并观察心率是否增加超过 20 次 / 分来进行确认。如果异常较低的固有心率没有增加或患者对阿托品没有反应，则提示可能为病态窦房结综合征[23]。

EPS 与传导系统疾病

　　对于有心源性晕厥病史的患者，应当考虑并评估其是否患有心脏传导系统疾病，尤其是房室传导阻滞（图 16.4）。此类患者可以在任何体位（包括平卧位）情况下发生晕厥，而且往往没有前驱症状。对晕厥复发的患者进行评估时，应进行动态体外心电

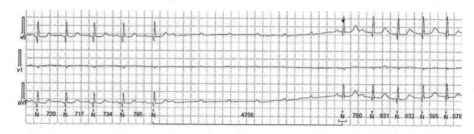

图 16.4   自发房室传导阻滞＞ 3 s

监测，监测时间应与晕厥复发的频率相符。对于没有复发或复发频率少于每月 1 次的患者，应考虑使用植入式心电记录仪[1, 24]。

对疑似为传导系统疾病的患者，当监测无法记录到症状发作或监测不可行时，可考虑进行 EPS。EPS 通过传导系统的不同特点来判断传导系统中存在的问题是来源于房室结还是房室结远端的希氏束–浦肯野纤维（表 16.5）。由于房室结具有自律性或可自动除极，与通常情况下不显示自律性的希氏束–浦肯野纤维系统和心室肌细胞相比，房室结可产生更稳定的逸搏节律，因此，电生理检查具有重要的临床意义。心电图表现和监测记录可提示房室结存在传导阻滞，其中包括 PR 间期＞ 300 ms，窄 QRS 波群和莫氏Ⅰ型二度房室传导阻滞。房室结远端导致的房室传导阻滞可表现为宽 QRS 波群或莫氏Ⅱ型二度房室传导阻滞。

表 16.5   提示房室结阻滞与房室结外阻滞的心电图表现

房室结传导障碍
- 成组搏动
- PR 间期延长
- 窄 QRS 波群
- 运动时心率加快
- 使用阿托品时心率加快
- 颈动脉窦按摩时心率减慢

房室结下传导障碍
- 非成组搏动
- PR 间期缩短
- 束支传导阻滞或宽 QRS 波群
- 运动时心率减慢
- 使用阿托品时心率减慢
- 颈动脉窦按摩时心率加快

在 EPS 过程中，希氏束传导时间延长或希氏束波分裂提示希氏束传导系统内部病变，而 HV 间期延长可见于希氏束内部或外部病变，且 HV 间期延长的患者发展为房室传导阻滞的风险更高（图 16.5）。HV 间期正常或轻度延长（＜ 60 ms）的患者进展为房室传导阻滞的风险较低，为 2%～ 5%。Scheinman 的一项报道显示[25]，HV 间期正常的患者在随访过程中没有任何一例发生房室传导阻滞，而 HV 间期≥ 70 ms 的患者中有 26% 发生房室传导阻滞（图 16.6）。另一项系列研究结果显示，HV 间期延长的患者 7 年内发生房室传导阻滞的风险为 28%[26]。因此，与其他研究类似，HV 间期 ≥ 70 ms 是未来发生房室传导阻滞的一个预测指标。

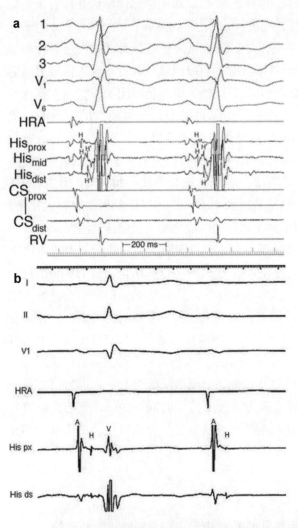

图 16.5　希氏束内部与外部病变。**a.** 与希氏束内部病变一致的希氏束波分裂。**b.** 希氏束外部病变可见心房电图和希氏束电图，未见心室激动

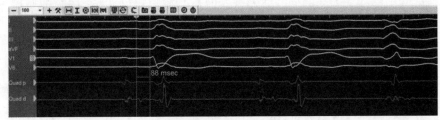

图 16.6　基础 HV 间期 > 70 ms

当 HV 间期轻度延长时，可以使用钠通道阻滞剂，如普鲁卡因胺、阿义马林或丙吡胺等药物，以提高 EPS 的诊断率。如果 HV 间期显著延长至 > 100 ms，则可发生莫氏 II 型二度房室传导阻滞、高度房室传导阻滞或完全性心脏传导阻滞，而且在 5 年的随访时间内，这些患者中约有 2/3 可出现自发性房室传导阻滞[27-28]。

当晕厥患者出现束支传导阻滞时，需要考虑其他相关因素。在指南中，晕厥伴有束支传导阻滞是对患者进行起搏治疗的适应证。右束支传导阻滞伴左前分支传导阻滞是发生完全性房室传导阻滞前最常见的心电图类型[29]。对不明原因晕厥并伴有束支传导阻滞的患者，当 HV 间期 ≥ 70 ms 时，应进行永久性起搏器植入治疗[30-31]。由于存在心动过缓或传导阻滞的患者进展为房室传导阻滞的风险更高，所以此类患者可明显受益于永久性起搏器植入治疗[32]。然而对于所有不明原因晕厥伴有双束支传导阻滞的患者均进行经验性起搏器治疗，则受益较小[33]。此外，束支传导阻滞患者发生室性心律失常和心源性猝死的概率较高。部分患者发生晕厥的原因是可诱发的室性心律失常[34-37]。评估束支传导阻滞时，应考虑患者是否有其他合并症，如左心室射血分数降低或既往心肌梗死病史等，以分析室性心律失常的可诱发性。程序性刺激引起室性心律失常并不能认为患者的死亡风险增加，而此类患者可能是植入 CRT-ICD 的适应证[35-36]。此外，在晕厥伴束支传导阻滞的患者中，血管迷走性晕厥占有较大比例，如果此类患者的主要表现为血管抑制型晕厥，则他们可能无法通过起搏器治疗获益。

通过程序性刺激，心房起搏递减可见于不到 5% 的病例，提示希氏束内或希氏束外传导阻滞，但这种刺激可以预测房室传导阻滞。5% ～ 6% 的病例出现 HV 间期延长 > 10 ms 或发生二度房室传导阻滞时，随访 42 个月后，其中有 40% 的病例会进展为完全性心脏传导阻滞[27]。此外，对于有晕厥发作伴双束支传导阻滞病史的患者，如果在递减性心房起搏或药物干预下出现莫氏 II 型二度房室传导阻滞（希氏束外）或三度房室传导阻滞，则应进行永久性起搏器治疗[1]。研究显示，当植入永久性起搏器用于治疗二度或三度房室传导阻滞时，晕厥发生率在 5 年的随访时间内降低至 1% ～ 3.4%[38-39]。

希氏束内病变在心房期外刺激下可表现为希氏束传导时间 > 30 ms 或希氏束波分裂等。在偶联间期 < 350 ms 的心房期外刺激下出现房室传导分离可提示希氏束内部或外部病变[40-41]。

室上性心动过速

室上性心动过速（SVT）是一种不常见的晕厥病因，可导致约 2% 的病例发生晕厥[4]。然而，对于无器质性心脏病的晕厥患者，尤其当 SVT 的频率大于 160 次/分时，应当考虑是导致晕厥发作的原因（图 16.7）[42-44]。虽然发生快速性 SVT 的年轻患者较老年患者多，但老年患者在发作期间更容易出现先兆晕厥或晕厥发作。心悸和头晕症状可能与心率无关，但症状负荷可能与患者 SVT 发作时心室率超过预测最高心率的幅度有关。需要注意的是，心悸和头晕是非特异性的，可在血管迷走神经反射和室性心动过速之前出现。阵发性心房颤动患者也可伴有异常自主神经反应，可在心房颤动（房颤）发作时触发血管迷走性晕厥[45]。此外，心悸和头晕还可能与窦房结功能障碍或窦性心律恢复前的明显停搏有关，如房颤终止后的长间歇。对伴有先天性心脏病（如接受过 Fontan 手术、Ebstein 畸形、法洛四联症以及既往有 Mustard 手术史、Senning 手术史）的患者，房性心律失常可能是导致其发生晕厥的原因[24]。

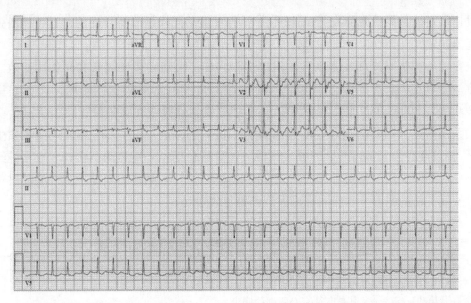

图 16.7　心室率＞ 160 次 / 分的快速室上性心动过速。此例患者为顺向传导性房室折返性心动过速，心室率为 170 次 / 分

所需设备对 EPS 来说非常重要。如上所述，电极导管应包括 HRA、希氏束和右心室电极导管。医生应重点监测动脉血压，这可作为确定任何可诱发性心律失常的血流动力学耐受性的快速参考指标。此外，还应考虑是否放置 CS 电极导管，因为其有助于确定电活动顺序，也可用于刺激左侧心房。程序性刺激应以能够抑制心律失常的最小值在镇静状态下进行。程序性刺激应包括：递减性心房起搏以及在 2 个驱动周期内最多予以 2 次期外刺激。如果未诱发心律失常，则可使用异丙肾上腺素 0.01 ～ 0.04 μg/（kg·min）或阿托品 0.5 ～ 1 mg，并在药物作用和冲洗阶段重复实施起搏方案。

室性心动过速

室性心动过速约占晕厥发作原因的 3.8%[4]。室性心动过速患者晕厥发生率较高可能与此类患者患器质性心脏病及左心功能减退更多见有关。然而，心脏结构正常者亦可出现室性心动过速，包括分支性室性心动过速及特发性室性心动过速，它们可起源于右室流出道、主动脉瓣、左心室顶部、三尖瓣环、二尖瓣环、房室交界区及乳头肌[46-47]。先天性离子通道病（如长 QT 间期综合征、Brugada 综合征和儿茶酚胺敏感性多形性室性心动过速）患者在无其他心脏结构性异常的情况下亦有发生多形性室性心动过速的风险。

需要注意的是，大多数室性心动过速患者在之前的心搏骤停或持续单形性室性心动过速发作过程中都没有发生晕厥，其中 64% ～ 91% 的患者意识仍保持清醒，如果之前室性心动过速发作时无意识丧失，则室性心动过速不太可能是导致晕厥复发的原因[15]。尽管如此，如果既往发生过心肌梗死的患者出现持续单形性室性心动过速，则室性心动过速很可能是导致晕厥发作的原因[48]。心室颤动同样是非特异性的，其可能由强烈的起搏导致[49]。

室性心律失常期间发生晕厥的机制多种多样，可能由多种因素共同作用所致。心室率 > 200 次 / 分的室性心律失常患者中有 65% 发生晕厥或先兆晕厥，而在心室率 < 200 次 / 分的室性心律失常患者中仅有 15% 发生晕厥或先兆晕厥（图 16.8）[50]。另一项系列研究显示，当室性心动过速周期长度 < 250 ms[15] 时，有 58% 的患者发生晕厥[15]。室性心律失常可导致晕厥发作的其他因素包括：心室运动不协调、自主神经张力改变、心率突然变化及心律失常发作时的体位等[51]。某些因素提示室性心动过速是导致晕厥发作的原因。相应的临床发现归纳见表 16.6。

表 16.6　提示室性心动过速为晕厥发作原因的临床发现

- 心室率 > 200 次 / 分
- 既往有持续单形性室性心动过速病史
- 患有冠状动脉疾病，尤其是既往有心肌梗死病史
- 患有器质性心脏病（如肥厚型心肌病、致心律失常性右室心肌病、心脏结节病）
- 左心室射血分数降低
- 左心室肥大
- 既往曾因先天性异常、血管重建、瓣膜置换或修复、肿瘤切除而接受心脏手术
- 存在长 QT 间期综合征、短 QT 间期综合征或 Brugada 综合征的心电图证据
- 信号平均心电图（SAECG）异常或 T 波交替
- 老年患者

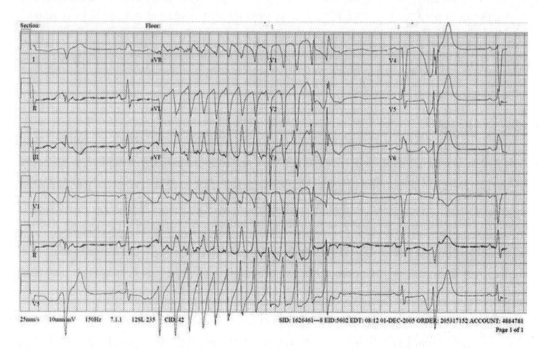

图 16.8　阵发性快速室性心动过速。此患者既往有晕厥病史，症状再次出现时，心电图显示非持续性室性心动过速，心室率为 215 次 / 分

部分患者存在某些易患因素，使其更容易发生严重的室性心律失常。可对无症状的心脏结节病患者进行 EPS，因为其中 11% 的患者容易出现可诱发的持续性室性心律失常，且预后不良[52]。对于晕厥伴 Brugada 心电图波形的患者是否应行 EPS 仍存在争议，但对怀疑为心律失常性晕厥而非血管迷走性晕厥的患者，EPS 具有一定的临床价值[53-55]。如果在程序性电刺激过程中通过 1 次或 2 次心室期外刺激可诱发室性心动过速或心室颤动，则表明此类患者发生心律失常事件的风险略有增加[56]。对有晕厥病史伴早复极心电图表现的患者，则不推荐进行 EPS，因为 EPS 不能鉴别心室颤动发生风险较高的患者[57]。对于伴有中、重度成人先天性心脏病的晕厥患者可进行 EPS，因为此类患者可发生单形性或多形性室性心动过速，尤其是伴有法洛四联症和大动脉转位的患者[58-59]。

通过 EPS 评估室性心律失常的可诱发性所需的设备与 SVT 类似，且应监测动脉血压，以评估血流动力学耐受性。在程序性电刺激过程中，如果条件允许，则应予以轻度镇静。程序性电刺激应包括：递减性心室起搏以及在 2 个驱动周期长度内最多予以 2 次期外刺激。如果没有诱发心律失常，则可使用 0.01 ～ 0.04 μg/（kg·min）异丙肾上腺素。在异丙肾上腺素发挥作用和冲洗阶段可重复进行程序性电刺激。

患者有不明原因晕厥并伴有与晕厥相关或严重的可诱发性室性心律失常为 ICD 植入的适应证。某些心脏病变容易引发严重的室性心律失常。伴有肥厚型心肌病、致心律失常性右室心肌病或心脏结节病的患者，在晕厥发作前发生过严重室性心律失常亦为 ICD 治疗的适应证。EPS 可诱发 76% 的临床心律失常，但常伴有其他非特异性的房性或室性心律失常[60]。然而，确定任何一种可诱发性心律失常是否具有临床意义都需要认真考量。如果患者既往有心肌梗死病史，那么任何一种可诱发性室性心律失常都很可能导致晕厥，而室性心动过速对非缺血性心肌病的预测价值较低。但当此类非缺血性心肌病患者出现明显左心室功能障碍和不明原因晕厥时，仍可进行 ICD 治疗[60-62]。此外，需要增强刺激方案（如在输注异丙肾上腺素的情况下予以 3 次心室期外刺激）才可诱导的室性心动过速特异性较低（图 16.9）。如果没有诱发持续单形性室性心动过速，则表明患者发生室性心动过速的风险较低，且预后较好[63]。

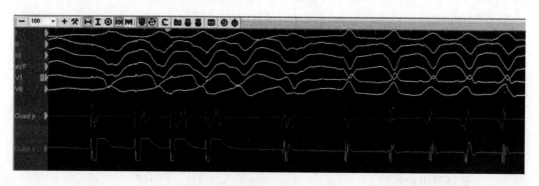

图 16.9　3 次心室期外刺激诱发的单形性室性心动过速

接下来讨论室性心律失常的消融治疗。对于具备 ICD 治疗适应证的患者，应注意 ICD 或许不能预防晕厥。一些研究表明，即使治疗前的检测间期较短，通过电击或非电击治疗终止心律失常的发作也不足以预防晕厥发作。在心源性猝死-心力衰竭研究（SCD-HeFT）中，ICD、胺碘酮和安慰剂 3 个治疗组的患者晕厥发生率并无显著差异[20, 64]。

心律失常的消融治疗

对于任何一种可诱发性心律失常，问题的关键在于其是否是引起晕厥的临床原因，或者至少是一种足以成为罪魁祸首的心律失常。如果在进行 EPS 前有证据表明室上性心动过速是导致晕厥发作的原因，那么在进行 EPS 并尝试消融治疗前可以考虑应用抗心律失常药物治疗。如果在 EPS 期间可诱发室上性心动过速，则应考虑在进行 EPS 时就实施导管消融术，因为消融治疗可根治此类心律失常。对于可导致晕厥的室性快速型心律失常，无论患者是否存在器质性心脏病，药物治疗通常都是 ICD 或导管消融术的辅助治疗方式。导管消融术可使室性快速型心律失常的复发率降低，从而减少晕厥的复发[1, 62]。

对于由心律失常引起晕厥的患者，经 EPS 可以作出诊断，以便于通过导管消融进行根治。射频与冷冻能量是导管消融最常用的两种能量释放系统，但目前正在研究的替代能源，如激光球囊、高频超声和脉冲电场等或将在未来用于治疗[65-67]。

对于某些心律失常患者，如附加旁路传导（顺向和逆向传导性房室折返性心动过速）、房室结折返性心动过速和典型心房扑动等患者，消融治疗可使其长期随访治愈率达 95% 以上。对于其他心律失常患者，如心房颤动、非典型心房扑动、房性心动过速、特发性室性心动过速和折返性室性心动过速等患者，消融治疗的疗效也较好。

电生理检查无法明确的怀疑心律失常为晕厥病因的情况

尽管某些患者发生心律失常性晕厥的可能性较大，且进行了全面的电生理检查，但通过 EPS 仍无法得到确切的结论。在这种情况下，EPS 的阴性结果不能排除心律失常性晕厥。对于此类患者，应考虑应用植入式循环记录仪，因为其可提供长达 4 年的监测，以观察症状与潜在的心律失常是否具有相关性。对于束支传导阻滞、癫痫或不明原因跌倒的患者，已证实植入式循环记录仪具有诊断和成本-效益价值[1]。对怀疑有心脏传导系统疾病的患者，可考虑进一步予以动态心电监测或植入式循环记录仪。

结论

虽然 EPS 对于评估短暂性意识丧失和晕倒患者的作用逐渐减弱，但当怀疑患者的病因是心律失常性时，EPS 仍具有一定的作用。当患者的症状或意识丧失很少复发或者心电图检测无明显异常时，如果经全面的无创评估仍无法明确病因，则 EPS 的结果或许可以解释晕厥的原因。

（曲秀芬　译　张海澄　审）

参考文献

1. Brignole M, Moya A, de Lange FJ, Deharo JC, Elliott PM, Fanciulli A, et al. 2018 ESC Guidelines for the diagnosis and management of syncope. Eur Heart J. 2018;39(21):1883–948.

2. Furukawa T, Maggi R, Bertolone C, Fontana D, Brignole M. Additional diagnostic value of very prolonged observation by implantable loop recorder in patients with unexplained syncope. J Cardiovasc Electrophysiol. 2012;23(1):67–71.

3. Brignole M, Menozzi C, Bartoletti A, Giada F, Lagi A, Ungar A, et al. A new management of syncope: prospective systematic guideline-based evaluation of patients referred urgently to general hospitals. Eur Heart J. 2006;27(1):76–82.

4. Sorajja D, Nesbitt GC, Hodge DO, Low PA, Hammill SC, Gersh BJ, et al. Syncope while driving: clinical characteristics, causes, and prognosis. Circulation. 2009;120(11):928–34.

5. Costantino G, Perego F, Dipaola F, Borella M, Galli A, Cantoni G, et al. Short- and long-term prognosis of syncope, risk factors, and role of hospital admission: results from the STePS (Short-Term Prognosis of Syncope) study. J Am Coll Cardiol. 2008;51(3):276–83.

6. Del Rosso A, Ungar A, Maggi R, Giada F, Petix NR, De Santo T, et al. Clinical predictors of cardiac syncope at initial evaluation in patients referred urgently to a general hospital: the EGSYS score. Heart. 2008;94(12):1620–6.

7. Grossman SA, Fischer C, Lipsitz LA, Mottley L, Sands K, Thompson S, et al. Predicting adverse outcomes in syncope. J Emerg Med. 2007;33(3):233–9.

8. Quinn JV, Stiell IG, McDermott DA, Sellers KL, Kohn MA, Wells GA. Derivation of the San Francisco Syncope Rule to predict patients with short-term serious outcomes. Ann Emerg Med. 2004;43(2):224–32.

9. Reed MJ, Newby DE, Coull AJ, Prescott RJ, Jacques KG, Gray AJ. The ROSE (risk stratification of syncope in the emergency department) study. J Am Coll Cardiol. 2010;55(8):713–21.

10. Sarasin FP, Hanusa BH, Perneger T, Louis-Simonet M, Rajeswaran A, Kapoor WN. A risk score to predict arrhythmias in patients with unexplained syncope. Acad Emerg Med. 2003;10(12):1312–7.

11. Sun BC, Derose SF, Liang LJ, Gabayan GZ, Hoffman JR, Moore AA, et al. Predictors of 30-day serious events in older patients with syncope. Ann Emerg Med. 2009;54(6):769–78.

12. Martin TP, Hanusa BH, Kapoor WN. Risk stratification of patients with syncope. Ann Emerg Med. 1997;29(4):459–66.

13. DeMaria AN. Structural heart disease? J Am Coll Cardiol. 2014;63(6):603–4.

14. Linzer M, Yang EH, Estes NA, Wang P, Vorperian VR, Kapoor WN. Diagnosing syncope. Part 2: unexplained syncope. Clinical efficacy assessment project of the American College of Physicians. Ann Intern Med. 1997;127(1):76–86.

15. Freedberg NA, Hill JN, Fogel RI, Prystowsky EN, Group C. Recurrence of symptomatic ventricular arrhythmias in patients with implantable cardioverter defibrillator after the first device therapy: implications for antiarrhythmic therapy and driving restrictions. CARE Group. J Am Coll Cardiol. 2001;37(7):1910–5.

16. Sagrista-Sauleda J, Romero-Ferrer B, Moya A, Permanyer-Miralda G, Soler-Soler J. Variations in diagnostic yield of head-up tilt test and electrophysiology in groups of patients with syncope of unknown origin. Eur Heart J. 2001;22(10):857–65.

17. Hammill SC, Holmes DR Jr, Wood DL, Osborn MJ, McLaran C, Sugrue DD, et al. Electrophysiologic testing in the upright position: improved evaluation of patients with rhythm disturbances using a tilt table. J Am Coll Cardiol. 1984;4(1):65–71.

18. Rahimtoola SH, Zipes DP, Akhtar M, Burchell H, Mason J, Myerburg R, et al. Consensus statement of the conference on the state of the art of electrophysiologic testing in the diagnosis and treatment of patients with cardiac arrhythmias. Circulation. 1987;75(4 Pt 2):III3–11.

19. Menozzi C, Brignole M, Alboni P, Boni L, Paparella N, Gaggioli G, et al. The natural course of untreated sick sinus syndrome and identification of the variables predictive of unfavorable outcome. Am J Cardiol. 1998;82(10):1205–9.

20. Task Force for the D, Management of S, European Society of C, European Heart Rhythm A, Heart Failure A, Heart Rhythm S, et al. Guidelines for the diagnosis and management of syncope (version 2009). Eur Heart J. 2009;30(21):2631–71.

21. Narula OS, Shantha N, Vasquez M, Towne WD, Linhart JW. A new method for measurement of sinoatrial conduction time. Circulation. 1978;58(4):706–14.

22. Strauss HC, Bigger JT, Saroff AL, Giardina EG. Electrophysiologic evaluation of sinus node function in patients with sinus node dysfunction. Circulation. 1976;53(5):763–76.

23. Jose AD, Collison D. The normal range and determinants of the intrinsic heart rate in man. Cardiovasc Res. 1970;4(2):160–7.

24. Shen WK, Sheldon RS, Benditt DG, Cohen MI, Forman DE, Goldberger ZD, et al. 2017 ACC/AHA/HRS guideline for the evaluation and management of patients with syncope: a report of the American College of Cardiology/American Heart Association Task Force on Clinical Practice Guidelines and the Heart Rhythm Society. J Am Coll Cardiol. 2017;70(5):e39–e110.

25. Scheinman M, Weiss A, Kunkel F. His bundle recordings in patients with bundle branch block and transient neurologic symptoms. Circulation. 1973;48(2):322–30.

26. Dhingra RC, Palileo E, Strasberg B, Swiryn S, Bauernfeind RA, Wyndham CR, et al. Significance of the HV interval in 517 patients with chronic bifascicular block. Circulation. 1981;64(6):1265–71.

27. Gronda M, Magnani A, Occhetta E, Sauro G, D'Aulerio M, Carfora A, et al. Electrophysiological study of atrio-ventricular block and ventricular conduction defects. Prognostic and therapeutical implications. Ital Cardiol. 1984;14(10):768–73.

28. Kaul U, Dev V, Narula J, Malhotra AK, Talwar KK, Bhatia ML. Evaluation of patients with bundle branch block and "unexplained" syncope: a study based on comprehensive electrophysiologic testing and ajmaline stress. Pacing Clin Electrophysiol. 1988;11(3):289–97.

29. Katritsis DG, Josephson ME. Electrophysiological testing for the investigation of bradycardias. Arrhythmia Electrophysiol Rev. 2017;6(1):24–8.

30. Moya A, Garcia-Civera R, Croci F, Menozzi C, Brugada J, Ammirati F, et al. Diagnosis, management, and outcomes of patients with syncope and bundle branch block. Eur Heart J. 2011;32(12):1535–41.

31. Kusumoto FM, Schoenfeld MH, Barrett C, Edgerton JR, Ellenbogen KA, Gold MR, et al. 2018 ACC/AHA/HRS guideline on the evaluation and management of patients with bradycardia and cardiac conduction delay: a report of the American College of Cardiology/American Heart Association Task Force on Clinical Practice Guidelines and the Heart Rhythm Society. J Am Coll Cardiol. 2019;74(7):e51–e156.

32. McAnulty JH, Rahimtoola SH, Murphy E, DeMots H, Ritzmann L, Kanarek PE, et al. Natural history of "high-risk" bundle-branch block: final report of a prospective study. N Engl J Med. 1982;307(3):137–43.

33. Kalscheur MM, Donateo P, Wenzke KE, Aste M, Oddone D, Solano A, et al. Long-term outcome of patients with bifascicular block and unexplained syncope following cardiac pacing. Pacing Clin Electrophysiol. 2016;39(10):1126–31.

34. Fisch GR, Zipes DP, Fisch C. Bundle branch block and sudden death. Prog Cardiovasc Dis. 1980;23(3):187–224.

35. Englund A, Bergfeldt L, Rehnqvist N, Astrom H, Rosenqvist M. Diagnostic value of programmed ventricular stimulation in patients with bifascicular block: a prospective study of patients with and without syncope. J Am Coll Cardiol. 1995;26(6):1508–15.

36. Morady F, Higgins J, Peters RW, Schwartz AB, Shen EN, Bhandari A, et al. Electrophysiologic testing in bundle branch block and unexplained syncope. Am J Cardiol. 1984;54(6):587–91.

37. Tabrizi F, Rosenqvist M, Bergfeldt L, Englund A. Long-term prognosis in patients with bifascicular block--the predictive value of noninvasive and invasive assessment. J Intern Med. 2006;260(1):31–8.

38. Langenfeld H, Grimm W, Maisch B, Kochsiek K. Course of symptoms and spontaneous ECG in pacemaker patients: a 5-year follow-up study. Pacing Clin Electrophysiol. 1988;11(12):2198–206.

39. Aste M, Oddone D, Donateo P, Solano A, Maggi R, Croci F, et al. Syncope in patients paced for atrioventricular block. Europace. 2016;18(11):1735–9.

40. Dhingra RC, Wyndham C, Bauernfeind R, Swiryn S, Deedwania PC, Smith T, et al. Significance of block distal to the His bundle induced by atrial pacing in patients with chronic bifascicular block. Circulation. 1979;60(7):1455–64.

41. Petrac D, Radic B, Birtic K, Gjurovic J. Prospective evaluation of infrahisal second-degree AV block induced by atrial pacing in the presence of chronic bundle branch block and syncope.

Pacing Clin Electrophysiol. 1996;19(5):784–92.

42. Brignole M, Menozzi C, Moya A, Andresen D, Blanc JJ, Krahn AD, et al. Pacemaker therapy in patients with neurally mediated syncope and documented asystole: third international study on syncope of uncertain etiology (ISSUE-3): a randomized trial. Circulation. 2012;125(21):2566–71.

43. Krahn AD, Klein GJ, Norris C, Yee R. The etiology of syncope in patients with negative tilt table and electrophysiological testing. Circulation. 1995;92(7):1819–24.

44. Krahn AD, Klein GJ, Yee R, Takle-Newhouse T, Norris C. Use of an extended monitoring strategy in patients with problematic syncope. Circulation. 1999;99(3):406–10.

45. Brignole M, Gianfranchi L, Menozzi C, Raviele A, Oddone D, Lolli G, et al. Role of autonomic reflexes in syncope associated with paroxysmal atrial fibrillation. J Am Coll Cardiol. 1993;22(4):1123–9.

46. Lerman BB. Mechanism, diagnosis, and treatment of outflow tract tachycardia. Nat Rev Cardiol. 2015;12(10):597–608.

47. John RM, Stevenson WG. Outflow tract premature ventricular contractions and ventricular tachycardia: the typical and the challenging. Cardiol Electrophysiol Clin. 2016;8(3):545–54.

48. Olshansky B, Hahn EA, Hartz VL, Prater SP, Mason JW. Clinical significance of syncope in the electrophysiologic study versus electrocardiographic monitoring (ESVEM) trial. The ESVEM Investigators. Am Heart J. 1999;137(5):878–86.

49. Mittal S, Hao SC, Iwai S, Stein KM, Markowitz SM, Slotwiner DJ, et al. Significance of inducible ventricular fibrillation in patients with coronary artery disease and unexplained syncope. J Am Coll Cardiol. 2001;38(2):371–6.

50. Morady F, Shen EN, Bhandari A, Schwartz AB, Scheinman MM. Clinical symptoms in patients with sustained ventricular tachycardia. West J Med. 1985;142(3):341–4.

51. Huikuri HV, Zaman L, Castellanos A, Kessler KM, Cox M, Glicksman F, et al. Changes in spontaneous sinus node rate as an estimate of cardiac autonomic tone during stable and unstable ventricular tachycardia. J Am Coll Cardiol. 1989;13(3):646–52.

52. Mehta D, Mori N, Goldbarg SH, Lubitz S, Wisnivesky JP, Teirstein A. Primary prevention of sudden cardiac death in silent cardiac sarcoidosis: role of programmed ventricular stimulation. Circ Arrhythm Electrophysiol. 2011;4(1):43–8.

53. Probst V, Veltmann C, Eckardt L, Meregalli PG, Gaita F, Tan HL, et al. Long-term prognosis of patients diagnosed with Brugada syndrome: results from the FINGER Brugada Syndrome Registry. Circulation. 2010;121(5):635–43.

54. Priori SG, Gasparini M, Napolitano C, Della Bella P, Ottonelli AG, Sassone B, et al. Risk stratification in Brugada syndrome: results of the PRELUDE (PRogrammed ELectrical stimUlation preDictive valuE) registry. J Am Coll Cardiol. 2012;59(1):37–45.

55. Morita H, Kusano KF, Miura D, Nagase S, Nakamura K, Morita ST, et al. Fragmented QRS as a marker of conduction abnormality and a predictor of prognosis of Brugada syndrome. Circulation. 2008;118(17):1697–704.

56. Sroubek J, Probst V, Mazzanti A, Delise P, Hevia JC, Ohkubo K, et al. Programmed ventricular stimulation for risk stratification in the Brugada syndrome: a pooled analysis. Circulation. 2016;133(7):622–30.

57. Mahida S, Derval N, Sacher F, Leenhardt A, Deisenhofer I, Babuty D, et al. Role of electrophysiological studies in predicting risk of ventricular arrhythmia in early repolarization syndrome. J Am Coll Cardiol. 2015;65(2):151–9.

58. Khairy P, Harris L, Landzberg MJ, Fernandes SM, Barlow A, Mercier LA, et al. Sudden death and defibrillators in transposition of the great arteries with intra-atrial baffles: a multicenter study. Circ Arrhythm Electrophysiol. 2008;1(4):250–7.

59. Khairy P, Harris L, Landzberg MJ, Viswanathan S, Barlow A, Gatzoulis MA, et al. Implantable cardioverter-defibrillators in tetralogy of Fallot. Circulation. 2008;117(3):363–70.

60. Kusumoto FM, Calkins H, Boehmer J, Buxton AE, Chung MK, Gold MR, et al. HRS/ACC/AHA expert consensus statement on the use of implantable cardioverter-defibrillator therapy in patients who are not included or not well represented in clinical trials. J Am Coll Cardiol. 2014;64(11):1143–77.

61. Epstein AE, DiMarco JP, Ellenbogen KA, Estes NA 3rd, Freedman RA, Gettes LS, et al. 2012 ACCF/AHA/HRS focused update incorporated into the ACCF/AHA/HRS 2008 guidelines for device-based therapy of cardiac rhythm abnormalities: a report of the American College of Cardiology Foundation/American Heart Association Task Force on Practice Guidelines and the Heart Rhythm Society. J Am Coll Cardiol. 2013;61(3):e6–75.

62. Al-Khatib SM, Stevenson WG, Ackerman MJ, Bryant WJ, Callans DJ, Curtis AB, et al. 2017 AHA/ACC/HRS guideline for management of patients with ventricular arrhythmias and the prevention of sudden cardiac death: a report of the American College of Cardiology/American Heart Association Task Force on Clinical Practice Guidelines and the Heart Rhythm Society. J Am Coll Cardiol. 2018;72(14):e91–e220.

63. Link MS, Kim KM, Homoud MK, Estes NA, Wang PJ. Long-term outcome of patients with syncope associated with coronary artery disease and a nondiagnostic electrophysiologic evaluation. Am J Cardiol. 1999;83(9):1334–7.

64. Olshansky B, Poole JE, Johnson G, Anderson J, Hellkamp AS, Packer D, et al. Syncope predicts the outcome of cardiomyopathy patients: analysis of the SCD-HeFT study. J Am Coll Cardiol. 2008;51(13):1277–82.

65. Reddy VY, Neuzil P, Koruth JS, Petru J, Funosako M, Cochet H, et al. Pulsed field ablation for pulmonary vein isolation in atrial fibrillation. J Am Coll Cardiol. 2019;74(3):315–26.

66. Garcia R, Sacher F, Oses P, Derval N, Barandon L, Denis A, et al. Electrophysiological study 6 months after Epicor high-intensity focused ultrasound atrial fibrillation ablation. J Interv Card Electrophysiol. 2014;41(3):245–51.

67. Wei Y, Zhang N, Jin Q, Pan W, Xie Y, Chen K, et al. Comparison of efficacy and safety of laser balloon and cryoballoon ablation for atrial fibrillation-a meta-analysis. J Interv Card Electrophysiol. 2019;54(3):237–45.

第17章 晕厥评估单元：基本特点与现状

Kathleen E. Walsh and Mohamed H. Hamdan

流行病学和临床实践现况

晕厥在一般人群中很常见。其发病率取决于评估的人群。晕厥相关研究显示，晕厥的患病率为 15% ～ 39%，其中约 13.5% 的患者会出现复发性晕厥[1]。首次晕厥发作在人群中呈双峰分布，第一个发病率峰值年龄为 10 ～ 30 岁，中年人相对较少见，年龄为 65 岁以上的患者晕厥发病率再次达到峰值[2]。在弗雷明翰心脏研究中首次报道，晕厥的总体发病率为 6.2/1000 人 / 年。发病率随年龄增长而增高，70 岁时显著增高。晕厥的 10 年累计发病率为 6%[3]。在明尼苏达州奥姆斯特德县随机抽取 1925 名居民（年龄 ≥ 45 岁）的横断面研究中，有 364 名（19%）（中位数年龄为 62 岁）居民在其一生中经历过一次晕厥发作。女性患病率显著较高（22% *vs.* 15%，$P < 0.001$）[4]。虽然大多数晕厥患者在门诊接受评估，但也有不少患者到急诊科（ED）就诊。研究显示，3% ～ 5% 的急诊科就诊患者和 1% ～ 6% 的住院患者是因晕厥 / 晕倒而就诊的[5]。

尽管晕厥指南已发布，但在晕厥 / 晕倒患者的处理方式和管理方面仍存在显著差异。结果是在诊断评估晕厥 / 晕倒原因不明确的情况下，接诊医生经常收治患者住院，尤其是老年人。另外，还过度使用费用较高的检查（如脑部影像学检查），而未充分应用价廉的评估手段，如详细的病史采集、直立倾斜试验及颈动脉窦按摩等。这些做法使得患者入院率较高，而诊断率较低。为了解决这个问题，已有数种晕厥单元（syncope unit，SU）模式，并具有较好的前景。

设立晕厥单元的根本原因

设立 SU 的目的是降低不明原因晕厥 / 晕倒的发生率、住院率和每次诊断的总成本。2009 版 ESC 晕厥指南就已推荐设立正式的 SU，可以是虚体单元，也可以是实体单元，需配备晕厥专家并可进行恰当的诊断和治疗。术语"晕厥单元"（SU）的定义是主要对短暂性意识丧失（T-LOC）患者进行标准化诊断和管理的机构。然而，尽管指南推荐，在临床实践中仍然没有广泛设立 SU。

当使用标准化流程时，SU 已显示可使晕厥的漏诊率及误诊率降低，而在门诊和急诊科（ED），晕厥的漏诊率和误诊率可高达 40%。专用的晕厥评估单元也有助于减少不必要的住院。这是通过根据最近的晕厥指南进行危险评估来实现的（图 17.1）。在急诊科晕厥评估研究（the Syncope Evaluation in the Emergency Department Study，SEEDS）中[6]，中危晕厥患者被随机分配到 SU 组和标准化诊治组。与标准化诊治组相比，SU 组的诊断率较高（67% *vs.* 10%，*p* < 0.001），住院率较低（43% *vs.* 98%，*p* < 0.001），患者住院总天数从 140 天缩短至 64 天。在急诊观察晕厥方案（the ED Observation Syncope Protocol，EDOSP）临床试验中，就诊于急诊科的中危老年晕厥患者被随机分配至急诊观察晕厥方案组和住院组。结果显示，与住院组相比，急诊观察方案组患者住院率较低（15% *vs.* 92%），住院时间较短（29 h *vs.* 47 h），医院费用较低[7]。同样，其他涉及已设立的 SU 的研究也表明，通过减少入院次数、缩短住院时间和避免不必要的检测以及提高诊断率，可以降低费用[8]。

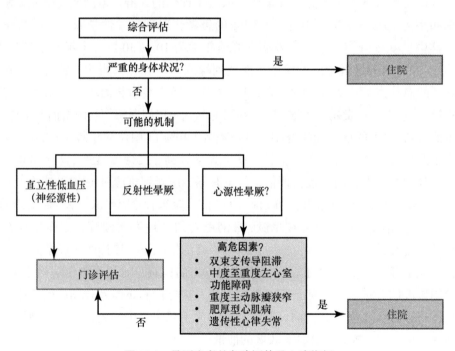

图 17.1 晕厥患者的危险评估及入院指征

晕厥单元的基本要求

建立 SU 时，需要考虑很多基本要求（表 17.1）。在开发和实施 SU 的初始阶段，应邀请主要利益相关者参与。利益相关者群体应包括医院 / 诊所管理者、转诊的医生（如 ED 医生、初级保健医生、内科和外科专家）、会诊医生（如耳鼻喉科、神经内科、精神病学、老年医学医生等）、护士、其他相关医疗专业人员和患者。建立 SU 时，了解市场是非常重要的。确定服务地区、当前和预期患者容量、诊所位置及转诊网络都是非常重要的。

表 17.1 晕厥单元的基本要求

人员配备
- 一个或多个任何专业的晕厥专家
- 为晕厥患者服务的专家团队（包括医生、执业护士、专科护士）

设施和协议
- 晕厥单元可供门诊患者、急诊科患者和住院患者使用
- 所有利益相关者均同意的内部诊断和管理方案

设备和程序
- 12 导联心电图
- 动态心脏监护仪（动态心电图、事件监护仪、Zio 贴片、ILR）
- 植入式心电监测仪（由受过培训的专业人员进行植入和监测）
- 24 小时血压监测
- 配有无创连续搏动血压监测仪的倾斜床
- 基础自主神经功能检测

治疗
- 所有晕厥患者均应接受 SU 的护理，直到治疗效果确定

数据
- 所有医疗记录应保留在 SU 数据库管理系统中
- 应探索与其他 SU 合作研究的可能性

对任何一个 SU，晕厥专家都是必不可少的。晕厥专家是全面掌握了各种形式的 TLOC 的病史线索和体检发现相关综合知识的专业人员。应用标准化操作流程可确保诊断与治疗路径清晰，并可减少晕厥专家之间的差异性。SU 应使用的检查和评估详见表 17.2。转诊到 SU 的患者包括 ED 患者、门诊患者和需要晕厥专家评估的住院患者（图 17.2）。

表 17.2 晕厥单元应有的检查和评估

初始评估
- 病史和体格检查
- 3 分钟立位血压测量
- 12 导联心电图

进一步检查和评估（有适应证时）
- 血液学检查（如电解质、全血细胞、D- 二聚体、葡萄糖检测等）
- 激发试验（有或无颈动脉窦按摩的直立倾斜试验）
- 监测（动态心电图、事件监护仪、Zio 贴片、ILR）
- 自主神经功能检测（站立试验、Valsalva 动作、深呼吸或其他自主神经功能）
- 心脏评估（超声心动图、运动试验、电生理检查、冠状动脉造影）
- 神经学评估（CT、MRI、EEG、视频 EEG）
- 老年患者评估（认知、步态和平衡、视觉功能、多重用药）
- 心理 / 精神评估（开展心理健康评估和服务）

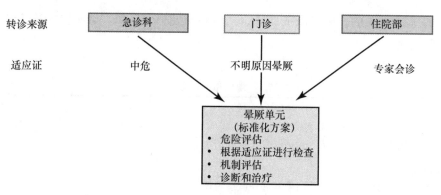

图 17.2 晕厥单元（SU）的转诊来源（包括适应证）

晕厥单元的各种模式

晕厥评估单元的设计各不相同，包括物理实体单元和虚拟单元两种模式。这些模式已证明可减少整体医疗服务的使用，并可提高诊断率[9]。英国（UK）设立的 SU 越来越多，相关信息在一个慈善组织 STARS（Syncope Trust and Anoxic Reflex Seizures，晕厥和缺氧反射性抽搐）的网站上列出，从而向患者提供晕厥和相关疾病的信息，网址为 http：//www.heartrhyrthmalliance.org/stars/uk/。意大利设立的 SU 数量也在不断增加，相关信息在意大利晕厥多学科研究小组 GIMSI（Gruppo Italiano Multidisciplinare per lo studio della Sincope）的网站上列出，网址为 http：//www.gimsi.it/。可以在这些网站上查询与患者地理位置较近的 SU。其他国家，包括爱尔兰、美国、加拿大、西班牙、葡萄牙、法国、荷兰、瑞典、日本、巴西、罗马尼亚、波兰和斯洛伐克等，也在开发类似的晕厥评估单元。以下是一些实体 SU 和虚拟 SU 的范例。

实体单元：在英国的纽卡斯尔设立了日间护理晕厥评估单元，又称纽卡斯尔跌倒和晕厥快速服务中心（Newcastle Rapid Access Falls and Syncope Service，FASS）。晕厥单元位于综合医院内的门诊区。患者转诊自社区诊所、急诊科和住院部。在国家和国际循证诊断程序的基础上，对老年跌倒患者和所有成年 TLOC 患者进行多学科诊治。晕厥单元由一名内科医生或老年科医生管理，并由受过专业培训的护士协助。此外，还可提供心脏内科和神经科会诊。明确的流程和教育方法是老年人跌倒和晕厥服务的一个整体功能[10]。快速晕厥分诊诊所（The Rapid Access Blackouts Triage Clinic，RABCT）是英国为晕厥患者提供的另一项服务，旨在为门诊患者提供快速的临床评估，并在适当情况下快速转诊给相应的专家[11]。

在美国设立的晕厥和跌倒诊所（The Faint and Fall Clinic，FFC）可供急诊科医生和医疗机构接诊晕厥/跌倒患者。FFC 应用多学科方法评估晕厥/跌倒患者。FFC 由一名心脏科医生或老年科医生管理，并由训练有素的高级护理人员协助。FFC 医生使用基于网络的交互式决策软件（该软件整合了最新的指南），对 TLOC 患者进行危险评估和管理。有适应证时，也可请神经科医生进行评估[12]。

急诊科晕厥观察单元（The Syncope Observational Unit，SOU）是在门诊区域的一个晕厥单元范例，由经验丰富的急诊医生管理，并由受过专业培训的护士和专科医生（如电生理医生、神经内科医生）支持。晕厥单元会收治就诊于急诊科的中危晕厥患者，并对患者进行监测和基于指南的评估。SEEDS（美国）和 EDOSP（西班牙）研究均表明，使用这种类型的晕厥单元可以提高诊断率，降低中危患者的住院率，并缩短住院总时间[13]。

虚拟 SU：功能性 SU 是利用最新的基于指南的流程图和软件，由心脏病专家管理，并由受过晕厥/晕倒评估培训的人员支持的虚拟单元。虚拟 SU 最早源于意大利，后来陆续被其他国家采用。转诊至虚拟 SU 的患者主要是门诊患者或急诊科患者。由专家通过面诊或电话对晕厥患者进行评估是虚拟 SU 发挥适当功能的关键。使用该模式的研究报道，虚拟 SU 与实体 SU 有相似的结果，包括均可降低住院率、减少总成本，并提高诊断率[14]。

随访和结果

无论使用何种 SU 模式，一旦完成检查并开始治疗，患者都会收到一份简明报告及具体说明。转诊机构也会收到一份书面综合报告，包括随访计划。随访可以是面诊、通过电话或使用安全的电子病历（EMR）进行信息发送。适当的随访对评估治疗效果、对接受长期心电图监测的不明原因晕厥患者进行诊断，以及对晕厥复发患者进行再次评估都非常重要。

随着标准化方法的采用，卫生保健系统可能会呈现住院率降低、诊断率提高，每位患者的费用降低。然而，基于很多原因，这种模式的推广目前仍面临着挑战，包括为晕厥患者提供医疗服务的各种类型医务人员以及各种利益相关者的投入。向各方保证这些改变符合患者的最佳利益是开始讨论并最终实施 SU 的关键。

未来展望

评估晕厥患者的具体目标包括确定预后风险（死亡、严重不良事件和晕厥复发），确定 LOC 的具体原因，以采用适当的治疗策略。虽然风险评估是在初始评估时进行的，但确定发病机制可能是一个挑战，因为事件本身通常是短暂的。SU 的主要作用之一是建立纵向随访，以确保作出正确的诊断，从而避免将来在晕厥复发的情况下进行重复检查。标准化方案包括长时程心脏监护，这有助于明确发病机制，而不是根据异常的检查结果（如侵入性的电生理检查和直立倾斜试验）来假设因果关系。

关于 SU 在有效性和结局方面是否比晕厥专家更有优势，目前仍存在争议。建立 SU（特别是实体 SU）需要投入巨大的成本，这仍然是值得关注的问题。虽然有必要在这一领域进行更多的研究，但是大多数医务人员也认识到晕厥专家的可及性仍然是一个地区、国家甚至国际层面的问题。因此，作者提出了一种新的方法，包括为一线医务人员配备一个基于网络的在线交互式决策工具，以便更好地遵循晕厥指南。使用这种工具可以为非晕厥专家提供最合适的关于最新的基于循证证据的治疗的教育资料和建议。使用交互式决策软件和标准化晕厥评估的研究表明，对指南的依从性增强可使住院率降低，也可减少不必要的检查，并可使诊断率提高、每次诊断的总费用降低[8]。我们最近比较了单独由一名执业护士管理并通过在线晕厥决策软件和视频会议咨询晕厥专家的 SU，与由一名晕厥专家管理的 SU 的临床结果[15]。结果发现，两组的诊断率相似，而且执业护士管理模式每次诊断的成本更低。这种模式提示，可以在无法及时就诊晕厥专科的地区推广标准化的高质量晕厥护理。

　　最后，需要注意的是，老年人晕厥和跌倒之间存在明显的交叠[16]。高龄患者的晕厥易感性增加，这与此类患者心率和血压调节障碍以及心律失常发生率增高有关。因为患者可出现遗忘，且通常缺乏目击者，所以复发性 TLOC 老年患者经常会跌倒。此外，短暂的血压下降可能会导致体位张力丧失以及无真正意识丧失的跌倒。因此，应考虑将跌倒的评估和管理纳入 SU，以便提供包括心血管评估在内的老年综合评估。

总结

　　晕厥单元的发展是为了确保对短暂性意识丧失患者进行从危险分层到诊断、治疗和随访的系统性评估。任何一个 SU 的成功都需要医生的支持和所有利益相关者的投入。研究结果表明，SU 不仅对患者有益，而且有益于对医疗支付方和卫生保健系统。此外，晕厥单元还可以在教育方面发挥重要作用，并可为医疗保健服务的创新提供机会。

（邢　燕　译　张海澄　审）

参考文献

1. Lamb LE, Green HC, Combs JJ, Cheeseman SA, Hammond J. Incidence of loss of consciousness in 1,980 Air Force personnel. Aerosp Med. 1960;31:973–88.
2. Moya A, Sutton R, Ammirati F, Blanc JJ, Brignole M, Dahm JB, et al. Guidelines for the diagnosis and management of syncope (version 2009): task force for the diagnosis and management of syncope of the European Society of Cardiology (ESC). Eur Heart J. 2009;30(21):2631–71.
3. Soteriades ES, Evans JC, Larson MG, Chen MH, Chen L, Benjamin EJ, et al. Incidence and prognosis of syncope. N Engl J Med. 2002;347(12):878–85.
4. Chen LY, Shen WK, Mahoney DW, Jacobsen SJ, Rodeheffer RJ. Prevalence of syncope in a population aged more than 45 years. Am J Med. 2006;119(12):1088.e1–7.
5. Costantino G, Sun BC, Barbic F, Bossi I, Casazza G, Dipaola F, et al. Syncope clinical management in the emergency department: a consensus from the first international workshop on syncope risk stratification in the emergency department. Eur Heart J. 2016;37(19):1493–8.

6. Shen WK, Decker WW, Smars PA, Goyal DG, Walker AE, Hodge DO, et al. Syncope evaluation in the emergency department study (SEEDS): a multidisciplinary approach to syncope management. Circulation. 2004;110(24):3636–45.

7. Sun BC, McCreath H, Liang LJ, Bohan S, Baugh C, Ragsdale L, et al. Randomized clinical trial of an emergency department observation syncope protocol versus routine inpatient admission. Ann Emerg Med. 2014;64(2):167–75.

8. Daccarett M, Jetter TL, Wasmund SL, Brignole M, Hamdan MH. Syncope in the emergency department: comparison of standardized admission criteria with clinical practice. Europace. 2011;13(11):1632–8.

9. Kenny RA, Brignole M, Dan GA, Deharo JC, Van Dijk JG, Doherty C, et al. Syncope Unit: rationale and requirement--the European Heart Rhythm Association position statement endorsed by the Heart Rhythm Society. Europace. 2015;17(9):1325–40.

10. Newton JL, Marsh A, Frith J, Parry S. Experience of a rapid access blackout service for older people. Age Ageing. 2010;39(2):265–8.

11. Petkar S, Bell W, Rice N, Iddon P, Cooper P, McKee D, et al. Initial experience with a rapid access blackouts triage clinic. Clin Med. 2011;11(1):11–6.

12. Brignole M, Hamdan MH. New concepts in the assessment of syncope. J Am Coll Cardiol. 2012;59(18):1583–91.

13. Rodriguez-Entem F, Gonzalez-Enriquez S, Olalla-Antolin JJ, Cobo-Belaustegui M, Exposito-Garcia V, Llano-Cardenal M, et al. Management of syncope in the emergency department without hospital admission: usefulness of an arrhythmia unit coordinated protocol. Rev Esp Cardiol. 2008;61(1):22–8.

14. Sousa P, Marques N, Faria R, Trigo J, Chin J, Amado J, et al. Syncope unit: experience of a center using diagnostic flowcharts for syncope of uncertain etiology after initial assessment. Rev Port Cardiol. 2013;32(7–8):581–91.

15. Hamdan MH, Walsh KE, Brignole M, Key J. Outreach syncope clinic managed by a nurse practitioner: outcome and cost effectiveness. J Telemed Telecare. 2018;24(8):566–71.

16. Anpalahan M, Gibson S. The prevalence of neurally mediated syncope in older patients presenting with unexplained falls. Eur J Intern Med. 2012;23(2):e48–52.

第四部分
选择性检查：时间与方法

第18章 头部和心脏影像学检查及心脏负荷试验对晕厥的诊断作用

Mohammed Ruzieh and Blair P. Grubb

引言

晕厥有多种病因，而且其中一些病因具有潜在的致命性。尽管如此，血管迷走性晕厥仍然是晕厥最常见的病因类型，虽然其复发率较高，但属于良性病程[1]。对于大多数患者，晕厥的病因可通过病史采集和体格检查明确。尽管如此，很多患者仍然接受了大量不必要的费用高而诊断效用低的检查。本章主要讨论头部影像学检查、心脏影像学检查以及心脏负荷试验在晕厥患者中的作用。

头部影像学检查的作用

继发于大脑结构异常或颈动脉疾病的晕厥较为罕见。然而，目前对不明原因晕厥患者却频繁地下医嘱行脑部 MRI、脑部 CT 和颈动脉多普勒超声（carotid Doppler ultrasound，CUS）等检查。在一项包含 15 项晕厥调查性研究的系统回顾中[2]，对 4103 例患者中的 432 例（10.5%）进行了 MRI 检查，对 4250 例患者中的 2434 例（57.3%）进行了 CT 检查，对 4220 例患者中的 751 例（17.8%）进行了 CUS 检查。尽管较高比例的患者检查结果异常：MRI 结果异常者占 19.2%，CT 占 11.6%，CUS 占 21.3%，但大多数异常被认为与晕厥无关，除了 1 例（0.02%）患者的 CT 扫描结果外，几乎所有的检查均未能提供新的有用信息。换言之，每做 10 000 例脑部 MRI、CT 或 CUS 检查，其中仅有 2 例可能导致患者的管理发生变化。

鉴于费用高、存在辐射风险（进行 CT 扫描）以及检查效用较低，美国和欧洲的指南[3-4]均不建议在评估晕厥患者的过程中常规进行头部影像学检查（表18.1）。然而，当晕厥导致明显的头部创伤，或者高度怀疑帕金森病、共济失调或认知损害时，进行脑部影像学检查（如 MRI 或 CT）则是合理的。

表 18.1　晕厥患者头部影像学检查建议

建议	2018 年版 ESC 指南		2017 年版 ACC/AHA 指南	
	类别	证据等级	类别	证据等级
常规脑部 MRI	Ⅲ	B	Ⅲ	B
常规脑部 CT	Ⅲ	B	Ⅲ	B
常规 CUS	Ⅲ	B	Ⅲ	B
怀疑为帕金森病、共济失调或认知损害时，行脑部 MRI	Ⅰ	C	无	

ACC：American College of Cardiology，美国心脏病学会；AHA：American Heart Association，美国心脏协会；ESC：European Society of Cardiology，欧洲心脏病学会

心脏影像学检查的作用

　　潜在的器质性心脏病导致的晕厥并非少见，而且预后较差[5]。因此，在进行详细的病史采集、体格检查和心电图检查后，若怀疑器质性心脏病为晕厥的病因，则对此类患者进行超声心动图这一心脏影像学检查是有用的。一项纳入了 650 例不明原因晕厥患者的研究显示，对于无心脏病病史且心电图正常的患者进行超声心动图检查没有意义。然而，对 20 例怀疑为主动脉瓣狭窄的患者进行超声心动图检查发现，其中 8 例患者存在严重的主动脉瓣狭窄[6]。

　　表 18.2 列举了晕厥的潜在心脏病原因以及相应的支持性病史、体格检查和心电图发现。最近的欧洲和美国指南在评估疑有器质性心脏病的晕厥患者时，分别将超声心动图列为Ⅰ类和Ⅱa 类推荐，详见表 18.3。与超声心动图相比，心脏 MRI 具有更高的空间分辨率。对于经超声心动图初步评估仍无法明确病因的患者，如怀疑为致心律失常性右室心肌病（arrhythmogenic right ventricular cardiomyopathy，ARVC）或肥厚型心肌病的患者，进行心脏 MRI 有助于明确病因。最后，与无晕厥的患者相似，除非根据病史怀疑患者有心脏缺血，否则不应将负荷超声心动图、心肌灌注显像或冠状动脉造影等缺血性心脏病的评估手段作为晕厥评估的必需内容。

表 18.2　心脏影像学检查有助于评估晕厥的常见心脏病原因

疾病	支持性病史	支持性体格检查结果	支持性心电图
严重的主动脉瓣狭窄	劳力性晕厥；可能与心绞痛和心力衰竭有关	响亮的延迟达峰的收缩期杂音；突出的 S4；细迟脉	符合左心室肥大的标准
梗阻性肥厚型心肌病	劳力性晕厥；心悸；心绞痛；心力衰竭；阳性家族史	双重心尖搏动；双重颈动脉搏动；收缩期喷射性递增-递减型杂音，且杂音随前负荷减小而增强	符合左心室肥大的标准；前壁和侧壁导联出现明显的 Q 波；ST 段 -T 波异常

续表

疾病	支持性病史	支持性体格检查结果	支持性心电图
致心律失常性右室心肌病	劳力性晕厥；心悸；心力衰竭；阳性家族史	晚期阶段右心室衰竭的体征（颈静脉压升高、肝淤血、下肢水肿）	右胸前导联 T 波倒置；ε 波；左束支传导阻滞型室性心律失常；下侧壁导联 T 波倒置和（或）右束支传导阻滞型室性心律失常（左侧发生病变时）
心包压塞	静息或劳力时发生晕厥；胸闷；气短；近期心包炎；恶性疾病病史；肾衰竭；近期心脏介入手术史或装置植入史；甲状腺疾病	心音遥远；颈静脉压升高；其他体格检查取决于病因	低电压；电交替
主动脉夹层	静息或用力时发生晕厥；突发胸痛伴肩胛区放射痛；症状发作可能与神经系统症状或肢体缺血症状有关	双上肢血压相差 20 mmHg 以上；脉压增宽（若夹层导致主动脉瓣反流）；心脏压塞体征；神经功能缺损；外周缺血的体征	若夹层扩大累及冠状动脉，则有急性冠状动脉综合征的表现（右冠状动脉最常受累）
梗阻性心脏肿瘤	静息或用力时发生晕厥；气短；体重减轻；发热；盗汗；心脏以外的恶性肿瘤；神经系统症状（若肿瘤导致全身栓塞）	舒张期隆隆样杂音（若肿瘤阻塞二尖瓣环或三尖瓣环）；其他器官黏液瘤；神经功能缺损（若发生栓塞）	心电图异常依赖于肿瘤所在的部位和侵袭性，或肿瘤附近可能导致心肌缺血或心包渗出的结构

表 18.3　晕厥患者的心脏影像学检查建议

建议	2018 年版 ESC 指南		2017 年版 ACC/AHA 指南	
	类别	证据等级	类别	证据等级
当怀疑器质性心脏病时行超声心动图检查	Ⅰ	B	Ⅱa	B
心脏 MRI	可以考虑		Ⅱb	B

ACC：American College of Cardiology，美国心脏病学会；AHA：American Heart Association，美国心脏协会；ESC：European Society of Cardiology，欧洲心脏病学会

心脏负荷试验的作用

　　运动性晕厥可以进一步细分为运动期间的晕厥和运动后晕厥。前者可能是由于心脏病原因所致，而后者常与过度的血管迷走反应有关。对于运动诱发的晕厥患者，在 ECG 监测下进行运动平板试验可以发现快速性心律失常，如 ARVC、Ⅰ 型长 QT 间期综合征、肥厚型心肌病和儿茶酚胺敏感性多形性室性心动过速（catecholaminergic polymorphic ventricular tachycardia，CPVT）等疾病。另外，即使是基线 ECG 正常的患者，运动诱发的高度房室传导阻滞也可能是由心动过速所致[7]，或者由运动诱发的冠

状动脉缺血或冠状动脉痉挛所致[8]。

对于部分患者，当怀疑有运动诱发的左室流出道（left ventricular outflow tract，LVOT）梗阻或运动诱发的肺动脉高压时，需要进行踏板运动超声心动图检查。

最近的欧洲和美国指南对运动期间发生晕厥的患者，将运动试验分别列为Ⅰ类和Ⅱa 类推荐。

结论

对于大多数患者，通过详细的病史采集和全面的体格检查可确定晕厥的病因。不应将头部影像学检查作为常规检查方法，而只有在怀疑晕厥 / 晕倒的病因为神经系统问题时，才建议进行该检查。同样，只有认为晕厥 / 晕倒的原因是器质性心脏病或心律失常时，进行心脏影像学检查和心脏负荷试验才是恰当的。

利益冲突　无。

信息披露： 无。

（刘　杰　译　刘文玲　审）

参考文献

1. Sheldon RS, Grubb BP, Olshansky B, Shen W-K, Calkins H, Brignole M, et al. 2015 Heart Rhythm Society Expert Consensus Statement on the Diagnosis and Treatment of Postural Tachycardia Syndrome, Inappropriate Sinus Tachycardia, and Vasovagal Syncope. Heart Rhythm. 2015;12(6):e41–63.
2. Pournazari P, Oqab Z, Sheldon R. Diagnostic value of neurological studies in diagnosing syncope: a systematic review. Can J Cardiol. 2017;33(12):1604–10.
3. Shen W-K, Sheldon RS, Benditt DG, Cohen MI, Forman DE, Goldberger ZD, et al. 2017 ACC/AHA/HRS Guideline for the Evaluation and Management of Patients with Syncope. A Report of the American College of Cardiology/American Heart Association Task Force on Clinical Practice Guidelines and the Heart Rhythm Society. Circulation. 2017;70(5):e39–e110.
4. Brignole M, Moya A, De Lange FJ, Deharo J-C, Elliott PM, Fanciulli A, et al. 2018 ESC Guidelines for the diagnosis and management of syncope. Eur Heart J. 2018;39(21):1883–948.
5. Soteriades ES, Evans JC, Larson MG, Chen MH, Chen L, Benjamin EJ, et al. Incidence and Prognosis of Syncope. N Engl J Med. 2002;347(12):878–85.
6. Sarasin FP, Junod A-F, Carballo D, Slama S, Unger P-F, Louis-Simonet M. Role of echocardiography in the evaluation of syncope: a prospective study. Heart. 2002;88(4):363–7.
7. Wissocq L, Ennezat PV, Mouquet F. Exercise-induced high-degree atrioventricular block. Arch Cardiovasc Dis. 2009;102(10):733–5.
8. Bharati S, Dhingra RC, Lev M, Towne WD, Rahimtoola SH, Rosen KM. Conduction system in a patient with Prinzmetal's angina and transient atrioventricular block. Am J Cardiol. 1977;39(1):120–5.

第19章 评估晕厥/晕倒的自主神经功能实验室检查及其意义

Christopher J. Mathias, Andrew P. Owens, and Valeria Iodice

引言

虽然晕厥和晕倒在各个年龄段均有发生，但在某些年龄段的发病率更高。弗雷明汉研究显示，在 20 岁以上的受试者中，3% 的男性和 3.5% 的女性至少经历过一次晕厥发作，而在年龄较大的受试者中，晕厥发生率明显增高[1]。青少年的晕厥患病率也很高[2]。晕厥和晕倒通常被称为"离奇跌倒""昏厥""跌倒"等，而且其发病率甚至可能高于报道的数据。晕厥发作可能由于神经系统（自主神经及非自主神经）问题、心脏问题、代谢及功能失调所致[3]。

晕倒和晕厥患者占医院急诊科就诊人数的 3% 以及所有住院人数的 6%，每年可影响 6/1000 的人口[4]。英国救护服务系统每年接到的老年人因晕倒和晕厥发作而拨打的急救电话高达 30 万~40 万次[5]，且其中高达 50% 的患者被送往医院进行救治。而在随后的 1 年内，这些患者仍有复发风险，约有 30% 的患者可因晕厥或跌倒导致骨折或关节脱位。晕厥/晕倒的患病率、发病率及复发率均随患者年龄的增长而增高[6]。患者一旦入院，即需对其进行多学科评估，包括创伤医学、急诊科、心脏科、内科、老年医科和神经科等众多学科。

本章将重点介绍晕厥/晕倒的自主神经系统实验室检查，及其在探究晕厥和晕倒的自主神经系统病因中的作用，包括以下几方面：

- 诊断自主神经系统疾病或排除自主神经源性病因。
- 明确相关疾病病程的潜在病理生理机制。
- 确定有助于治疗的其他相关因素。

临床评估

临床评估至关重要，尤其是对于诊断及治疗具有指导意义的自主神经功能检查。详细的病史采集应涵盖晕厥事件发作前、发作过程中以及发作后的一段时间。目击者（可能是伴侣、家人、照护者或路人）所提供的信息也有重要的价值。对于反复发作的晕厥事件，随着时间的推移，要获得可靠的病情描述有一定的难度，尤其是患者对于发作细节的记忆可能会比较模糊。病史询问应全面探究可能导致晕厥及跌倒发生的相关疾病特点，包括药物及毒品的使用情况、可导致血管舒张的日常生活活动（如进餐、洗澡、运动等），以及可刺激颈动脉压力感受器的一些因素（如剃须、头部转动）。

导致先兆晕厥及晕厥最常见的原因是自主神经功能障碍间歇性发作，包括自主神经介导性晕厥（autonomic mediated syncope，AMS），即既往所说的神经介导的晕厥（neurally mediated syncope 传入，NMS）和一部分体位性心动过速综合征（postural tachycardia syndrome，PoTS）（表 19.1）。此类晕厥事件通常发生在直立位状态。

自主神经介导性晕厥大致可包括以下几种类型：

- 血管迷走性晕厥（vasovagal syncope，VVS）最常见，占晕厥的绝大多数[7]，主要发生在 40 岁以下的女性。在 VVS 中，心脏副交感神经、血管及心脏交感神经支配有短暂受累（图 19.1a，b 和 c）。
- 颈动脉窦综合征通常发生 50 岁以上的人群，由于颈动脉压力感受器传入神功能过度活跃或超敏所致[9]。
- 情境性晕厥通常由特定刺激所导致，常伴有胸膜腔内压升高（如咳嗽性晕厥、排便性晕厥、吹奏性晕厥等）。

VVS 患者可能有很明确的家族史[9-10]。某些患者从青少年时期开始，一些触发因素（如血液-注射-受伤恐惧症）即可诱发其晕厥发作[11]。其他相关因素和情况也可导致 VVS 和（或）假性晕厥以及功能性非晕厥性跌倒的发生[12]。在 50 岁以上的患者中，颈动脉窦过敏所导致的颈动脉窦综合征可能与患者转头或剃须等触发因素有关。对于情境性晕厥患者，瓦尔萨尔瓦动作（Valsalva manoeuvre）可能是举重运动员、管乐器演奏者等晕厥发作的诱因，咳嗽或排尿也可能是诱因。

表 19.1　自主神经功能障碍的大致分类

间歇性自主神经功能障碍
自主神经（神经）介导性晕厥
血管迷走性晕厥
颈动脉窦过敏
情境性晕厥
体位性心动过速综合征
自主神经损伤和自主神经衰竭
原发性
急性 / 亚急性自主神经功能异常
单纯广泛性自主神经功能异常
具有神经学特点的广泛自主神经功能异常
单纯胆碱能自主神经功能异常

慢性自主神经功能衰竭综合征
　单纯自主神经功能衰竭
　多系统萎缩（MSA，Shy-Drager 综合征）
　伴有自主神经功能衰竭的帕金森病
　路易体病

继发性
　先天性
　　神经生长因子缺乏症

遗传性
　常染色体显性遗传
　　家族性淀粉样变性神经病

　常染色体隐性遗传
　　家族自主神经功能异常（Riley-Day 综合征）
　　多巴胺 β 羟化酶缺乏症

　代谢疾病
　　糖尿病
　　慢性肾衰竭
　　慢性肝病
　　酒精性疾病

　炎症
　　吉兰-巴雷综合征
　　横贯性脊髓炎

　感染
　　细菌感染（破伤风）、病毒感染（HIV 感染）

　肿瘤
　　脑肿瘤（尤其是位于第三脑室或后颅窝的肿瘤）
　　副肿瘤（尤其是肺腺癌和胰腺腺癌）

　手术
　　胃迷走神经切断及引流术——倾倒综合征

　创伤
　　颈段和上胸段脊髓横断

药物、化学物质和毒素所致
　直接作用或通过引发神经病变所致

　　在体位性心动过速综合征（PoTS）患者中，心悸和头晕症状通常出现在直立位状态下，而平卧后可缓解（图 19.2）。部分患者（我们的经验估计约为 30%）在晕倒之前可伴有心悸以及其他先兆晕厥的特点，这使他们能够采取预防措施。日常生活中可引起血管扩张的因素，如进食、运动、高温等，往往可加重症状。PoTS 在年轻女性中更常见，可能与埃勒斯-当洛综合征（E-DS）引起的关节超活动状态有关[13]。这些患者的血管周围缺乏胶原和结缔组织，从而导致外周血管内血液淤积，尤其是当下肢直立

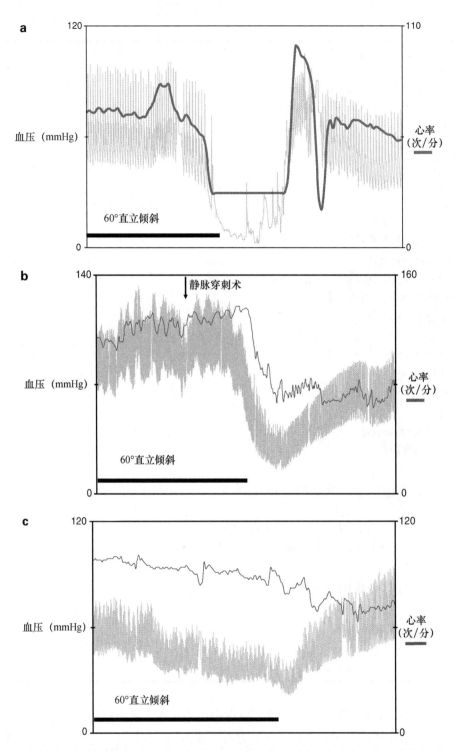

图19.1   自主神经介导性晕厥患者在直立倾斜试验过程中的血压和心率变化。在血管抑制型（**a**）中，交感神经活性降低导致血压下降。在心脏抑制型（**b**）中，副交感神经活性增强使心率明显减慢。在最常见的混合型（**c**）中，血压和心率均下降。引自 Mathias 等[8]

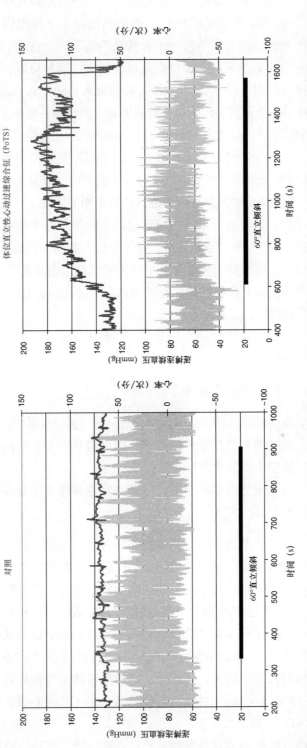

图 19.2 直立倾斜试验过程中正常受试者（左图）和体位性心动过速综合征患者（右图）的血压和心率反应。后者直立后，心率过度加快，但血压未下降。引自 Mathias 等 [13]

时。这些表现可以在患者直立时观察到，如直立倾斜试验过程中。

老年人发生晕厥/晕倒更多是由于原发性自主神经功能障碍或可以引起自主神经损伤及衰竭的复杂疾病所导致（表19.1）。如果病情是由于神经退行性变（如帕金森病和多系统萎缩）所致，则通常不可逆，而且会不断进展。这些病变包括急性和亚急性自主神经功能异常（见于某些存在自身免疫性基础疾病的患者，并且越来越多地可以通过抗体检测进行识别），或单纯自主神经功能衰竭（pure autonomic failure，PAF）。晕厥由典型和非典型帕金森病（包括多系统萎缩和弥漫性路易体病）导致，也可能由于遗传性疾病（如甲状腺素转运蛋白淀粉样变性）或常见的代谢性疾病（如1型和2型糖尿病）所致。此外，晕厥还可能发生在外伤（高位胸段及颈段脊髓横断伤）后、手术（迷走神经切断术后胃倾倒综合征）后以及肿瘤（副肿瘤综合征）患者。因此，尽管病史采集主要集中于晕厥/晕倒，但也应考虑其他各个相关方面。

临床检查应全面，以心血管系统为重点进行。血压和心率应在仰卧位和直立位状态下分别测量，且以≥3 min的逐搏连续记录为最佳。直立性低血压通常是自主神经功能衰竭的特征性指标。药物特别是血管舒张药可能对直立性低血压的发生起重要作用，因此，详细询问用药史很有必要。即使能够确认自主神经问题是疾病发生的主要原因，也需要认真排除其他原因，尤其是心脏原因。

自主神经功能检查

自主神经功能实验室检查[8]的主要目的是：

- 确认心血管自主神经功能（是否影响交感/副交感神经系统）是否正常。
- 如果正常，是否需要进行额外的检查，以确定是否存在功能异常？这对于间歇性自主神经功能障碍患者尤为重要。
- 如果异常，还需要进行哪些检查，以明确自主神经功能受损的程度和类型，从而有助于诊断和治疗？

表19.2列出了主要的检查方法。初步的自主神经功能筛查试验主要用于确定支配血管和心脏的交感神经和副交感神经通路是否受到自主神经功能衰竭的影响，包括患者对站立和直立倾斜的反应。对于自主神经功能衰竭患者，直立性低血压通常发生在倾斜后的10 min内。对于间歇性自主神经功能障碍患者，直立倾斜试验可能需要更长的时间，一般以持续进行45 min为佳，同时应观察外周血管的血液淤积情况，尤其是下肢的变化，因为PoTS患者最易发生下肢血管内血液淤积。我们不使用硝酸甘油等药物，因为这些药物与日常生活无关。此外，对于某些使用药物后容易发生血管内血液淤滞患者（如PoTS患者），硝酸甘油有可能导致焦虑（造成心因性心动过速与直立性心动过速的鉴别困难），应予以关注。

影响直立时血管扩张的主要日常活动是进食和运动。因此，检测患者对这些活动的反应可以提供一些非常有价值的信息，以指导患者，并进一步确定是否需要使用其他治疗方法或药物。目前已有公认的方案作为依据[8]。均衡流食负荷试验（balanced liquid test meal）可以确认患者是否出现明显的餐后血压降低、心率加快，以及症状加重。卧位分级运动试验（supine graded exercise）可以鉴别重力与运动对于症状发作的影响；卧位运动后进行直立位检测，由于腓肠肌肌肉泵不能良好代偿性促进回心血流量的增加，在自主神经功能衰竭患者中可检测到运动诱导的低血压，而在 PoTS 患者中可检测到明显的心动过速。

表 19.2　晕厥 / 晕倒患者的心血管自主神经功能检查总览

生理学检查	直立倾斜试验（60°）[a]；站立试验[a]
	肌肉加压刺激试验（检测交感神经功能）——等长运动[a]、皮肤冷刺激试验[a]、心算试验[a]
	心率反应试验（检测副交感神经功能）——深呼吸试验[a]；过度通气反应[a]；瓦尔萨尔瓦动作[a]
	流食负荷试验—摄入流食前后进行直立倾斜试验的血压及心率反应
	平卧位运动试验—运动前后站立时的血压及心率反应
	头部和颈部运动；颈动脉窦按摩
	手臂运动试验，尤其是在仰卧位和倾斜时举过头顶
	自动监测 24 h 动态血压及心率
生化检查	当患者取平卧位、直立倾斜位或站立时进行血浆去甲肾上腺素、肾上腺素、多巴胺水平测定
	尿液儿茶酚胺、血浆肾素活性以及醛固酮测定

[a] 表示伦敦中心开展的自主神经功能筛查试验

　　对于有血液-注射-受伤恐惧症的患者，心理刺激可能会在无意中引发晕厥发作，例如在抽血检测血浆儿茶酚胺水平时。通过测定血浆去甲肾上腺素、肾上腺素和多巴胺水平，可以明确自主神经功能衰竭是属于中枢性还是属于外周性。中枢及神经节前病变（如多系统萎缩）患者平卧时，血浆去甲肾上腺素正常；取直立位时，血浆去甲肾上腺素升高。周围和神经节后病变（如单纯自主神经功能衰竭）患者平卧时，血浆去甲肾上腺素水平降低，而直立时无显著升高或不升高。在这些情况下，患者血浆多巴胺水平通常是正常的。在极少情况下，如多巴胺 - β - 羟化酶缺乏症患者，基础去甲肾上腺素和肾上腺素水平极低，而血浆多巴胺明显升高，证实患者体内缺乏该酶（图 19.3）[14]。

　　直立性低血压往往是自主神经功能损害及衰竭的特征性表现。患者取直立位时血压降低，但通常可以在恢复平卧位后迅速恢复（图 19.4）。某些患者可能由于血压过高而导致平卧位高血压。由于内脏区域及运动的肌肉血管扩张，所以进食、运动常可加重直立性低血压的症状。当患者出现自主神经功能损害时，即使仅使用有轻微降血压作用的药物，也可引发或加重直立性低血压的症状。

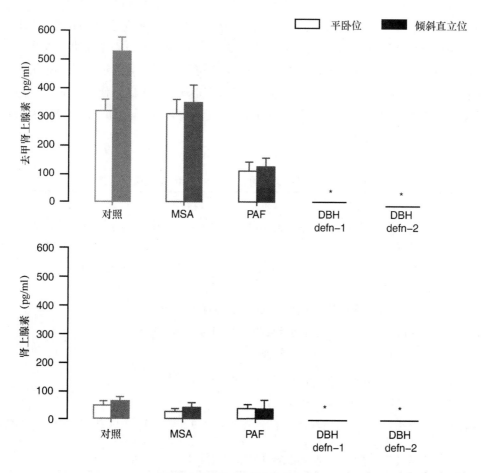

血浆肾上腺素及去甲肾上腺素水平

图 19.3   正常受试者与不同类型自主神经功能衰竭患者取平卧位、直立倾斜位时血浆去甲肾上腺素及肾上腺素水平的比较。直立时，多系统萎缩（MSA）患者或单纯自主神经功能衰竭（PAF）患者的血浆去甲肾上腺素均未升高。三组患者血浆多巴胺水平（未在图中显示）均正常，不同于多巴胺 - β - 羟化酶缺乏症兄妹患者（DBH defn-1 和 2），后者无法检测到血浆去甲肾上腺素和肾上腺素水平，但其前体多巴胺水平升高。引自 Mathias 等[14]

除实验室检查外，如果遵从自主神经功能评价方案，则患者在日常生活中居家进行 24 h 动态血压、心率记录也可以提供很多有价值的信息（图 19.5a、b 和 c）[15]。可联合使用不同体位状态下 24 h 连续心电图 / 心率记录，记录患者的不同姿势、日常生活活动情况、昼夜节律的数据，发现时间标记的心血管数据与日志的关联性。当患者在实验室检查中并未发现典型的、可导致脑灌注不足及意识丧失的血压和心率变化时，上述检查对功能性非晕厥性跌倒 / 假性晕厥的诊断也有重要的价值。

结论

理想情况下，自主神经功能实验室检查应提供安全、可重复的检查方法，以明确诊断、理解晕厥 / 晕倒的潜在病理生理机制，并循证管理自主神经功能障碍所导致的晕

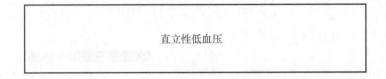

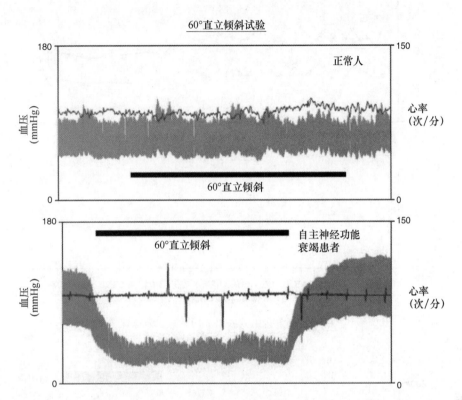

图 19.4　直立倾斜试验时正常人（上图）和自主神经功能衰竭患者（下图）的血压和心率反应。后者取直立位时，血压明显下降，但心率变化很小；恢复平卧位后，患者血压迅速恢复。引自 Mathias 等[8]

厥 / 晕倒患者。确定患者是否存在潜在的自主神经功能障碍或异常对于诊断及治疗至关重要。虽然自主神经功能检查主要以医院实验室检查为基础，但应用自主神经评价方案进行居家动态血压 / 心率监测（包括记录日常生活活动情况）也非常重要。24 h 血压及心率的自主神经症状量表也可用于对治疗性干预的获益进行随访。

（刘杰昕　译　刘文玲　审）

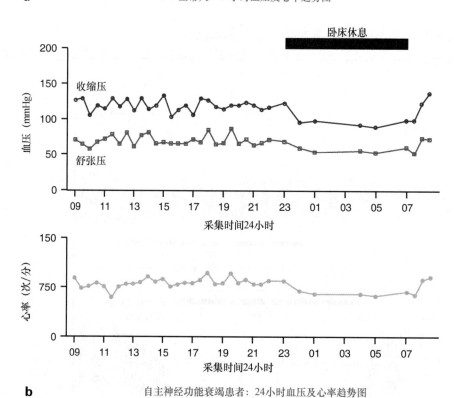

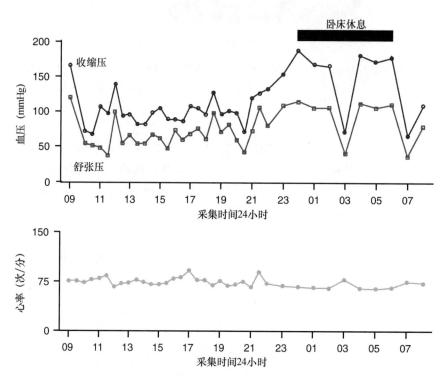

图 19.5 采用 Mathias 等的自主神经系统功能分析方案对正常人（**a**）、自主神经功能衰竭患者（**b**）和 PoTS 患者（**c**）进行的 24 h 动态血压和心率记录

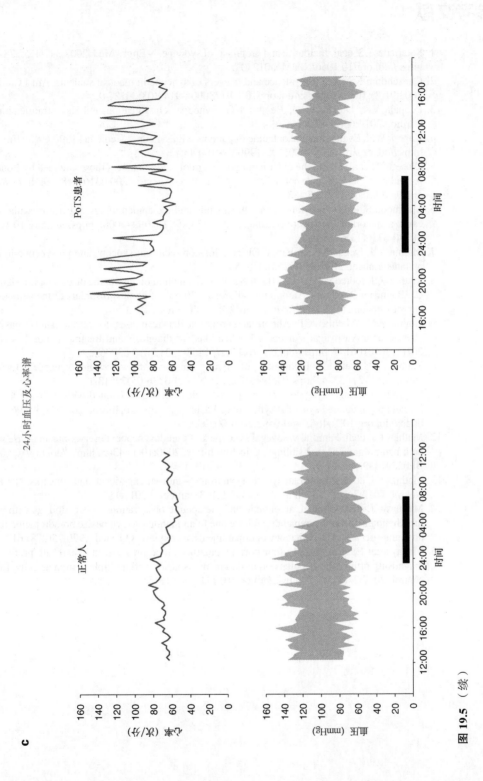

图 19.5 （续）

参考文献

1. Soteriades ES, et al. Incidence and prognosis of syncope. N Engl J Med. 2002;347(12):878–85. https://doi.org/10.1056/NEJMoa012407.
2. Ganzeboom KS, et al. Prevalence and triggers of syncope in medical students. Am J Cardiol. 2003;91(8):1006–8. https://doi.org/10.1016/S0002-9149(03)00127-9.
3. Puppala VK, Dickinson O, Benditt DG. Syncope: classification and risk stratification. J Cardiol. 2014;63(3):171–7.
4. Kapoor WN. Evaluation and outcome of patients with syncope. Medicine. 1990;69(3):160–75. https://doi.org/10.1097/00005792-199005000-00004.
5. Close JCT, et al. Fall in the older population: a pilot study to assess those attended by London Ambulance Service but not taken to A&E. Age Ageing. 2002;31(6):488–9. https://doi.org/10.1093/ageing/31.6.488.
6. Mahmood S, et al. The Framingham heart study and the epidemiology of cardiovascular disease: a historical perspective. Lancet. 2014;383(9921):999–1008. https://doi.org/10.1016/S0140-6736(13)61752-3.
7. Mathias CJ, Deguchi K, Schatz I. Observations on recurrent syncope and presyncope in 641 patients. Lancet. 2001;357(9253):348–53.
8. Mathias CJ, Iodice V, Low DA, Bannister R. Investigation of autonomic disorders. In: Mathias CJ, Bannister R, editors. Autonomic failure: a textbook of clinical disorders of the autonomic nervous system. 5th ed. Oxford: Oxford University Press; 2013.
9. Humm AM, Mathias CJ. Abnormal cardiovascular responses to carotid sinus massage also occur in vasovagal syncope - Implications for diagnosis and treatment. Eur J Neurol. 2010;17(8):1061–7. https://doi.org/10.1111/j.1468-1331.2010.03006.x.
10. Mathias CJ, et al. Frequency of family history in vasovagal syncope. Lancet. 1998;352(9121):33–4. https://doi.org/10.1016/S0140-6736(05)79513-1.
11. Mcgrady A, et al. Psychological and physiological factors associated with tilt table testing for neurally mediated syncopal syndromes. Pacing Clin Electrophysiol. 2001;24(3):296–301. https://doi.org/10.1046/j.1460-9592.2001.00296.x.
12. Mathias CJ, et al. Familial vasovagal syncope and pseudosyncope: observations in a case with both natural and adopted siblings. Clin Auton Res. 2000;10(1):43–5. https://doi.org/10.1007/BF02291389.
13. Mathias CJ, et al. Postural tachycardia syndrome – current experience and concepts. Nat Rev Neurol. 2012;8(1):22–34. https://doi.org/10.1038/nrneurol.2011.187.
14. Mathias CJ, et al. Clinical, autonomic and therapeutic observations in two siblings with postural hypotension and sympathetic failure due to an inability to synthesize noradrenaline from dopamine because of a deficiency of dopamine ß hydroxylase. Q J Med. 1990;75(278):617–33.
15. Vichayanrat E, et al. Twenty-four-hour ambulatory blood pressure and heart rate profiles in diagnosing orthostatic hypotension in Parkinson's disease and multiple system atrophy. Eur J Neurol. 2017;24(1):90–7. https://doi.org/10.1111/ene.13135.

第 20 章 视频脑电图在诊断和了解短暂性意识丧失中的作用

Maryam Ghariq and Roland D. Thijs

缩写

ECG   electrocardiogram，心电图

EEG   electroencephalogram，脑电图

OH   orthostatic hypotension，直立性低血压

PPS   psychogenic pseudosyncope，心因性假性晕厥

PNES   psychogenic non-epileptic seizure，心因性非癫痫发作

TLOC   transient loss of consciousness，短暂性意识丧失

TTT   tilt-table testing，倾斜试验

VVS   vasovagal syncope，血管迷走性晕厥

引言

短暂性意识丧失（transient loss of consciousness，TLOC）是一种真正的或貌似意识丧失（loss of consciousness，LOC）的状态，其特征是无意识期间记忆缺失、运动控制异常和反应性丧失，持续时间较短，可自行完全恢复[1]。两个主要的诊断类别是"头部创伤引起的 TLOC"和"非创伤性 TLOC"。后者包括晕厥、心因性假性晕厥（伴有貌似 LOC）、心因性非癫痫性发作和一些癫痫发作类型[1]。TLOC 的鉴别诊断包括心因性原因，因为诊断 LOC 的关键特征通常是回顾性评估的，而这种评估不能可靠地鉴别真正的或貌似 LOC。

诊断 TLOC 的病因主要依靠病史采集，包括患者和目击者的描述，但由于症状重叠、回忆偏倚以及缺乏可靠的临床方法以鉴别 TLOC 的所有病因，所以 TLOC 的诊断具有挑战性和不准确性[2]。因此，明确诊断可能需要记录典型事件。数字技术的迅速崛起和智能手机的广泛应用使临床检查技术得以显著改善，使越来越多的自发事件被记录到。然而，对于医生而言，即使是在有视频证据的情况下，识别各种类型的

TLOC 事件也具有挑战性。需要注意的是，心因性 TLOC 的视频记录很容易被误诊为癫痫或晕厥[3]。基于实验室的 TLOC 常规记录方法，包括倾斜试验（TTT），近些年增加了视频和 EEG 记录，对关键的病理生理事件的诊断起到了重要的作用。

本章旨在讨论晕厥的主要体征及其与脑电图波形的关系，并强调各种晕厥类型之间的比较，以及晕厥与其他类型 TLOC 之间的比较。

晕厥

晕厥时出现 TLOC 是由全脑灌注不足引起的，而全脑灌注不足又是由暂时性低血压（BP）所导致的。急性缺氧，例如在高空飞行减压这种罕见的情况，也可能导致晕厥。

血压下降可能引起一系列的症状和体征，这取决于血压下降的严重程度和速度以及大脑自身调节功能对低血压的代偿能力[4]。晕厥的前驱症状和体征可分为两组。第一组包括由于系统灌注衰竭导致的脑或视网膜灌注不足的表现。这些症状和体征在晕厥的所有病因中都是相似的。第二组是晕厥的特殊症状，将在本章下一节讨论。

只有当动脉压下降足够慢，使患者可以感知症状并且能够回忆时，患者才会诉说脑或视网膜灌注不足的症状。相反，如果动脉压下降过快，则患者可能无前驱症状而直接发生晕厥。某些患者可能甚至无法回忆起 LOC（遗忘导致记忆缺失），从而表现为"无法解释的跌倒"，最常见于老年人。从本质上看，临床医生必须警惕"无法解释的跌倒"实际上可能是晕厥发作。

真正的晕厥发作时，由于血压降低，患者经常主诉脑灌注不足的首发症状是"头晕"或头晕目眩。其他的症状描述包括"头脑空白"或"游泳"的感觉。如果血压下降缓慢，则视物模糊和周边视觉丧失可能是视网膜灌注不足的第二个症状。某些患者主诉视物"灰暗"（色觉丧失）或"黑矇"（视觉丧失）。听力丧失（或听力减退）可能发生在视力丧失后。随着动脉压的进一步降低，患者很难集中注意力，并且无法感知其周围环境。在完全晕厥之前，患者可能会出现短暂的凝视和不能活动。最终，当血压达到临界收缩压（60 mmHg 或更低）时，患者将失去姿势张力而倾斜或跌倒，并失去意识。当 BP 骤降时，LOC 也可能发生在 BP 相对较高的水平[5]。

患者临床症状与脑灌注不足的严重程度有关，并可通过晕厥发作时的脑电图波形反映出来。轻度脑灌注不足可导致"缓慢"的脑电图波形（持续时间较短的异常 δ 波），而严重脑灌注不足时可出现"缓慢-平坦-缓慢"的波形：慢波之后是脑电图平坦化，随后是缓慢的 δ 波形，然后恢复到正常的脑电图波形。脑电图平坦化主要见于与心脏停搏有关的晕厥（如心脏抑制型血管迷走性晕厥）患者，但也可发生在无心脏停搏的血管迷走性晕厥及其他心律失常和直立性低血压患者[5]。

脑电图只反映大脑皮质的功能。因此，脑电图平坦期的体征不能用皮质功能来解释，而是可能与向脑干活动有关（表 20.1）。脑干功能障碍的体征比皮质功能障碍的体征出现得晚，可能是因为脑干对抗缺血的能力更强。有的临床体征主要出现在脑电图的缓慢期，有的主要出现在脑电图的平坦期，还有一些临床特征则同时出现在两个时相（表 20.1）。

表 20.1　晕厥患者脑灌注、皮质和脑干功能与临床体征的关系示意图

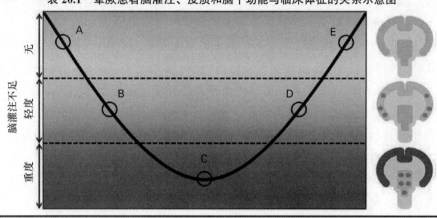

功能	A 和 E	B 和 D	C
－ EEG	正常	缓慢	平坦
－ 皮质	正常	减退和去抑制	丧失
－ 脑干	正常	正常	减退和去抑制
运动体征	无	肌阵挛（＜ 10 次）	强直姿势（屈肌＞伸肌）
其他表现	无法活动		眼球持续转动、呼吸急促、打鼾
		意识丧失	
		头部和下颌下垂	
		转头	
		睁眼、瞳孔散大、眼球向上转动	
		口咽自动症	
		眼球震颤	

该图呈现的是假设的脑灌注时间过程（粗体黑线）和相应的脑电图波形相位。该示意图中可以区分三种情况。正常脑灌注（绿色，A 和 E）：脑电图及皮质、脑干功能正常；轻度低灌注（橙色，B 和 D）：脑电图呈缓慢型，部分皮质功能受损，同时也出现皮质去抑制，脑干功能正常，可观察到抽搐；严重低灌注（红色，C）：脑电图呈缓慢-平坦-缓慢模式，皮质功能几乎完全丧失，脑干出现去抑制，可观察到强直发作。右侧的示意图代表三个时相的皮质和脑干功能。图例颜色：绿色＝功能正常；黄色＝功能减退伴脑电图慢波；蓝色＝去抑制；红色＝功能减退伴脑电图波形平坦。经 Wolters Kluwer Health 神经科许可复制

　　LOC 通常在慢波期发生。睁眼、肌张力丧失（如头部下垂）和表情茫然通常是最早出现的症状，随后通常会出现多种其他运动表现，这些表现在不同患者之间和不同事件之间有所不同。肌阵挛性抽搐可见于约半数患者，而且通常发生在晕厥患者跌倒后[6]。抽搐活动与 EEG 的慢波期密切相关。如果患者发生第二轮肌阵挛性抽搐，则通常在第二个慢波期开始。患者在 EEG 平坦期很少发生抽搐，这表明发生抽搐提示皮质活动减少，但并未完全停止。抽搐的次数很少超过 10 次。抽搐是非同步的，并且限于

一侧。患者发生 LOC 之前通常是闭眼状态，但其发生意识丧失时通常是睁眼状态，并且瞳孔通常是向上偏斜的。

约有半数晕厥患者（在倾斜试验诱发的晕厥期间）可出现口咽自动症，可能发生在 EEG 慢波期和平坦期。打鼾、喘息、眼球转动、发声和特殊姿势与 EEG 平坦期密切相关，因此可能反映脑干活动。

意识丧失的持续时间不超过 1 min。然而，目击者可能会由于这种情况下的情绪影响而感觉持续时间更长[2]。患者很少发生舌咬伤，如果出现舌咬伤，则一般发生在舌尖部。患者晕厥时可出现尿失禁，但很少出现大便失禁。

所有类型的晕厥患者均可较快恢复，而且几乎立即清醒。发生血管迷走性晕厥后，患者疲劳感的持续时间不同。如果患者发生定向障碍，则其持续时间 < 10 s。唯一的例外可能是那些在晕厥期间保持直立的患者，因为此类患者遭受了更严重和更长时间的脑缺氧[7]。晕厥的持续时间通常很短，不会造成明显的脑损伤。然而，已证实晕厥频繁发作（> 5 次）的患者白质损害的风险略增高[8]。

反射性晕厥

血管迷走性晕厥的症状和体征可分为两组：第一组为前文提及的视网膜和脑灌注不足引起的症状和体征；第二组是由于潜在的原因，即正常自主神经系统的异常反射引起的症状和体征。这种血管迷走神经反射的特点是迷走神经（副交感神经）介导的心动过缓甚至心脏停搏，伴或不伴交感神经驱动的血管收缩停止。这些自主神经活动改变引起的一系列特定的症状和体征称为自主神经激活，包括出汗、面色苍白、恶心、呕吐和瞳孔扩大。自主神经激活常见于年轻的 VVS 患者，而较少见于老年患者，这是由于老年患者无法回忆或识别此类症状，或者仅仅是由于老年患者缺乏此类症状。

前驱症状（包括自主神经激活）平均开始于意识丧失发生前 30 ~ 60 s，但可能因人而异。出汗、瞳孔扩大和面色苍白是常见的早期症状，但通常很难在视频记录中观察到[4-5]。如果患者在发病早期就意识到这些症状，并且立即采取坐位、蹲位或卧位等，则其可能预防真正的晕厥发作。抗压动作（如双腿交叉）也可有效防止进一步的TLOC。

部分患者意识恢复后血压仍持续较低，导致其每次恢复直立位时反复出现晕厥倾向（血管迷走神经状态）[7]。如果患者血压回复较快（心脏抑制型 VVS），则其发生血管迷走性晕厥后可出现明显的面色潮红，但这种表现也可见于心律失常性晕厥患者[5]。

倾斜试验（TTT）有助于明确 VVS 的诊断；这就需要患者或目击者的典型主诉，并且与患者血压加速下降的情况一致。在 TTT 过程中添加视频记录的优点是可以在事后详细研究临床事件，因为症状和体征的持续时间往往较短。另外，它还有助于检查过程中获得更多控制信息。有研究者认为 EEG 慢波期开始后应立即放平倾斜床，因为这提示严重低灌注，通常（如果不处理）可导致长时间和严重的 LOC。相反，如果

EEG 仍正常，那么尽管似乎已经开始出现临床表现，仍然不需要放平倾斜床。将视频脑电图添加到 TTT 过程中的最后一个好处是可以用于研究 LOC 与心脏停搏之间的关系。因为仅仅依靠心率很可能高估心脏停搏作为晕厥原因的重要性，并且可导致应用不必要的起搏器植入[9]。

直立性低血压

直立性低血压（OH）可引起晕厥，但其核心症状往往是由持久的严重低血压诱发的直立性不耐受伴反复先兆晕厥。某些先兆晕厥症状是 OH 患者所特有的，如丧失行动能力。这是一种患者并没有失去意识，但由于血压太低而无法清楚思考，却又没有足够低到引起意识丧失的状态。目击者可能会注意到患者表情茫然以及无反应能力，但这些事件往往没有得到承认，尤其对于合并运动障碍的患者，如帕金森病患者。神经源性 OH 的另一个临床特点是"衣架征"：直立位时局部缺血引起的颈部疼痛放射至枕部和肩部。也有报道显示立位应激时可出现下背部、臀部和胸部疼痛，但其潜在机制尚不清楚。卧位时所有症状均可消失。短暂性脑缺血发作（TIA）可能发生在低血压期间，尤其是当患者患有颈动脉闭塞性疾病（低血压性 TIA）时。

TTT 很少引起 OH 患者发生晕厥。因此，增加视频记录和脑电图对于 OH 患者的价值有限，尽管这可能有助于证实患者无法活动。患者通常因先兆晕厥而就诊。与反射性晕厥相反，患者通常缺乏自主神经激活的体征，尤其是神经源性 OH 患者。患者的症状与缓慢发作的反射性晕厥患者相似，但不完全相同，神经源性 OH 患者的血压可能长时间处于较低水平，但不伴有意识丧失。

心源性晕厥

心源性晕厥可由心律失常、器质性心脏病、大血管疾病和心肺疾病（如急性主动脉夹层）导致。由于晕厥突然发作，心律失常性晕厥患者通常没有前驱症状或前驱期较短。然而，继发于器质性心脏病、心肺疾病和大血管疾病的晕厥患者可能会出现持续时间较长的前驱症状。这些症状可能与脑灌注不足有关，或提示有潜在病因（呼吸急促、胸痛）。LOC 的持续时间与心脏停搏或心输出量减少的持续时间密切相关。然而，如果心源性晕厥是由于其他原因所致，则患者的前驱期可能会更长，且患者可能会出现呼吸急促和心绞痛。如果患者的血液循环迅速恢复，则表现为面部潮红，如短暂性房室传导阻滞患者[1, 5]。

癫痫发作

癫痫发作是脑神经元活动异常过度或同步化引起的。癫痫的症状和体征是受累神经元作用的结果，这意味着癫痫发作的范围实际上就是皮质功能的范围。只有少数癫痫发作类型可能表现为 TLOC。最常见的癫痫发作类型是强直阵挛发作。这种癫痫发作类型可以根据潜在的病因进一步细分。局灶性癫痫（如颅内肿瘤引起的癫痫）称为局灶性到双侧强直-阵挛性发作，而全面性癫痫（如青少年肌阵挛性癫痫）称为全面强直-阵挛性发作。全面强直阵挛发作或失张力发作患者也可出现 TLOC，但极为罕见。

强直阵挛发作可能会被误诊为反射性晕厥，因为后者也常出现运动体征。然而，两者之间的特征性表现不同，其中一个重要特征是抽搐发生的频率，血管迷走性晕厥患者肌阵挛的发生频率明显低于癫痫发作患者。由此提出了"10/20 定律"[6]。VVS 与癫痫发作患者之间的抽搐发生次数很少出现重叠；抽搐发生次数少于 10 次提示为反射性晕厥，而抽搐发生次数多于 20 次提示为癫痫发作。

晕厥患者的运动体征出现在 LOC 开始后，而强直阵挛发作患者则可能在意识丧失之前发生。尿失禁不能用于鉴别晕厥与癫痫。然而，舌侧咬伤、发作后长时间昏迷或意识混乱是支持强直阵挛发作的有力线索。

发作性心脏停搏是一种罕见的临床表现，这时癫痫活动是晕厥的主要原因（见第 25 章）。其特点是呈局灶性（主要是颞叶）癫痫发作时突然失去姿势张力，伴意识损害[10]。发作性心脏停搏呈自限性，但可能由于癫痫诱发晕厥而导致跌倒和受伤。目前尚缺乏合适的临床试验，但回顾性研究表明，控制癫痫发作可预防发作性心脏停搏。

心因性短暂性意识丧失

在 TLOC 期间是否存在明显的肢体和身体活动是心因性非癫痫性发作（PNES）和心因性假性晕厥（PPS）的主要区别（见第 11 章）。为什么 TTT 可用于诊断 PNES 或 PPS 患者？简单而言是由于 TTT 很容易诱发症状得到"阳性"结果。

增加视频记录和 EEG 记录对于诊断 PPS 非常重要，因为它们可以在一定程度上鉴别晕厥引起的 TLOC 与 PPS 或 PNES 引起的貌似意识丧失（ACC 晕厥指南中将 EEG 列为 Ⅱa 类建议，ESC 晕厥指南中将视频记录和 EEG 列为 Ⅱb 类建议）[1, 11]。首先，通过视频记录可以在 TTT 期间识别 TLOC。如果没有视频记录，则在 PPS 期间确定 TLOC 的临床表现完全依赖于患者的准确回忆。TLOC 的识别包括评估丧失反应能力、丧失正常的运动控制以及对貌似意识丧失期间的遗忘。将视频记录添加到 TTT 过程中可以使医生更详细地研究这些事件。其次，EEG 记录的在无反应之前、期间和之后的正常大脑活动有助于排除晕厥或癫痫发作引起的 TLOC。与 VVS 和癫痫发作相比，心因性 TLOC 的一个典型特征是患者发作期间几乎总是处于闭眼状态[12]。如果临床医生在患者发作期间使其被动睁眼，则患者可能会出现主动闭眼的征象，如明显抵抗睁眼，以及对检查者的注视表现出厌恶。患者被动抬起的手臂或腿可能会在半空中停留，然后落下。与 VVS 患者相比，PPS 患者的意识丧失持续时间更长。VVS 患者 LOC 的持续时间很少超过 1 min，而 PPS 患者 LOC 可能持续数分钟甚至数小时。跌倒、受伤或尿失禁通常被视为癫痫的特殊症状，但也可见于心因性 TLOC 患者[13]。

心因性非癫痫发作

患者在 TLOC 期间是否出现明显的活动可指导处理方法，因为合并运动表现的患者将被转诊至神经科医生，而那些没有运动表现的患者更可能被转诊至任何治疗 TLOC 的医生。PNES 患者被误诊可能会产生严重的后果，包括不必要的大剂量抗癫痫药的潜在不良反应和致畸性。视频记录和脑电图记录可用于可靠地鉴别 PNES 与癫痫发作[14]。

与晕厥或强直-阵挛性发作患者相比，PNES 患者可出现的运动表现包括起伏性抽搐、盆腔抽动和震颤[3, 15-16]。

设备

视频记录

高清晰度摄像机可用于记录 TLOC 期间的临床体征。摄像机可以固定在倾斜台上并随之移动。这样，眼睛、面部肌肉和上半身的变化就可以清晰地看到，也更容易被识别。可以将另一部摄像机连接到天花板上，以记录下半身的运动情况。

视频信息可以存储在 EEG 仪器中，并且可与 ECG 和 BP 监测一起同步记录。

EEG

为了记录患者晕厥发作时 EEG 的缓慢模式或缓慢-平坦-缓慢模式，可使用少量电极[11]进行脑电图记录。脑电图在癫痫诊断中的作用超出了本章的介绍范围。

结论

自发事件和诱发事件的视频记录为 TLOC 的诊断提供了重要补充。在真性晕厥患者中，脑血流量不足可导致一系列的症状和体征，如头晕和视觉异常；这些症状和体征可见于各种类型的晕厥患者。前驱症状的严重程度和持续时间取决于血压下降的速度和程度。晕厥可能伴有晕厥病因所特有的其他特征性表现。这些表现包括反射性晕厥患者的自主神经激活表现（如恶心和出汗）；直立性低血压时疼痛呈衣架样分布或无法活动，以及心源性晕厥时的心悸或心力衰竭症状。晕厥与强直阵挛发作和心因性 TLOC 有很多重叠的症状和体征。前驱期、发作期和发作后期体征的详细评估可提供重要的诊断线索（表 20.2）。

声明　M.Ghariq 报告没有与书稿稿相关的声明。R.D.Thijs 获得荷兰国家癫痫基金会、荷兰卫生部、荷兰卫生研究与发展组织（ZonMW；843002707）、努特奥拉基金会、美敦力公司、荷兰基督教癫痫患者护理协会和 AC 汤姆森基金会的基金支持。R.D.Thijs 从 Theravance 获得咨询费，并从美敦力、UCB 和 GSK 公司获得讲座费用。

表 20.2　意识丧失发生前、期间及发生后的症状和体征，包括特定原因的线索

	LOC 发生前		TLOC 期间				TLOC 发生后		
	灌注不足前驱症状	其他特定原因的线索	跌倒	活动	抽搐次数	TLOC 的持续时间	眼部体征	发作后状态	其他特定原因的线索
反射性晕厥 OH 引起的（先兆的）晕厥	大多数存在	自主神经激活 "衣架征" "不能活动" TIA	– 主要是肌无力导致的跌倒 – 很少是肌肉僵硬引起的倒地	– 主要为非同步 – 对称或不对称 – 发生于 LOC 开始后	< 10 次	< 30 s	几乎总是睁眼状态	可快速完全恢复；定向障碍 < 10 s	面部潮红（见于心律失常或心脏抑制型 VVS 患者）
心源性晕厥	很少出现，仅见于缓慢起病的晕厥患者	心悸、心力衰竭症状（如呼吸困难）							
强直阵挛发作	不存在	局灶性癫痫患者的局灶性癫痫发作（如意识性损害）；全面发作性癫痫患者的全面发作（如肌阵挛）	强直性癫痫：肌肉僵硬引起的倒地	– 基本同步 – 对称或不对称 – 发生于 LOC 发生之前或之后	> 20 次	通常最多为 1 分钟，但可能持续更长时间		意识混乱，昏迷或立即入睡	一侧舌咬伤（很少发生双侧咬伤）
心因性 TLOC	不存在	无特殊线索	主要是肌无力导致的跌倒	– PPS：不存在 – PNES – 对称或不对称，起伏性 – 非同步、骨盆抽动 – 震颤	任何次数	通常持续时间较长（数分钟）	几乎是闭眼状态	可快速完全恢复	情绪激动（大哭）；讲话口吃、颤抖

缩写：TLOC，短暂性意识丧失；s，秒；PPS，心因性假性晕厥；PNES，心因性非癫痫发作

（张　洁　译　刘文玲　审）

参考文献

1. Brignole M, Moya A, de Lange FJ, Deharo JC, Elliott PM, Fanciulli A, Fedorowski A, Furlan R, Kenny RA, Martin A, Probst V, Reed MJ, Rice CP, Sutton R, Ungar A, van Dijk JG. 2018 ESC guidelines for the diagnosis and management of syncope. Eur Heart J. 2018;39:1883–948.
2. Thijs RD, Wagenaar WA, Middelkoop HA, Wieling W, van Dijk JG. Transient loss of consciousness through the eyes of a witness. Neurology. 2008;71:1713–8.
3. Erba G, Giussani G, Juersivich A, Magaudda A, Chiesa V, Lagana A, Di Rosa G, Bianchi E, Langfitt J, Beghi E. The semiology of psychogenic nonepileptic seizures revisited: can video alone predict the diagnosis? Preliminary data from a prospective feasibility study. Epilepsia. 2016;57:777–85.
4. van Dijk JG, Thijs RD, van Zwet E, Tannemaat MR, van Niekerk J, Benditt DG, Wieling W. The semiology of tilt-induced reflex syncope in relation to electroencephalographic changes. Brain. 2014;137:576–85.
5. Wieling W, Thijs RD, van Dijk N, Wilde AA, Benditt DG, van Dijk JG. Symptoms and signs of syncope: a review of the link between physiology and clinical clues. Brain. 2009;132:2630–42.
6. Shmuely S, Bauer PR, van Zwet EW, van Dijk JG, Thijs RD. Differentiating motor phenomena in tilt-induced syncope and convulsive seizures. Neurology. 2018;90:1339–46.
7. Thijs RD, Wieling W, van Dijk JG. Status vasovagalis. Lancet. 2009;373:2222.
8. Kruit MC, Thijs RD, Ferrari MD, Launer LJ, van Buchem MA, van Dijk JG. Syncope and orthostatic intolerance increase risk of brain lesions in migraineurs and controls. Neurology. 2013;80:1958–65.
9. Saal DP, Thijs RD, van Zwet EW, Bootsma M, Brignole M, Benditt DG, van Dijk JG. Temporal relationship of asystole to onset of transient loss of consciousness in tilt-induced reflex syncope. JACC Clin Electrophysiol. 2017;3:1592–8.
10. van der Lende M, Surges R, Sander JW, Thijs RD. Cardiac arrhythmias during or after epileptic seizures. J Neurol Neurosurg Psychiatry. 2016;87:69–74.
11. Shen WK, Sheldon RS, Benditt DG, Cohen MI, Forman DE, Goldberger ZD, Grubb BP, Hamdan MH, Krahn AD, Link MS, Olshansky B, Raj SR, Sandhu RK, Sorajja D, Sun BC, Yancy CW. 2017 ACC/AHA/HRS guideline for the evaluation and management of patients with syncope: a report of the American College of Cardiology/American Heart Association Task Force on Clinical Practice Guidelines and the Heart Rhythm Society. J Am Coll Cardiol. 2017;70:e39–e110.
12. Blad H, Lamberts RJ, van Dijk GJ, Thijs RD. Tilt-induced vasovagal syncope and psychogenic pseudosyncope: overlapping clinical entities. Neurology. 2015;85:2006–10.
13. Thijs RD, Bloem BR, van Dijk JG. Falls, faints, fits and funny turns. J Neurol. 2009;256:155–67.
14. LaFrance WC Jr, Baker GA, Duncan R, Goldstein LH, Reuber M. Minimum requirements for the diagnosis of psychogenic nonepileptic seizures: a staged approach: a report from the International League Against Epilepsy Nonepileptic Seizures Task Force. Epilepsia. 2013;54:2005–18.
15. Reuber M. Psychogenic nonepileptic seizures: answers and questions. Epilepsy Behav. 2008;12:622–35.
16. Syed TU, LaFrance WC Jr, Kahriman ES, Hasan SN, Rajasekaran V, Gulati D, Borad S, Shahid A, Fernandez-Baca G, Garcia N, Pawlowski M, Loddenkemper T, Amina S, Koubeissi MZ. Can semiology predict psychogenic nonepileptic seizures? A prospective study. Ann Neurol. 2011;69:997–1004.

第五部分
治　疗

第 21 章　不明原因晕厥和双分支传导阻滞患者的起搏治疗适应证

Oscar Oseroff and Nestor O. Galizio

引言

双分支传导阻滞的定义是完全性左束支传导阻滞或完全性右束支传导阻滞伴左前分支传导阻滞或左后分支传导阻滞（QRS > 120 ms）。

双分支传导阻滞与死亡率增高有关，主要是由于心源性猝死[1-2]。

晕厥是双分支传导阻滞患者的频发事件。其根本原因复杂多样，最常见的是间歇性高度房室传导阻滞或神经介导的反射性晕厥。针对有既往晕厥史的双分支传导阻滞患者进行的随访研究报道显示，短暂性或永久性房室传导阻滞的发生率随时间的推移基本恒定[3-5]。

双分支传导阻滞伴既往晕厥史和 EPS 阴性（HV < 70 ms 且未诱发室性快速型心律失常）的患者已成为包括心脏起搏器或循环记录仪等研究的对象，这些研究旨在识别与晕厥复发有关的疾病性质及其最合适的治疗策略[5-8]。

对于双分支传导阻滞和不明原因晕厥患者，指南曾经将起搏器植入列为 II-A 类推荐，以避免晕厥复发和发生潜在物理性创伤的[9-12]。

PRESS 研究旨在评估双腔起搏在预防双分支传导阻滞患者症状复发中的作用[13]。该研究纳入了 101 例双分支传导阻滞伴不明原因晕厥史的患者，对所有患者均进行了 ECG、Holter 监测、倾斜试验、颈动脉窦按摩和 EPS，以排除任何可识别的晕厥原因。根据 2002 年版 ACC-AHA-HRS 指南，这些患者具备永久起搏的适应证（II-A 类）。将低限频率为 60 ppm 的 DDD（DDD-60）设备编程模式（NASPE/BPEG 代码）与低限频率为 30 ppm 的 DDI（DDI-30）备用起搏模式进行比较。

研究终点包括：晕厥、与设备干预（心室起搏）有关的症状性先兆晕厥，以及与间歇性或永久性房室传导阻滞（任何程度）有关的症状性晕厥。

在 2 年内观察到有 23 例患者出现主要终点事件，且研究组的发病率明显降低（HR 0.32；95%CI 0.10 ~ 0.96；$P = 0.042$）。无论是否与设备干预相关，DDD-60 组所有症状的减少情况都优于 DDI-30 组（HR 0.4；95%CI 0.25 ~ 0.78；$P = 0.0053$）。14 例患者发生了其他心律失常疾病，符合起搏器植入的 I 类指征。患者的心律失常年发病率为 7.4%[13]。

2017 年版 ACC/AHA/HRS 晕厥患者评估和管理指南对于晕厥患者的 EPS 和治疗提出了建议[13]。

在晕厥评估方面，EPS 的作用有限，特别是对于没有心脏病或心律失常可能性较低的患者[14-15]。但该指南没有关于双分支传导阻滞患者和 EPS 的建议。

指南编写委员会对 2012 年更新指南以来关于晕厥和心动过缓的论文进行了检索和审查[10, 12]，支持先前对伴有晕厥和慢性双分支传导阻滞，但没有记录到高度房室传导阻滞，且排除其他原因引起房室传导阻滞的患者的建议（Ⅰ-C 类推荐）。[13]

根据 2018 年版 ESC 晕厥诊断和管理指南[12]，双分支传导阻滞和晕厥患者有发生高度房室传导阻滞的风险[1]。在 EPS 过程中，HV 间期 ≥ 70 ms，或由起搏治疗或药物试验（阿义马林）诱发二度或三度房室传导阻滞，可明确患者为房室传导阻滞进展的高危人群[15-17]。

然而，约有 1/3 EPS 阴性的 ILR 植入患者在随访期间出现间歇性或永久性房室传导阻滞[18]。因此，EPS 具有较低的阴性预测值。基于这些原因，ESC 指南对 EPS 指导心脏起搏治疗的建议进行了更新，对于 EPS 阳性的患者，推荐级别从Ⅱa 类调整为Ⅰ类。

经验性起搏治疗不建议用于双分支传导阻滞但无 HV 延长或间歇性房室传导阻滞证据的患者。在没有房室传导阻滞的情况下未进行起搏治疗可使约 1/4 的患者在长期随访过程中面临晕厥复发的风险，而对于另一半患者进行起搏治疗是不必要的[13, 19]。因此，最终只有 1/4 的起搏治疗是恰当的。上述考虑证明了 ESC 指南中关于起搏治疗Ⅱb类指征的合理性[20]。

为克服上述问题，对于 LVEF > 35% 的患者，ESC 指南关于起搏治疗的建议是，如果 EPS 结果不明确，则应采用 EPS 后植入 ILR 的策略[20]。如果采用这一策略，则约有半数患者需要起搏器治疗，而且这些患者中有 0 ～ 7% 可出现晕厥复发[19, 21]。然而，专家组认为，在临床实践中，经验性起搏器治疗对于特定的创伤性复发高危患者（例如，老年患者或伴有不可预测晕厥的虚弱患者）是可以接受的，并且有必要进行个体化风险-效益评估。

双分支传导阻滞和既往心肌梗死、心力衰竭或射血分数较低的患者总体死亡率较高（约有 1/3 为猝死）[22-24]。猝死患者人数较多及发生率较高似乎主要与潜在的器质性心脏病和室性快速型心律失常有关。晕厥是一种症状和危险因素，而不是导致患者死亡的原因[25]。遗憾的是，心室程序性刺激似乎并不能识别此类患者。因此，植入型心律转复除颤器（ICD）或心脏再同步治疗除颤器（CRT-D）适用于存在双分支传导阻滞、既往心肌梗死、充血性心力衰竭和（或）收缩功能减退（EF < 35%）的患者，以预防 SCD。

图 21.1 归纳了不明原因晕厥和双分支传导阻滞患者的管理策略。

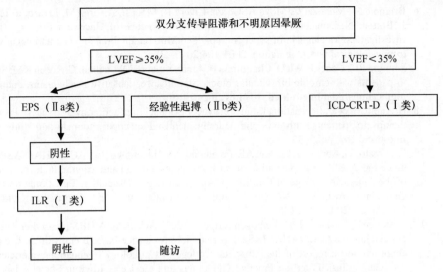

图 21.1　双分支传导阻滞和不明原因晕厥患者的管理策略

结论

目前公布的实践指南建议，对于 LVEF > 35% 的患者，如果 EPS 结果不明确，则应采用 EPS 后植入 ILR 的策略。对于双分支传导阻滞伴低射血分数（EF < 35%）的患者，可应用 ICD 或 CRT-D，以预防 SCD。

然而，专家组认为，对于存在双分支传导阻滞和不明原因晕厥，但没有记录到高度房室传导阻滞，且排除其他原因引起房室传导阻滞的患者，经验性起搏器治疗在特定的创伤性复发高危患者中是可以接受的（例如，老年患者或无法预测晕厥的虚弱患者）。

（朱洁明　译　刘文玲　审）

参考文献

1. McAnulty JH, Rahimtoola SH, Murphy E, DeMots H, Ritzmann L, Kanarek PE, Kauffman S. Natural history of "high-risk" bundle-branch block: final report of a prospective study. N Engl J Med. 1982;307:137–43.
2. Denes P, Dhingra RC, Wu D, Wyndham CR, Amat-Y-Leon F, Rosen KM. Sudden death in patients with chronic bifascicular block. Arch Intern Med. 1977;137:1005–10.
3. Bergfeldt L, Edvardsson N, Rosenqvist M, Vallin H, Edhag O. Atrioventricular block progression in patients with bifascicular block assessed by repeated electrocardiography and a bradycardia-detecting pacemaker. Am J Cardiol. 1994;74:1129–32.
4. Martí-Almor J, Cladellas M, Bazán V, Delclós J, Altaba C, Guijo MA, Vila J, Mojal S, Bruguera J. Novel predictors of progression of atrioventricular block in patients with chronic bifascicular block. Rev Esp Cardiol. 2010;63:400–8.
5. Israel CW. Syncope and bifascicular block: who needs a pacemaker? Rev Esp Cardiol. 2010;63:385–6.

6. Brignole M, Menozzi C, Moya A, Garcia-Civera R, Mont L, Alvarez M, Errazquin F, Beiras J, Bottoni N, Donateo P, International Study on Syncope of Uncertain Etiology (ISSUE) Investigators. Mechanism of syncope in patients with bundle branch block and negative electrophysiological test. Circulation. 2001;104:2045–50.

7. Dhingra RC, Denes P, Wu D, Chuquimia R, Amat-Y-Leon F, Wyndham C, Rosen KM. Syncope in patients with chronic bifascicular block. Significance, causative mechanisms, and clinical implications. Ann Intern Med. 1974;81:302–6.

8. Brignole M, et al. International study on syncope of uncertain aetiology 3 (Issue 3): Pacemaker therapy for patients with asystolic neurally mediated syncope: rationale and study design. Europace. 2007;9:25–30.

9. Gregoratos G, Abrams J, Epstein AE, Freedman RA, Hayes DL, et al. ACC/AHA/NASPE 2002 guideline update for implantation of cardiac pacemakers and antiarrhythmia devices: a report of the American College of Cardiology/American Heart Association Task Force on Practice Guidelines (ACC/AHA/NASPE Committee to Update the 1998 Pacemaker Guidelines). Circulation. 2002;106:2145–61.

10. Epstein AE, DiMarco JP, Ellenbogen KA, et al. 2012 ACCF/AHA/HRS focused update incorporated into the ACCF/AHA/HRS 2008 guidelines for device-based therapy of cardiac rhythm abnormalities: a report of the American College of Cardiology Foundation/American Heart Association Task Force on Practice Guidelines and the Heart Rhythm Society. J Am Coll Cardiol. 2013;61:e6–e75.

11. Shen W-K, Sheldon RS, Benditt DG, Cohen MI, et al. ACC/AHA/HRS guideline for the evaluation and management of patients with syncope. A report of the American College of Cardiology/American Heart Association Task Force on Clinical Practice Guidelines and the Heart Rhythm Society Writing Committee Members. Heart Rhythm. 2017;14:e155–217.

12. Brignole M, Moya A, Lange F, Deharo J, Elliott P. ESC guidelines for the diagnosis and management of syncope. Eur Heart J. 2018;39:1883–948.

13. Santini M, Castro A, Giada F, et al. Prevention of syncope through permanent cardiac pacing in patients with bifascicular block and syncope of unexplained origin: the PRESS study. Circ Arrhythm Electrophysiol. 2013;6:101–7.

14. Brignole M, Ungar A, Bartoletti A, et al. Standardized-care pathway vs. usual management of syncope patients presenting as emergencies at general hospitals. Europace. 2006;8:644–50.

15. Gronda M, Magnani A, Occhetta E, Sauro G, D'Aulerio M, et al. Electrophysiological study of atrio-ventricular block and ventricular conduction defects. Prognostic and therapeutical implications. G Ital Cardiol. 1984;14:768–73.

16. Bergfeldt L, Edvardsson N, Rosenqvist M, Vallin H, Edhag O, et al. Atrioventricular block progression in patients with bifascicular block assessed by repeated electrocardiography and a bradycardia-detecting pacemaker. Am J Cardiol. 1994;74:1129–32.

17. Kaul U, Dev V, Narula J, Malhotra AK, Talwar KK, et al. Evaluation of patients with bundle branch block and "unexplained" syncope: a study based on comprehensive electrophysiologic testing and ajmaline stress. Pacing Clin Electrophysiol. 1988;11:289–97.

18. Brignole M, Menozzi C, Moya A, Garcia-Civera R, Mont L, et al. International study on syncope of uncertain etiology (ISSUE) investigators. Mechanism of syncope in patients with bundle branch block and negative electrophysiological test. Circulation. 2001;104:2045–50.

19. Kalscheur MM, Donateo P, Wenzke KE, Aste M, Oddone D, Solano A, et al. Long-term outcome of patients with bifascicular block and unexplained syncope following cardiac pacing. Pacing Clin Electrophysiol. 2016;39:1126–31.

20. Brignole M, Auricchio A, Baron-Esquivias G, Bordachar P, Boriani G, et al. 2013 ESC guidelines on cardiac pacing and cardiac resynchronization therapy: the Task Force on cardiac pacing and resynchronization therapy of the European Society of Cardiology (ESC). Developed in collaboration with the European Heart Rhythm Association (EHRA). Eur Heart J. 2013;34:2281–329.

21. Moya A, Garcia-Civera R, Croci F, Menozzi C, Brugada J. Bradycardia detection in Bundle Branch Block (B4) study. Diagnosis, management, and outcomes of patients with syncope and bundle branch block. Eur Heart J. 2011;32:1535–41.

22. Englund A, Bergfeldt L, Rehnqvist N, Astrom H, Rosenqvist M. Diagnostic value of programmed ventricular stimulation in patients with bifascicular block: a prospective study of patients with and without syncope. J Am Coll Cardiol. 1995;26:1508–15.

23. Morady F, Higgins J, Peters RW, Schwartz AB, Shen EN, Bhandari A, Scheinman MM,

Sauve MJ. Electrophysiologic testing in bundle branch block and unexplained syncope. Am J Cardiol. 1984;54:587–91.

24. Tabrizi F, Rosenqvist M, Bergfeldt L, Englund A. Long-term prognosis in patients with bifascicular block–the predictive value of noninvasive and invasive assessment. J Intern Med. 2006;260:31–8.

25. Olshansky B, Hahn EA, Hartz VL, Prater SP, Mason JW. Clinical significance of syncope in the electrophysiologic study versus electrocardiographic monitoring (ESVEM) trial. The ESVEM investigators. Am Heart J. 1999;137:878–86.

第 22 章 猝死高危患者的不明原因晕厥

David S. Cannom

引言

在过去 30 年里，心脏病学家对晕厥患者的评估和治疗产生了浓厚的兴趣，由此开展了很多重要的临床研究，并发表了大量文献资料。欧洲心脏病学会于 2001 年 8 月开始出版晕厥管理指南。这些指南对各种类型的晕厥（神经介导性晕厥、直立性低血压性晕厥、心律失常性晕厥以及与器质性心脏病相关的晕厥）进行了定义。2009 年，欧洲心脏病学会将其指南扩展为 50 多页的优质文献资料。晕厥指南首次采用传统的指南格式，专家根据推荐级别（1 ～ 3 级）和证据水平（A ～ C 类）做出判断。这种格式体现了晕厥指南与其他专业指南处于同等水平，并表明晕厥的研究已经成熟。

欧洲心脏病学会于 2018 年更新了 ESC 指南，而美国心脏病学会、美国心脏协会和心律学会也于 2017 年合作[1-2]出版了 ACC/AHA/HRS 晕厥指南。这两套指南涵盖了晕厥的各个方面，仔细阅读时会发现它们非常相似。本章将尝试综合两套指南的最新推荐，并讨论它们之间的细微差异（需要注意的是，2018 年版 ESC 指南经常参考 2015 年版 ESC 室性心律失常患者管理和猝死预防指南）[3]。

晕厥的分类

ESC 指南和 ACC/AHA/HRS 指南都恰当地强调了详细询问病史和进行体格检查对疑似晕厥患者（已排除其他非晕厥原因所致晕倒）诊断性评估的重要性。非晕厥所致意识丧失的潜在原因包括癫痫发作、失忆、意外跌倒或使用药物。

病史应侧重于了解晕厥发生的情况，包括仔细记录可能提示自主神经原因的前驱症状，目击者对事件的观察，患者立位和卧位的生命体征，以及事件发生后的症状。合并症、用药情况和任何已知的心血管疾病证据也很重要。此外，还应了解患者是否有猝死家族史。

在过去 40 年里，关于晕厥的类型我们有何了解？并非所有类型的晕厥发作都是相同的[2]。低危患者是那些与自主神经功能障碍病史一致，因迷走神经亢奋而引起晕厥的患者。导致反射性晕厥的环境因素包括突然出现的意外景象、声音、气味或疼痛。饱餐后突然站立也是迷走神经过度兴奋的常见原因。此类患者通常会随着晕厥的发生而逐渐倒地，并且不会受到身体伤害。此类患者也较为年轻，通常没有已知的心脏病，以女性为多见。患者一生中常经历多次类似的发作。患者醒来时通常不会焦虑（表 22.1）。

表 22.1　与心源性和非心源性晕厥相关的病史特征

更常与心源性晕厥相关的因素

- 年龄较大（＞ 60 岁）
- 男性
- 存在已知的缺血性心脏病、器质性心脏病、既往心律失常或心室功能减退
- 短阵性前驱症状，如心悸，或无前驱症状突然出现意识丧失
- 劳力时晕厥
- 仰卧时晕厥
- 晕厥发作次数少（1 次或 2 次）
- 心脏检查异常
- 遗传性疾病或早发 SCD 家族史（年龄＜ 50 岁）
- 存在已知的先天性心脏病

更常与非心源性晕厥相关的因素

- 年龄较小
- 没有已知的心脏疾病
- 仅在站立位时出现晕厥
- 从仰卧或坐位转变为站立位
- 存在前驱症状：恶心、呕吐、发热感
- 存在特定的触发因素：脱水、疼痛、痛苦刺激、医疗环境
- 情境触发因素：咳嗽、大笑、排尿、排便、吞咽
- 晕厥病史长，频繁复发，且发作特点相似[a]

[a]Shen 等[2]

　　高危晕厥患者通常患有已知的心脏病伴射血分数降低，以男性为多见，患者年龄通常超过 60 岁。这类人群中的晕厥发作通常是在体育运动过程中突然发生的，患者一生中发作的次数很少。患者通常会由于倒地时用力撞击地面而受伤。患者醒来时通常会感到害怕，并且想知道发生了什么。20 世纪 80 年代，密尔沃基著名的电生理学家 Masood · Akhtar 博士认为，如果心脏病患者发生晕厥，则是由于心律失常造成的，除非有其他证据。

　　很难评估患者对晕厥发作情况的描述与药物或酒精等未知因素所致症状的差异。明显头晕或不伴有意识丧失的头晕并不是真正的晕厥。随着经验的积累，临床医生可以更好地鉴别各种类型的晕厥。这需要付出额外的时间和努力去考虑晕厥很多可能的原因，尤其是当知晓轻率地诊断为心源性晕厥可导致不必要的 ICD 治疗时。

晕厥患者的 ICD 治疗

第一例 ICD 治疗是于 1981 年在约翰·霍普金斯医院对一名有两次心脏停搏史的患者进行的。心脏病专家开展了一系列由厂家资助的随机试验，使得 ICD 被 FDA 批准应用于临床。从 ICD 治疗中获益最多的患者群体是射血分数 < 35% 的缺血性或非缺血性心肌病患者。除射血分数低外，没有任何危险分层方法可以识别出高危患者。很多基础和临床工作旨在发现其他有助于鉴别猝死风险患者和非猝死死亡患者的临床危险因素。具备 ICD 治疗适应证的患者数量仍然很大，但 Danish 试验提示，积极采用最佳的药物治疗方法和心脏再同步化装置可以使 ICD 患者数量减少[4]。

很多遗传性心脏病患者的猝死风险较高，但没有随机临床试验可以提供 ICD 治疗优于药物治疗的科学证据。在肥厚型心肌病患者（见下文）中，已发现晕厥以外有用的临床危险分层因素，但在 Brugada 综合征或致心律失常型右心室心肌病患者中则较少。由于 QT 间期延长的程度与心源性晕厥相关，使长 QT 患者得到了成功的治疗。

晕厥对心肌病患者的影响及其与猝死的关系

在 SCD-HeFT 试验中，晕厥被证明是患者将来发生猝死的标志因子，这表明有晕厥发作的心肌病患者的心肌基质比没有晕厥发作的心肌病患者更加脆弱。SCD-HeFT 试验中的晕厥有助于确定不稳定型终末期心肌病患者亚组，该患者亚组的猝死风险增高[5]。

另一项有类似发现的研究是于 2014 年发表的多中心自动除颤器植入试验（MADIT-RIT）[6]。这项试验将 1500 名 ICD 患者随机分配至 3 个不同的启动电击程序治疗组。A 组采用的是沿用了数十年的常规"即开即用"ICD 程序，当装置感知到频率达到 170 次/分的室性心动过速时，即可产生电击。B 组程序是当装置感知到心动过速频率达到 200 次/分时才产生电击。C 组程序是当装置感知到室性心动过速频率达到 170 次/分后，延迟 60 s 才产生首次电击，因为很多患者的室性心动过速会在 60 s 前自行终止。

MADIT-RIT 试验设计旨在确定在大规模患者中积极应用 ICD 程控（B 组和 C 组患者）是否可以随着时间的推移减少不必要的电击次数。患者晕厥是试验中预设的安全终点，因为部分研究者担心，无论是快速中断还是延迟治疗（B 组和 C 组患者），都可能在 ICD 治疗前引起晕厥发作。在平均 1.4±0.6 年的随访期内，共有 64 名患者经历了至少 1 次晕厥发作。3 组患者的晕厥发作情况相当，A 组、B 组和 C 组分别有 21 例、22 例和 21 例患者发生晕厥。通过使用设备遥测技术，该研究确定了 21 例（33%）患者是由 VT 或 VF 导致晕厥发作的，而 39 例（61%）患者的晕厥发作是由非心律失常性原因所致，其晕厥发作期间并没有 ICD 放电。心律失常性晕厥和非心律失常性晕厥都与随后的死亡风险增加显著相关（表 22.2）。与心律失常性晕厥相关的基线变量包括潜在的缺血性心肌病和既往室性心律失常病史。没有临床变量或既往 ICD 放电史可以解释无 ICD 放电的非心律失常性晕厥患者死亡风险增加的原因，这表明其原因是多因素的。

表 22.2　MADIT-RIT 研究中不同 ICD 程序 / 治疗组的晕厥原因分布

	总计	A 组：常规	B 组：快速中断	C 组：延迟治疗
心律失常性晕厥	25（39%）	8	7	10
室上性心动过速	1	1	0	0
室性心动过速	15	3	4	8
心室颤动	6	3	2	1
其他	2	0	1	1
未确定的心律失常	1	1	0	0
非心律失常性晕厥	39（61%）	13	15	11
血管迷走性	11	2	7	2
器质性心脏病	1	1	0	0
直立性低血压	14	7	3	4
神经源性 / 癫痫	1	0	1	0
代谢性	1	0	1	0
不明原因（非心律失常）	11	3	3	5
全因晕厥总数 [a]	64	21	22	21

3 个程序 / 治疗组的全因晕厥、心律失常性晕厥或非心律失常性晕厥的风险无显著差异。ICD：植入型心律转复除颤器。非心律失常性晕厥与血压下降有关。

[a]：Ruwald 等[6]

　　MADIT-RIT 研究结果支持上述 SCD-HeFT 研究数据提到的情况，即某些心力衰竭患者发生晕厥表明其无法代偿血流动力学障碍，即使在没有心律失常的情况下，晕厥发作也是患者将来死亡的标志因子。

　　欧洲指南提出，器质性心脏病或遗传性心律失常综合征患者发生不明原因晕厥可使其猝死风险增高。这些欧洲晕厥指南指出，"不明原因晕厥的定义是不符合指南中 ICD 推荐表定义的任何 1 类诊断标准的晕厥"（ESC 指南 p1825）。该指南还建议，对于不明原因的晕厥患者和收缩功能障碍的患者，即使患者目前没有 ICD 指征，也可以考虑予以 ICD 治疗。但该建议没有提供关于射血分数范围的数据，作者假设该建议也适用于目前指南中没有涵盖的患者，例如 EF 超过 35% 的缺血性心脏病患者。该建议为 Ⅱa 类推荐。指南对这一新定义的晕厥类别的关注是 2018 年版 ESC 指南最重要的贡献之一。对于那些被认为有猝死高风险但在指南中没有明确适应证的患者，该建议为临床医生推荐 ICD 治疗提供了更大的灵活性。

伴有基础器质性疾病的心律失常

肥厚型心肌病（HCM）

　　HCM 可表现为多种形式，包括心源性猝死、心房颤动和充血性心力衰竭，这取决于患者的年龄。然而，HCM 患者的总体年心血管死亡率较低（每年为 1% ～ 2%）。

最早确定 HCM 患者猝死风险的研究是由 Elliott 等于 2006 年发表的[7]。该研究显示，晕厥是 HCM 患者猝死（SCD）的主要预测因子。其他临床情况，包括猝死家族史、左心室壁增厚（＞ 3 cm）、非持续性 VT 和运动后血压下降，也是 SCD 的危险因素。

SCD 发生风险最高患者的是 30 岁以下无症状或症状轻微的患者。在一般人群中，HCM 患病率高达 1∶500，使这一人群的危险分层成为了一个相对常见的临床挑战。

由一个研究小组对 1000 名 HCM 患者随访了 20 多年的队列研究于近期发表，该研究强调临床医生必须优化应用 ICD、指示用药、室间隔切除术，积极治疗心房颤动（AF），并当患者具备适应证时进行心脏移植。这些措施使该人群的 HCM 相关年死亡率从 5% 降至 1.5%[8]。在这组患者中，389 例患者接受了 ICD 治疗，40 例患者在随访期间接受了恰当的 ICD 治疗。

晕厥可使 HCM 患者的猝死风险升高 1 倍[1]。年龄超过 40 岁、晕厥症状较轻，临床表现为血管迷走神经样症状的患者不需要 ICD 治疗。其他导致 HCM 患者发生晕厥的原因包括心律失常（通常是快速性 AF），以及左室流出道梗阻导致的血流动力学障碍。这些原因通常可以被识别，并可予以药物或手术治疗，不需要 ICD 治疗。

美国指南中的 HCM 患者危险分层方法相对容易应用，并且可以有效降低猝死风险[9]。关于 HCM 患者发生猝死的潜在危险因素，专家一致认为，与晕厥、家族史和左心室壁增厚等危险因素相比，运动中 BP 下降和非持续 VT 属于次要危险因素。钆扫描阳性可进一步发现 SCD 高危人群，尽管此类患者在 HCM 患者中的数量较少。

在 HCM 患者的危险分层方面，欧洲指南与 AHA/ACC/HRS 指南有一个重要的区别。美国指南指出，伴有晕厥的 HCM 患者应接受 ICD 治疗，并将其列为 1A 类推荐。同时，美国指南指出，文献中没有新的数据支持需要更改 2011 年版美国指南中的类似建议。相反，ESC 指南提出采用一种复杂的危险分层方法以识别高危患者。这些因素包括年龄、猝死家族史、最大左心室壁厚度、左心房直径和非持续性 VT。采用这种新方法，伴有心律失常性晕厥的 HCM 患者应接受 ICD 治疗，该建议被列为 1B 类推荐。然而，对于反复发作的不明原因晕厥患者，若 SCD 评分为低风险，则推荐植入循环记录器进行长期监测。

美国研究者认为，如果采用 ESC 危险分层方法，则大多数伴有 SCD 或适当 ICD 放电的 HCM 患者会被错误地归类为"低风险"，进而得不到 ICD 治疗。Maron 及其同事对一个大规模独立 HCM 队列（1629 名患者）进行了 ESC 风险评分，对该队列同时根据美国指南进行了危险分层，结果发现 ESC 风险评分对于预测个体患者将来的 SCD 事件并不可靠[10]。这一问题需要 ESC 通过对 Maron 的数据进行审查来加以验证，以便使这两套指南保持一致。

致心律失常型右心室心肌病（ARVC）

在过去 45 年里，大量的临床工作阐明了 ARVC 的临床特点。可导致 ARVC 的基因数量已扩展到至少 13 个，其遗传性已被明确。约翰·霍普金斯和其他研究小组描述了中等强度至高强度运动对 ARVC 的临床病程存在不利影响[11]。这种疾病与年轻患者，特别是运动员猝死有关。

ACC/AHA/HRS 指南建议，对伴有疑似心律失常性晕厥的 ARVC 患者，将 ICD 植入作为Ⅱa 类推荐。ARVC 患者的诊断和危险分层较为复杂，目前还不太可能通过某个随机试验明确 ICD 的作用。

2018 年版欧洲指南指出，对于伴有不明原因晕厥发作史的 ARVC 患者，可考虑予以 ICD 植入。然而，该建议被列为较弱的Ⅱb 类推荐。作者对该建议的不确定性是显而易见的。2018 年版指南建议读者考虑其他已知的临床事件危险因素，包括频繁发作的非持续性室性心动过速、早逝家族史、广泛右心室病变、QRS 间期显著延长、MRI 检查显示晚期钆增强、左心室功能障碍，以及电生理检查诱发的室性心动过速。认真考虑上述部分或所有因素可能有助于提高该建议的推荐强度（图 22.1）。

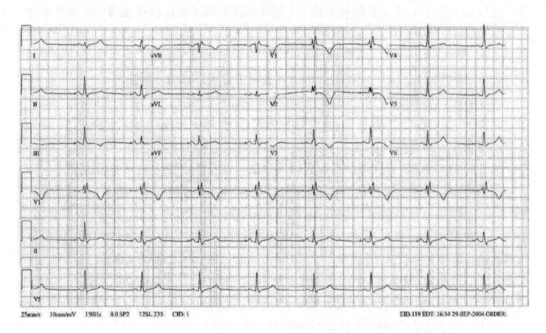

图 22.1 AVRC：这是一例 31 岁女性 AVRC 患者的心电图。患者存在持续性室性心动过速并接受了 ICD 植入。ARVC 是通过右心室造影和心肌活检进行诊断的。该患者经历了多次电击，成功进行了 VT 消融。患者目前服用索他洛尔 200 mg/d，她有一份全职工作，并且每天坚持步行

2018 年版 ESC 晕厥指南建议读者参考 2015 年版 ESC 室性心律失常和猝死指南，其中关于 ARVC 患者予以 ICD 植入也存在争议。2015 年版 ESC 室性心律失常指南指出，"关于 ARVC 结局的研究差异很大，将 ICD 治疗列为初级保健的推荐极具挑战性"[3]。该指南列出了对器械治疗的保留意见，但没有做出等级推荐。在 2018 年版 ESC 晕厥指南中，对于伴有晕厥发作的 ARVC 患者，ICD 植入被列为Ⅱb 类推荐，但除了 2015 年版 ESC 室性心律失常指南外，该指南没有引用任何文献。相反，2018 年版 ESC 指南

推荐将 ILR 作为伴有晕厥的 ARVC 患者的 Ⅱa 类推荐，而非 ICD 植入。

欧洲指南和美国指南中对于伴有晕厥的 ARVC 的推荐差异将很难消除，除非有关危险分层的大型临床研究结果公布。这一差异也指出，在制订指南的过程中应尊重两种方案之间的客观差异。与 ARVC 患者在遗传学、解剖学和临床表现上的变异性相比，HCM 患者临床结局的数据重复性和准确性似乎更简单。

长 QT 间期综合征

长 QT 间期综合征的特点是患者可出现 QT 间期延长以及肾上腺素性刺激引起的室性心律失常。长 QT 间期综合征的诊断标准是多次心电图检查显示 QT 间期 > 480 ms 或风险评分（由 Schwartz 研制）> 3 分[12]。患者在发生不明原因晕厥的情况下，QT 间期 > 460 ms，即可诊断为本病。本病患者的平均年龄为 14 岁。未治疗的长 QT 间期综合征患者年猝死发生率估计为 0.33% ~ 0.9%，而长 QT 间期综合征患者的年晕厥发生风险估计为 5%[13]。被诊断为长 QT 间期综合征的患者应保持正常的电解质水平，并应避免使用可延长 QT 间期的药物。患者应避免基因型特异性的心律失常触发因素，包括 LQT1 型患者进行高强度游泳和 LQT2 型患者接触噪声刺激。在临床心脏病学中，没有任何疾病患者比长 QT 间期综合征患者更能接近于得到精准治疗。

迄今为止，已确定有 17 个基因与长 QT 间期综合征相关，并且至少可导致 19 种表型。与 LQT2 和 LQT3 患者相比，LQT1 患者对 β 受体阻滞剂的治疗反应更好。在 β 受体阻滞剂中，纳多洛尔在过去 25 年里一直是最大的 LQTS 转诊中心的首选药物[14]。如果患者的 QT 间期延长，即使其没有出现症状，也应开始使用 β 受体阻滞剂。

如果患者在发生心脏停搏后就诊，则建议予以 ICD 治疗，并且通常还会使用 β 受体阻滞剂，以防止 ICD 频繁产生电击。发生心脏停搏后的幸存者即使接受 β 受体阻滞剂治疗，也有很高的复发风险。长 QT 间期综合征患者发生晕厥事件与心脏停搏风险增高有关，是 ICD 植入的适应证[15]。ESC 指南和 AHA/ACC/HRS 指南均将其列为 Ⅱa 类推荐。欧洲指南指出，对于反复出现晕厥事件且使用 β 受体阻滞剂的患者，如果患者处于低风险状态，则可以考虑使用 ILR。该建议被列为 Ⅱa 类推荐。欧洲指南还指出，对于 LQT3 患者不应使用 β 受体阻滞剂（图 22.2）。

很多临床医生认为，在 LQT 患者中存在过度使用 ICD 的倾向。该指南目前对不伴有心脏停搏的 LQT 患者的 ICD 治疗建议是相当保守的。多数没有 LQT 高风险的年轻患者可以开始使用 β 受体阻滞剂，只有当其发生晕厥或不能使用 β 受体阻滞剂时，才推荐 ICD 治疗。对于 LQT 高危人群，与患者本人及其家属和主治医师关于 ICD 植入与 β 受体阻滞剂治疗进行深入讨论至关重要。

Brugada 综合征

通常，根据典型的心电图特征即可诊断 Ⅰ 型 Brugada 综合征。然而，真正的 Brugada 心电图波形异常可能很难与多种导致 Brugada 表型但更为良性的其他原因区分开。

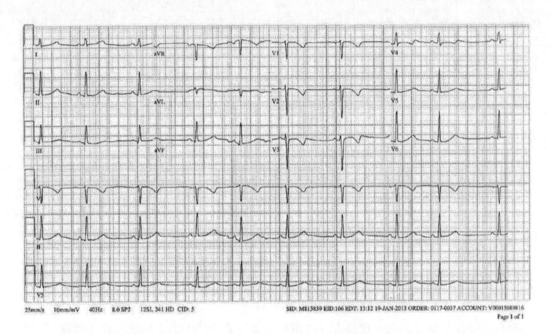

图 22.2　长 QT 间期综合征：这是一名 QT 间期为 490 ms，并且有猝死家族史的 21 岁女性患者的心电图。该患具有 *KCNH2* 基因，被诊断为 LQT2。她接受了 ICD 植入，在使用 β 受体阻滞剂的情况下没有受到 ICD 电击

有 12 个基因与 Brugada 综合征相关，但只有 *SCN5A* 和 *CACN1AC* 基因占阳性患者及其家属的大多数。基因检测有助于 Brugada 综合征的诊断，但不影响预后。远东地区 Brugada 综合征的患病率似乎高于西方国家（图 22.3）。

Brugada 综合征患者首次发生 VF 的平均年龄为 41 岁，但 VF 可发生在任何年龄，并且通常发生在休息或睡眠期间。发热、饱餐、饮酒过量可提示 1 型 Brugada 心电图。

Finger 注册研究纳入了 1029 名平均年龄为 45 岁，且有 Brugada 心电图表现的患者，在 31.9 个月的中位随访时间内，患者每年的心脏事件发生率为 7.7%［大多数患者（86%）经历了 ICD 电击，只有 7 名患者发生猝死］。伴有晕厥的患者心脏事件发生率为 1.9%，无症状患者则仅为 0.5%（2 例）。存在 *SCN5A* 基因、猝死家族史或 EP 检查阳性均不是心律失常事件的预测因子[16]。

ESC 指南和 AHA/ACC/HRS 指南有一个共识，即在 1 型 Brugada 综合征患者中，与致命性室性心律失常相关的晕厥史是 ICD 治疗的 Ⅱa 类适应证。欧洲指南还指出，对于非心律失常引起的不明原因晕厥患者，ILR 是 Ⅱa 类适应证。

指南中存在一些不确定之处，这反映了目前对此类患者制订临床方案存在困难。HA/ACC/HRS 指南指出，EPS 在评估晕厥机制方面的价值尚不清楚，并将其列为 Ⅱb

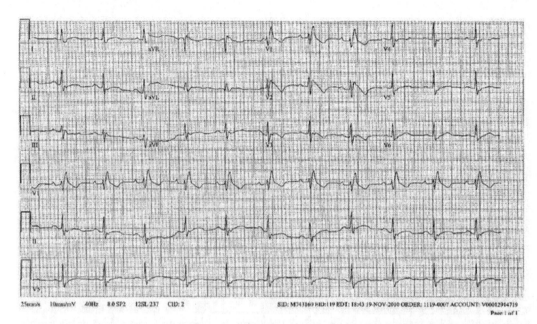

图 22.3　Brugada 综合征：这是一名有心房颤动病史的 62 岁男性患者的心电图。他有头晕症状，但不是晕厥。2010 年，一位电生理专家看过他，并对其进行了心房颤动消融治疗。心电图显示患者为 1 型 Brugada 综合征。他接受了消融治疗和 ICD 植入。在过去 9 年内，装置没有放电。患者没有晕厥史或 Brugada 综合征家族史。目前对此类情况不再推荐 ICD 治疗

类推荐。该指南认为，电生理检查的可诱导性在患者选择中的作用仍然存在争议。

儿茶酚胺敏感性多形性室性心动过速（CPVT）

CPVT 是一种罕见的遗传性心律失常，其特点是在无器质性心脏病和心电图正常的患者中出现肾上腺素介导的多形性心动过速。这些患者的 QT 间期正常，通常随着运动而缩短。心律失常表现为运动或情绪诱发的多形性 VT 或双向性 VT。基因检测对 CPVT 的诊断至关重要。多个基因与 CPVT 有关，但最常见的两个基因是 *RYR2* 和 *CASQ2*[16]。

临床表现通常见于儿童或青少年。本病可与癫痫或长 QT 间期综合征相混淆。患者常有猝死、心脏骤停幸存或癫痫家族史。CPVT 的患病率估计为 1/10 000。运动负荷试验可诱发心律失常，从室性期前收缩到多形性二联律或非持续性（通常呈双向性）VT[17]。Holter 监测时可鼓励患者运动。对于成年患者中，应考虑 HCM、CAD 或 ARVC 的可能性，并可通过心脏影像学检查技术和基因检测加以排除。

当诊断明确后，即应开始使用 β 受体阻滞剂进行药物治疗，必要时可联合应用氟卡尼。如果 CPVT 患者出现心脏停搏或反复晕厥发作，则推荐予以 ICD 治疗并使用 β 受体阻滞剂。如果患者仍出现反复晕厥发作或者发生多形性或双向性 VT，则除了应用 β 受体阻滞剂外，还应考虑联合应用氟卡尼。在运动试验过程中出现任何可诱发的室性心律失常也是联合应用 β 受体阻滞剂和氟卡尼的适应证。另外，氟卡尼对 ICD 患者发生室性心动过速诱发的电击事件也有预防作用。如果患者接受了 ICD 植入，则应加

强 β 受体阻滞剂和氟卡尼治疗，以尽量减少不恰当的电击。在电击发生前，建议进行积极的 ICD 程控，包括提高放电阈值频率和延长电击感应时间。

ACC/AHA/HRS 指南在这一患者群体的治疗方面进行了大量非常细致的工作。对于有心脏停搏史，尽管接受最佳治疗仍反复出现晕厥或多形性双向 VT 的患者，ICD 治疗是 I a 类适应证。强化药物治疗为 II a 类适应证。在这套 ESC 指南中没有提及 CPVT，读者可参考 2015 年版 ESC 室性心律失常患者管理和猝死预防指南（表 22.3）。

表 22.3 不明原因晕厥和 SCD 高危患者的 ICD 治疗适应证（基于 2017 年版 ACC/AHA/HRS 晕厥评估和管理指南，以及 2018 年版 ESC 晕厥诊断和管理指南的建议）

临床情况	ACC/AHA/HRS 指南	ESC 指南
缺血性和非缺血性心肌病伴 EF < 35% 和心力衰竭的患者	I a	I a
不明原因晕厥伴收缩功能障碍，但目前尚无 ICD 治疗适应证的患者	/	II
伴有晕厥的肥厚型心肌病患者	I a	ESC 特殊 HCM 患者风险评分
致心律失常性右室心肌病	II a	II b
长 QT 间期综合征	II a	II a
Brugada 综合征	II a	II a
儿茶酚胺敏感性多形性室性心动过速	II a	未提及

临床医生对 ACC/AHA/HRS 和 ESC 晕厥指南的看法

以下是临床观察和大部分实践指南支持的一份观点列表：

1. 2017/2018 年版 ESC 和 ACC/AHA/HRS 晕厥指南对 ICD 治疗的观点是保守的；它们的建议也非常相似。

2. 仔细定义心律失常性晕厥和非心律失常性晕厥有助于支持临床决策的制定。目前指南对这一观点的重要性持坚定立场。

3. 晕厥指南中讨论的疾病状态与 ICD 指南和 CRT 指南不同，并且目前并不是基于临床试验。缺乏临床试验数据实质上并没有影响我们对 HCM 和长 QT 间期综合征患者的治疗，而大型 Brugada 综合征和 HCM 注册研究削弱了随机试验的重要性。

4. 我们更善于预测 HCM 和长 QT 间期综合征患者不良结局预后因子的临床特点，而 ARVC 则是最困难的。

5. 在这些指南中，EPS 的作用有限。

6. 指南中对于 S-ICD 的应用尚未进行考量。然而，随着遗传性心脏病患者早期 S-ICD 论文的出现，这种情况将会不可避免地发生改变。

（朱洁明 译 刘文玲 审）

参考文献

1. Brignole M, Moya A, de Lange FJ, Deharo JC, Elliott PM, Fanciulli A, Fedorowski A, Furlan R, Kenny RA, Martín A, ESC Scientific Document Group, et al. 2018 ESC guidelines for the diagnosis and management of syncope. Eur Heart J. 2018;39(21):1883–948. https://doi.org/10.1093/eurheartj/ehy037.

2. Shen WK, Sheldon RS, Benditt DG, Cohen MI, Forman DE, Goldberger ZD, Grubb BP, Hamdan MH, Krahn AD, Link MS, Writing Committee Members, et al. 2017 ACC/AHA/HRS guideline for the evaluation and management of patients with syncope: a report of the American College of Cardiology/American Heart Association Task Force on Clinical Practice Guidelines and the Heart Rhythm Society. Heart Rhythm. 2017;14(8):e155–217. https://doi.org/10.1016/j.hrthm.2017.03.004.

3. Priori SG, Blomström-Lundqvist C, Mazzanti A, Blom N, Borggrefe M, Camm J, Elliott PM, Fitzsimons D, Hatala R, Hindricks G, ESC Scientific Document Group, et al. 2015 ESC Guidelines for the management of patients with ventricular arrhythmias and the prevention of sudden cardiac death: The Task Force for the Management of Patients with Ventricular Arrhythmias and the Prevention of Sudden Cardiac Death of the European Society of Cardiology (ESC). Endorsed by: Association for European Paediatric and Congenital Cardiology (AEPC). Eur Heart J. 2015;36(41):2793–867. https://doi.org/10.1093/eurheartj/ehv316.

4. Køber L, Thune JJ, Nielsen JC, Haarbo J, Videbæk L, Korup E, Jensen G, Hildebrandt P, Steffensen FH, Bruun NE, DANISH Investigators, et al. Defibrillator implantation in patients with nonischemic systolic heart failure. N Engl J Med. 2016;375(13):1221–30. https://doi.org/10.1056/NEJMoa1608029.

5. Olshansky B, Poole JE, Johnson G, Anderson J, Hellkamp AS, Packer D, Mark DB, Lee KL, Bardy GH, SCD-HeFT Investigators. Syncope predicts the outcome of cardiomyopathy patients: analysis of the SCD-HeFT study. J Am Coll Cardiol. 2008;51(13):1277–82. https://doi.org/10.1016/j.jacc.2007.11.065.

6. Ruwald MH, Okumura K, Kimura T, Aonuma K, Shoda M, Kutyifa V, Ruwald AC, McNitt S, Zareba W, Moss AJ. Syncope in high-risk cardiomyopathy patients with implantable defibrillators: frequency, risk factors, mechanisms, and association with mortality: results from the multicenter automatic defibrillator implantation trial-reduce inappropriate therapy (MADIT-RIT) study. Circulation. 2014;129(5):545–52. https://doi.org/10.1161/CIRCULATIONAHA.113.004196.

7. Elliott PM, Poloniecki J, Dickie S, Sharma S, Monserrat L, Varnava A, Mahon NG, McKenna WJ. Sudden death in hypertrophic cardiomyopathy: identification of high risk patients. J Am Coll Cardiol. 2000;36(7):2212.

8. Maron BJ, Rowin EJ, Casey SA, Link MS, Lesser JR, Chan RH, Garberich RF, Udelson JE, Maron MS. Hypertrophic cardiomyopathy in adulthood associated with low cardiovascular mortality with contemporary management strategies. J Am Coll Cardiol. 2015;65(18):1915–28. https://doi.org/10.1016/j.jacc.2015.02.061.

9. Al-Khatib SM, Stevenson WG, Ackerman MJ, Bryant WJ, Callans DJ, Curtis AB, Deal BJ, Dickfeld T, Field ME, Fonarow GC, et al. 2017 AHA/ACC/HRS guideline for management of patients with ventricular arrhythmias and the prevention of sudden cardiac death. Circulation. 2018;138(13):e272–391. https://doi.org/10.1161/CIR.0000000000000549.

10. Maron BJ, Casey SA, Chan RH, Garberich RF, Rowin EJ, Maron MS. Independent assessment of the European society of cardiology sudden death risk model for hypertrophic cardiomyopathy. Am J Cardiol. 2015;116(5):757–64. https://doi.org/10.1016/j.amjcard.2015.05.047.

11. Wang W, Orgeron G, Tichnell C, Murray B, Crosson J, Monfredi O, Cadrin-Tourigny J, Tandri H, Calkins H, James CA. Impact of exercise restriction on arrhythmic risk among patients with arrhythmogenic right ventricular cardiomyopathy. J Am Heart Assoc. 2018;7(12):e008843. https://doi.org/10.1161/JAHA.118.008843.

12. Schwartz PJ, Moss AJ, Vincent GM, Crampton RS. Diagnostic criteria for the long QT syndrome. An update. Circulation. 1993;88(2):782–4.

13. Moss AJ, Schwartz PJ, Crampton RS, Tzivoni D, Locati EH, MacCluer J, Hall WJ, Weitkamp L, Vincent GM, Garson A Jr, et al. The long QT syndrome. Prospective longitudinal study of 328 families. Circulation. 1991;84(3):1136–44.

14. Ackerman MJ, Priori SG, Dubin AM, Kowey P, Linker NJ, Slotwiner D, Triedman J, Van Hare GF, Gold MR. Beta-blocker therapy for long QT syndrome and catecholaminergic polymorphic ventricular tachycardia: are all beta-blockers equivalent? Heart Rhythm. 2017;14(1):e41–4. https://doi.org/10.1016/j.hrthm.2016.09.012.

15. Schwartz PJ, Priori SG, Spazzolini C, Moss AJ, Vincent GM, Napolitano C, Denjoy I, Guicheney P, Breithardt G, Keating MT, et al. Genotype-phenotype correlation in the long-QT syndrome: gene-specific triggers for life-threatening arrhythmias. Circulation. 2001;103(1):89–95.

16. Probst V, Veltmann C, Eckardt L, Meregalli PG, Gaita F, Tan HL, Babuty D, Sacher F, Giustetto C, Schulze-Bahr E, et al. Term prognosis of patients diagnosed with Brugada syndrome: results from the FINGER Brugada Syndrome Registry. Circulation. 2010;121(5):635–43. https://doi.org/10.1161/CIRCULATIONAHA.109.887026.

17. Priori SG, Napolitano C, Tiso N, Memmi M, Vignati G, Bloise R, Sorrentino V, Danieli GA. Mutations in the cardiac ryanodine receptor gene (hRyR2) underlie catecholaminergic polymorphic ventricular tachycardia. Circulation. 2001;103(2):196–2.

第23章 血管迷走性晕厥患者的非药物治疗和药物治疗现状

Payam Pournazari and Satish R. Raj

引言

血管迷走性晕厥（VVS）通常不会危及生命，多数患者也不需要药物治疗。然而，对于反复晕厥发作的患者，尤其是既往因晕厥发作而受伤的患者，其生活质量很可能会降低。药物治疗适用于此类患者。尽管尝试过很多方法，也进行过一些试验，VVS患者的治疗选择仍然非常有限。目前，大规模临床试验尚无法证明药物治疗有效。

教育和生活方式改变仍然是VVS患者治疗的基础[1]。对于很多VVS患者，无论使用何种药物，在治疗初期都可使其发作次数减少，但疗效不同。因此，证实药物治疗对VVS患者的益处有一定难度[2]。

在过去5年中，三个权威专业组织曾发布过针对VVS管理的立场声明和指南。本章将重点介绍2015年版心律学会（HRS）专家共识声明[3]、2017年版美国心脏病学会/美国心脏协会/心律学会（ACC/AHA/HRS）晕厥指南[4]以及2018年版欧洲心脏病学会（ESC）晕厥指南的具体建议[5]。我们将回顾停用降压药物的建议、使用非药物治疗方法和手段，以及常用的药物治疗方法。评估和治疗流程如图23.1所示。

对VVS患者停用降压药物

指南建议

2015年版HRS指南

- 减量使用或停用可导致低血压的药物对VVS患者有益（Ⅱa类）[3]。

2017年版AHA/ACC/HRS指南

- 对于特定的VVS患者，在适当时减量使用或停用引起低血压的药物可能是合理的（Ⅱb类）[4]。

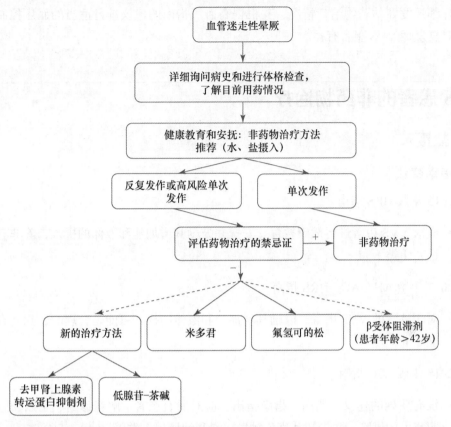

图 23.1 根据权威专业组织（欧洲心脏病学会、美国心脏协会 / 美国心脏病学会和心律学会）的建议，对血管迷走性晕厥（VVS）患者进行非药物治疗和药物治疗的选择流程。VVS 的高风险特征包括缺乏前驱症状而导致创伤、工作 / 学业中断、个人痛苦以及驾驶过程中发生晕厥。虚线表示建议方案的证据尚不明确。进一步研究 β 受体阻滞剂、去甲肾上腺素转运蛋白（NET）抑制剂和茶碱将会为 VVS 患者的治疗提供更明确的方向。

2018 年版 ESC 指南

- 如果可能的话，应考虑调整血管抑制性晕厥患者降压药物的给药方案或停用降压药物（Ⅱa 类）[1]。

评论

对于 VVS 患者，若合并其他疾病并且正在接受治疗，则应仔细评估药物治疗的血管抑制作用。很多抗高血压药、抗心力衰竭药、抗抑郁药和多巴胺能药均可降低血管张力，进而促发 VVS[1]。例如，最近发表的一项小规模随机试验 STOP-VD 显示，在 VVS 患者中，与对照组患者相比，停用血管抑制剂的患者事件发生率较低［23% *vs.* 54%，*P* = 0.02，HR 0.37（95%CI 0.15 ~ 0.91）］[5]。该研究中的大多数患者服用的是抗高血压药；然而，对其他血管抑制剂也进行了调整或予以停用。

对于明确伴有高血压或心力衰竭的 VVS 患者，优化使用血管抑制药物具有挑战性。仔细反复评估药物治疗情况，并根据高血压指南的建议进行适当的血压控制，或许会对复发性 VVS 患者有益。

VVS 患者的非药物治疗

水、盐摄入

指南建议

2015 年版 HRS 指南

- 应对 VVS 患者进行健康教育、安抚并鼓励其增加盐和液体的摄入，除非有禁忌证（Ⅰ类）[3]。

2017 年版 AHA/ACC/HRS 指南

- 对于特定的 VVS 患者，鼓励其增加盐和液体的摄入可能是合理的，除非有禁忌证（Ⅱb 类）[4]。

2018 年版 ESC 指南

- 没有明确的建议。然而，指南指出，应对所有患者"解释诊断、予以安慰，说明复发的风险，并告知其避免触发因素和情境（Ⅰ类）"[1]。

评论

很多研究调查了液体和盐摄入对于 VVS 患者的效果。例如，EPISoDe 研究是近期发表的一项随机对照试验，该研究观察了献血前摄入水分的效果。研究显示，无论水分摄入量如何，治疗组患者的晕厥次数都减少了 23%（95%CI 6% ～ 37%）[6]。该研究是规模最大的观察水分摄入对年轻成人影响的试验。

除水分摄入外，另一项研究还调查了口服补液盐对于确诊 VVS 患儿的影响。该研究显示，与安慰剂组相比，口服补液盐和摄入 500 ml 水可使患者的晕厥发生频率和倾斜试验阳性率显著降低（分别为 $P < 0.05$ 及 $P < 0.01$）。然而，目前尚未明确这一结果是由于口服补液盐和水的共同作用，还是仅仅摄入水也可使患者明显获益。

最近一项系统回顾和荟萃分析显示，即使是观察研究和随机试验的对照组患者，与入组前 1 年相比，其发生晕厥的相对风险也是 0.44（95%CI 0.41 ～ 0.46）。这一结果患者教育、安抚和非药物治疗方法对于 VVS 患者的效果[8]。目前，除进行患者教育和安抚外，对于没有水、盐摄入禁忌证的患者，还建议增加水（目标为 3 L/d）、盐（目标为 8 ～ 10 g/d）摄入量。但这些建议可能不适用于高血压、肾病以及心力衰竭患者[4]。同时，由于患者的状态会随时间的推移而发生改变，因此需要持续对患者进行风险 / 获益分析。

对于年轻患者以及无任何禁忌证的患者，安抚、教育和增加水、盐摄入量应该是治疗的基础。

肢体反压动作

指南建议

2015 年版 HRS 指南

- 肢体反压动作对前驱期足够长的 VVS 患者有效（Ⅱa 类）。[3]

2017 年版 AHA/ACC/HRS 指南

- 肢体反压动作对前驱期足够长的 VVS 患者有效（Ⅱa 类）。[4]

2018 年版 ESC 指南

- 对于 60 岁以下有前驱症状的患者，应考虑进行等长肢体反压动作（Ⅱa 类）。[1]

评论

肢体反压动作对于 VVS 患者的管理非常重要，尽管其对前驱症状足够长以便能做出反应的患者更有效。PC- 试验结果显示，与未受过训练的患者相比，接受过肢体反压动作训练的 VVS 患者复发率显著降低，且晕厥发作总次数明显减少［31.6% *vs.* 50.9%，$P = 0.005$；相对风险降低率（RRR）= 0.39（95% CI 0.11 ~ 0.53）］[9]。此类动作风险低、花费少，并且对于能够完成动作的患者有效。但对于前驱期较短或没有前驱症状的患者以及 60 岁以上的患者，采用此类动作的效果较差[10]。老年患者可能由于动作不稳定而使跌倒的风险增加。因此，应教会 VVS 患者实施肢体反压动作。

VVS 患者的药物治疗

α₁ 受体激动剂

指南建议

2015 年版 HRS 指南

- 对于频繁发作 VVS 且无高血压或尿潴留的患者，应用米多君似乎是合理的（Ⅱb 类）[3]。

2017 年版 AHA/ACC/HRS 指南

- 对于无高血压、心力衰竭或尿潴留病史的复发性 VVS 患者，应用米多君是合理的（Ⅱa 类）[4]。

2018 年版 ESC 指南

- 对于体位性 VVS 患者，可以考虑应用米多君（Ⅱb 类）[1]。

评论

依替福林（etilefrine）和米多君都属于 α₁ 受体激动剂（或药物前体），具有收缩动脉和静脉的作用，可用于维持血管张力。一项双盲随机对照试验（RCT）对依替福林进行了研究，但结果未显示其可减少晕厥的发作[11]。一系列小型研究也对米多君进行了观察，其中，2011 年的 Cochrane 系统回顾研究显示，该药有望减少倾斜试验诱发的晕厥、晕厥导致的创伤，并可提高患者的生活质量[12]。但是，2011 年发表的一项小型双盲交叉 RCT（STAND 试验），未能证实之前的研究结果[13]。最近，Izcovich 等发表的一篇系统回顾分析了米多君对有症状的直立性低血压和复发性晕厥患者的疗效。荟萃分析数据证实，与安慰剂组相比，米多君可有效提高患者的生活质量、减轻症状，并减少晕厥复发。其常见不良反应包括使立毛肌收缩、毛发竖起、仰卧位高血压和尿潴留[14]。第四次晕厥预防试验（POST4）是首个研究米多君对预防晕厥复发的有效性有足够统计学效力的试验[15]。

目前，在欧洲和美国指南均指出，对于保守治疗无效且无相应禁忌证（如心力衰竭、尿潴留或仰卧位高血压）的 VVS 患者，有证据表明米多君有效。然而，由于需要频繁给药、缺乏明确的疗效，且频繁发生不良反应，使得米多君无法成为 VVS 治疗的一线药物[4]。

氟氢可的松

指南建议

2015 年版 HRS 指南

- 对于没有禁忌证的 VVS 患者，应用氟氢可的松似乎是合理的（Ⅱb 类）[3]。

2017 年版 AHA/ACC/HRS 指南

- 除非有禁忌证，否则对于反复发作且对水、盐摄入无明显反应的 VVS 患者，应用氟氢可的松似乎是合理的（Ⅱb 类）[4]。

2018 年版 ESC 指南

- 对于体位性 VVS、动脉血压处于正常低限水平且无禁忌证的年轻患者，可考虑应用氟氢可的松[1]。

评论

氟氢可的松可使肾对钠的吸收增加，导致水、钠潴留，使血容量和静脉回流量增加。小规模儿科研究表明，应用氟氢可的松治疗对 VVS 患者有益[4]。

第二次晕厥预防试验（POST2）是首个研究氟氢可的松对 VVS 的预防作用的随

机安慰剂对照试验[16]，研究显示治疗后晕厥患者的主要终点目标相对风险降低率（RRR）达到 40%。该研究的主要终点为阴性结果。12 个月时，应用氟氢可的松的患者中有 56% 未发生晕厥，而对照组中有 39.5% 的患者未发生晕厥（RRR 31%；$P =$ 0.07）。POST2 事后分析显示，如果在分析时删减掉 2 周的剂量稳定期［危险比（HR）0.62；95%Cl 0.40 ～ 0.95；$P =$ 0.029］，则服用氟氢可的松达到目标剂量 0.2 mg/d 的患者（HR 0.51；95%CI 0.28 ～ 0.89；$P =$ 0.019）晕厥复发率显著降低[16]。

对于具有高危患者，包括晕厥频繁发作或具备晕厥"高危特征"的患者，在无禁忌证（如存在或可能发展为低钾血症、心力衰竭、外周水肿或高血压等）的情况下，可考虑使用 0.2 mg 稳定剂量的氟氢可的松。

β 受体阻滞剂

指南建议

2015 年版 HRS 指南

- 对于 40 岁以上频繁发作 VVS 的患者，可考虑应用 β 受体阻滞剂（Ⅱb 类）[3]。

2017 年版 AHA/ACC/HRS 指南

- 对于年龄≥ 42 岁的复发性 VVS 患者，应用 β 受体阻滞剂可能是合理的（Ⅱb 类）[4]。

2018 年版 ESC 指南

- β 受体阻滞剂不适用（Ⅲ类）[1]。

评论

欧洲指南和美国指南对 β 受体阻滞剂的使用存在分歧。两项随机试验比较了阿替洛尔[11]和美托洛尔[11]对 VVS 患者的疗效，但均未显示应用 β 受体阻滞剂的益处。2011 年的 Cochrane 系统回顾研究对 β 受体阻滞剂的评估结果显示，与安慰剂或其他药物相比，使用 β 受体阻滞剂没有任何益处[12]。Sheldon 等发表的 POST 试验亚组分析显示，年龄≥ 42 岁的患者应用美托洛尔的 HR 为 0.48，而年龄＜ 42 岁的患者应用美托洛尔的 HR 为 1.54[11]。基于这些数据，ACC/AHA/HRS 指南将 β 受体阻滞剂列为Ⅱb 类推荐用药，并提出对年龄≥ 42 岁的患者将 β 受体阻滞剂作为初始用药是合理的。POST5 安慰剂对照随机试验目前正在评估 β 受体阻滞剂对 40 岁以上 VVS 患者的疗效[15]。目前尚缺乏足够数据证明 β 受体阻滞剂对老年 VVS 患者有效。

选择性 5- 羟色胺再摄取抑制药

指南建议

2015 年版 HRS 指南

- 无。

2017 年版 AHA/ACC/HRS 指南

- 对于复发性 VVS 患者，可考虑应用选择性 5- 羟色胺再摄取抑制药（selective serotonin reuptake inhibitor，SSRI）（Ⅱb 类）[4]。

2018 年版 ESC 指南

- 无。

评论

关于应用帕罗西汀和氟西汀治疗 VVS 患者的研究非常有限[1, 12]。一些研究比较了 SSRI 与安慰剂及 β 受体阻滞剂的疗效，但未观察到有任何临床获益[12]。尽管 AHA/ACC/HRS 指南将 SSRI 作为治疗 VVS 患者的Ⅱb 类推荐，但该证据水平仅基于有限的数据和设计不完善的研究[4]。

茶碱

指南中无相关推荐

评论

最近发现了一种新的晕厥表现形式。此类患者可在没有任何前驱症状的情况下突然发生晕厥。与典型的 VVS 患者相反，此类患者的基线血浆腺苷水平较低。此类患者的 A2A 受体浓度可能较低，当腺苷暴露时，可发生程度更严重的房室结阻滞[17]。

茶碱是一种非选择性腺苷受体拮抗剂，已证实其可降低疑似"低腺苷性晕厥"患者的心搏停止和继发性晕厥发作的发生率。目前，对低腺苷性晕厥的研究还处于非常早期的阶段[1]。虽然在所有中心均进行血浆腺苷浓度测定或许不可行，但应将"低腺苷性晕厥"作为晕厥患者的鉴别诊断，尤其是在患者没有前驱症状的情况下。我们建议对疑似为低腺苷性晕厥的患者，在开始治疗前先请专家会诊。

去甲肾上腺素转运蛋白（NET）抑制剂

指南中无相关推荐

评论

去甲肾上腺素转运蛋白（norepinephrine transporter，NET）是位于突触前交感神经元的一种转运蛋白，在清除突触释放的去甲肾上腺素的过程中具有重要作用。NET 抑制剂可增加交感神经张力，并且已被证明可降低健康受试者倾斜试验诱发的晕厥频率[18]，以及经其他方法治疗无效且症状严重患者的晕厥频率[19]。第六次晕厥预防试验（POST6）发现[20]，与安慰剂相比，一种可用于治疗注意障碍的强效 NET 抑制剂托莫西汀（atomoxetine），可使 VVS 患者出现倾斜试验诱发的晕厥发作次数显著减少［24% *vs.* 63%；$P = 0.003$，Logrank HR（95%CI 0.18 ～ 0.87）］。托莫西汀似乎主要是通过消除倾斜试验中的 VASIS 2B（心脏抑制）反应而达到上述治疗效果的。

NET 抑制剂对 VVS 患者的治疗效果令人兴奋，也非常有前景。这是治疗 VVS 的一种新的机制。目前还需要适当进行以临床晕厥为主要终点的随机临床试验。

结论

尽管进行了多项研究，但 VVS 的最佳管理方案仍不明确。目前，对于 VVS 患者还没有任何一种经过验证的治疗方法。虽然 VVS 通常被认为是一种良性疾病，但某些 VVS 患者的生活质量显著降低，并遭受了身体创伤。了解晕厥的病理生理学仍然是开发未来新疗法的潜在关键解决方案。了解晕厥的病理生理机制仍然是研发未来新疗法的潜在关键解决方案。正在进行的研究 β 受体阻滞剂、α_1 受体激动剂和 NET 抑制剂的随机对照试验可能为 VVS 患者的管理提供进一步的见解。

利益冲突　无。

资助　SSR 研究受到加拿大卫生研究院（Canadian Institutes of Health Research，CIHR）（编号 MOP142426）和加拿大心律失常网络（Cardiac Arrhythmia Network of Canada，CANet）（编号 SRG-15-P01-001 和 SRG-17-P27-001）的资助。

（杨文韬　杨进刚　译　杜军保　校）

参考文献

1. Von Scheidt W, Bosch R, Klingenheben T, Schuchert A, Stellbrink C, Stockburger M. Commentary on the 2018 ESC Guidelines for the diagnosis and management of syncope. Kardiologe. 2019;13(3):131–7. https://doi.org/10.1007/s12181-019-0317-2.
2. Sahota I, Sheldon R, Pournazari P. Clinical improvement of vasovagal syncope in the absence of specific therapies: the Seinfeld effect. Cardiol J. 2014;21(6):637–42. https://doi.org/10.5603/CJ.2014.0096.
3. Sheldon RS, Grubb BP, Olshansky B, et al. 2015 Heart Rhythm Society expert consensus statement on the diagnosis and treatment of postural Tachycardia Syndrome, inappropriate sinus tachycardia, and vasovagal syncope. Hear Rhythm. 2015;12(6):e41–63. https://doi.org/10.1016/j.hrthm.2015.03.029.
4. Shen W-K, Sheldon R, Benditt DG, et al. Correction to: 2017 ACC/AHA/HRS Guideline for the Evaluation and Management of Patients with Syncope: A report of the American College of Cardiology/American Heart Association task force on clinical practice guidelines and the Heart Rhythm Society. Circulation. 2017;136(5):e60–e122. https://doi.org/10.1161/CIR.0000000000000537.
5. Solari D, Tesi F, Unterhuber M, et al. Stop vasodepressor drugs in reflex syncope: a randomised controlled trial. Heart. 2017;103(6):449–55. https://doi.org/10.1136/heartjnl-2016-309865.
6. Wiersum-Osselton J, Romeijn B, Van den Brekel E, et al. Can we prevent vasovagal reactions in young inexperienced whole blood donors? A placebo controlled study comparing effects of a 330 vs 500 mL water drink prior to donation. Transfusion. 2019;59(2):555–65. https://doi.org/10.1111/trf.15065.
7. Chu W, Wang C, Wu L, Lin P, Li F, Zou R. Oral rehydration salts: an effective choice for the treatment of children with Vasovagal syncope. Pediatr Cardiol. 2015;36(4):867–72. https://doi.org/10.1007/s00246-015-1097-5.

8. Pournazari P, Sahota I, Sheldon R. High remission rates in Vasovagal syncope: systematic review and meta-analysis of observational and randomized studies. JACC Clin Electrophysiol. 2017;3(4):384–92. https://doi.org/10.1016/j.jacep.2016.10.012.

9. van Dijk N, Quartieri F, Blanc JJ, et al. Effectiveness of physical counterpressure maneuvers in preventing vasovagal syncope. The physical counterpressure manoeuvers trial (PC-Trial). J Am Coll Cardiol. 2006;48(8):1652–7. https://doi.org/10.1016/j.jacc.2006.06.059.

10. Tomaino M, Romeo C, Vitale E, et al. Physical counter-pressure manoeuvers in preventing syncopal recurrence in patients older than 40 years with recurrent neurally mediated syncope: A controlled study from the Third International Study on Syncope of Uncertain Etiology (ISSUE-3). Europace. 2014;16(10):1515–20. https://doi.org/10.1093/europace/euu125.

11. Coffin ST, Raj SR. Non-invasive management of vasovagal syncope. Auton Neurosci Basic Clin. 2014;184:27–32. https://doi.org/10.1016/j.autneu.2014.06.004.

12. Romme JJCM, Reitsma JB, Black CN, et al. Drugs and pacemakers for vasovagal, carotid sinus and situational syncope. Cochrane Database Syst Rev. 2011;2011(10):CD004194. https://doi.org/10.1002/14651858.CD004194.pub3.

13. Romme JJCM, Van Dijk N, Go-Schön IK, Reitsma JB, Wieling W. Effectiveness of Midodrine treatment in patients with recurrent vasovagal syncope not responding to non-pharmacological treatment (STAND-trial). Europace. 2011;13(11):1639–47. https://doi.org/10.1093/europace/eur200.

14. Izcovich A, Malla CG, Manzotti M, Catalano HN, Guyatt G. Midodrine for orthostatic hypotension and recurrent reflex syncope: a systematic review. Neurology. 2014;83(13):1170–7. https://doi.org/10.1212/WNL.0000000000000815.

15. Raj SR, Faris PD, McRae M, Sheldon RS. Rationale for the prevention of syncope trial IV: assessment of midodrine. Clin Auton Res. 2012;22(6):275–80. https://doi.org/10.1007/s10286-012-0167-5.

16. Sheldon R, Raj SR, Rose MS, et al. Fludrocortisone for the prevention of vasovagal syncope a randomized, placebo-controlled trial. J Am Coll Cardiol. 2016;68(1):1–9. https://doi.org/10.1016/j.jacc.2016.04.030.

17. Brignole M, Guieu R, Tomaino M, et al. Mechanism of syncope without prodromes with normal heart and normal electrocardiogram. Hear Rhythm. 2017;14(2):234–9. https://doi.org/10.1016/j.hrthm.2016.08.046.

18. Schroeder C, Birkenfeld AL, Mayer AF, et al. Norepinephrine transporter inhibition prevents tilt-induced pre-syncope. J Am Coll Cardiol. 2006;48(3):516–22. https://doi.org/10.1016/j.jacc.2006.04.073.

19. Sheldon RS, Ritchie D, McRae M, Raj S. Norepinephrine transport inhibition for treatment of vasovagal syncope. J Cardiovasc Electrophysiol. 2013;24(7):799–803. https://doi.org/10.1111/jce.12111.

20. Sheldon RS, Lei L, Guzman JC, et al. A proof of principle study of atomoxetine for the prevention of vasovagal syncope: the Prevention of Syncope Trial VI. Europace. 2019;21(11):1733–41. https://doi.org/10.1093/europace/euz250.

第 24 章 反射性晕厥患者的心脏起搏治疗进展

Justin Z. Lee and Win-Kuang Shen

引言

反射性晕厥是由于引起血管扩张和（或）心动过缓等神经反射机制而导致的晕厥[1]。反射性晕厥的分类广泛，包括血管迷走性晕厥、颈动脉窦综合征、情境性晕厥和其他不典型的反射性晕厥（如低腺苷性晕厥）。对反射性晕厥患者进行心脏起搏治疗的主要原理是减少心脏抑制型反射所致的心动过缓和心脏停搏。然而，心脏起搏不能预防反射性晕厥患者的血管扩张和血压下降等血管抑制反应（图 24.1）。本章的主要目的是结合现有的研究和指南讨论起搏治疗在反射性晕厥不同亚组患者中的作用，并讨论反射性晕厥患者起搏模式的选择以及诊断流程在心脏起搏决策中的作用。

血管迷走性晕厥

血管迷走性晕厥是反射性晕厥中最常见的类型。其典型症状包括出汗、发热感、恶心和面色苍白等，患者发作后通常伴有乏力。在血管迷走性晕厥发作前，患者通常有可识别的触发因素和（或）特征性前驱症状。与复杂神经-心脏反射相关的表现为心动过缓和（或）低血压。大部分血管迷走性晕厥的发作呈自限性。然而，对于部分患者，尽管应用多种非药物治疗或药物治疗，血管迷走性晕厥仍反复发作。因此，心脏起搏被认为是预防血管迷走性晕厥发作过程中出现严重心动过缓和心脏停搏的有效方法（图 24.2）。

血管迷走性晕厥患者起搏治疗的相关研究

多项随机试验评估了起搏治疗在血管迷走性晕厥患者中的作用（表 24.1）。血管迷走性晕厥起搏器研究（VPS I）纳入了复发性晕厥、直立倾斜试验诱发的晕厥或先兆晕厥伴心动过缓的患者[2]。患者被随机分配至双腔起搏组或无起搏器组。与无起搏器患者相比，接受起搏器治疗的患者晕厥复发率降低（22% *vs.* 70%，$P < 0.001$）。然而，

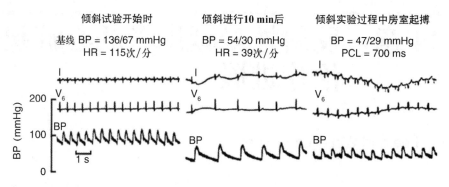

图 24.1　直立倾斜试验过程中的心脏抑制和血管抑制混合型反应。该图显示了心电图和动脉血压。左图：无症状。中图：晕厥发作过程中。心率和血压明显下降。患者出现典型症状。右图：双腔起搏，房室起搏周期长度（PCL）为 700 ms，引起患者心率加快，但患者仍有低血压和临床症状。该试验结果表明，患者的临床症状主要是由于血管抑制剂所致，而且永久起搏无效。（Neurocardiogenic syncope：latest pharmacological therapies. Lin Y Chen and Win-Kuang Shen. Expert Opinion on Pharmacotherapy，30 May 2006. Reprinted by permission of the publisher Taylor & Francis Ltd.，http：//www.tandfonline.com）

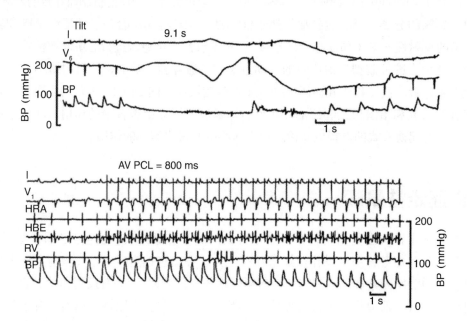

图 24.2　直立倾斜试验过程中出现明显的心脏抑制反应（上图）。由于出现窦性停搏而导致长时间心脏停搏伴明显低血压。当通过起搏防止出现心动过缓时，未出现明显低血压（下图）。图中显示了心电图和动脉血压记录。（Neurocardiogenic syncope：latest pharmacological therapies. Lin Y Chen & Win-Kuang Shen. Expert Opinion on Pharmacotherapy，30 May 2006. Reprinted by permission of the publisher Taylor & Francis Ltd.，http：//www.tandfonline.com）。AV：atrioventricular，房室；BP：blood pressure，血压；HBE：His bundle electrogram，希氏束电图；HRA：high right atrial electrogram，高位右房电图；PCL：pacing cycle length，起搏周期长度；RV：right ventricular electrogram，右室心电图

由于该研究未实施盲法，因此不能排除心脏起搏的安慰剂作用。

血管迷走神经晕厥国际研究（The Vasovagal Syncope International Study，VASIS）也显示起搏治疗有效[3]。该研究纳入了晕厥复发 2 年以上且直立倾斜试验提示为心脏

表 24.1　血管迷走性晕厥患者的起搏治疗、颈动脉窦综合征患者的起搏治疗以及血管迷走性晕厥患者的闭环刺激相关随机试验

作者	研究目的	终点	干预组（事件发生率）	对照组（事件发生率）	P 值
血管迷走性晕厥患者的起搏治疗					
Flammang[17]	对 VVS 患者予以起搏治疗，患者在 ATP 试验过程中出现心脏抑制反应	52 个月时出现晕厥复发	起搏器治疗（0%）	未植入起搏器（60%）	< 0.02
Connolly（VPS）[2]	对直立倾斜试验诱发的晕厥或先兆晕厥伴心动过缓的 VVS 患者予以起搏治疗	出现晕厥复发	起搏器治疗（22%）	未植入起搏器（70%）	< 0.0001
Sutton（VASIS）[3]	对直立倾斜试验过程中出现心脏抑制型 VVS 的患者予以起搏治疗	80 个月时出现晕厥复发	起搏器治疗（5%）	未植入起搏器（61%）	0.0006
Ammirati（SYDIT）[4]	对直立倾斜试验阳性伴晕厥和相对心动过缓（心率 < 60 次 / 分）的 VVS 患者予以起搏治疗	135 ～ 390 天出现晕厥复发	起搏器治疗（4.3%）	β 受体阻滞剂（25.5%）	0.004
Connolly（VPS Ⅱ）[5]	对 VVS 患者予以起搏治疗	6 个月时出现晕厥复发	DDD 起搏（33%）	ODO 起搏（42%）	NS
Raviele 等（SYNPACE）[6]	对直立倾斜试验阳性伴心脏停搏和混合型反应的 VVS 患者予以起搏治疗	24 个月时出现晕厥复发	起搏器开启（50%）	起搏器关闭（38%）	0.58
Brignole（ISSUE-3）[18]	对出现心脏停搏的神经介导性晕厥患者予以起搏治疗	24 个月时出现晕厥复发	起搏器开启（21.1%）	起搏器关闭（48.7%）	0.039
颈动脉窦综合征患者的起搏治疗					
Brignole[11]	对 CI-CSS 患者予以起搏治疗	36 个月时出现晕厥复发	起搏器治疗（9%）	未植入起搏器（57%）	0.0002
Kenny（SAFE PACE）[19]	对老年 CI-CSH 患者予以起搏治疗，以减少跌倒的发生	12 个月时出现晕厥复发	起搏器治疗（11%）	未植入起搏器（22%）	0.063
Claesson[12]	对 CI-CSS 患者予以起搏治疗	12 个月时出现晕厥复发	起搏器治疗（10%）	未植入起搏器（40%）	0.008
Parry[20]	对 CI-CSH 伴反复跌倒的患者予以起搏治疗	跌倒次数	DDD/RDR 起搏（发生 4.04 次跌倒）	ODO 起搏（3.48 次跌倒）	NS
Ryan（SAFE PACE 2）[21]	对 CI-CSH 伴不明原因跌倒的老年患者予以起搏治疗	24 个月时出现晕厥复发	起搏器治疗（平均事件发生率为 0.42）	未植入起搏器（平均事件发生率为 0.66）	—

续表

作者	研究目的	终点	干预组（事件发生率）	对照组（事件发生率）	P 值
心脏抑制型血管迷走性晕厥患者的闭环刺激 *					
Occhetta（INVASY）[22]	对 CI-VVS 患者予以双腔 CLS 的疗效观察	12 个月时出现晕厥复发	DDD-CLS（0%）	DDI（78%）	—
Russo[23]	观察双腔 CLS 对心脏抑制型 VVS 患者晕厥复发的作用	18 个月时晕厥复发	CLS 模式开启（2%）	CLS 模式关闭（16%）	0.007
Baron-Esquivias（SPAIN）[14]	对 CI-VVS 患者予以 DDD-CLS 起搏治疗	晕厥复发率降低≥ 50%	DDD-CLS（72%）	DDI 假手术（28%）	—
Palmisano（TIRECS）[15]	观察 CLS 起搏治疗对 CI-VVS 患者出现直立倾斜试验诱发的晕厥的作用	直立倾斜试验过程中发生晕厥	DDD-CLS（30%）	DDD（76.7%）	< 0.001

ATP：adenosine triphosphate，三磷酸腺苷；CI：cardioinhibitory，心脏抑制型；CLS：closed-loop stimulation，闭环刺激；CSH：carotid sinus hypersensitivity，颈动脉窦过敏；CSS：carotid sinus syndrome，颈动脉窦综合征；NS：not significant，无显著统计学意义；VVS：vasovagal syncope，血管迷走性晕厥
*：BIOSync CLS 研究已完成，但其结果尚未发表

抑制反应阳性的患者。与 VPS Ⅰ研究类似，患者被随机分为双腔起搏组和无起搏器组。随访 7 年后，起搏器组患者的晕厥复发率仅为 5%。这明显低于无起搏器组患者的晕厥复发率 61%。然而，与 VPS Ⅰ研究类似，该研究也不能排除安慰剂作用。

晕厥诊断和治疗（SYDIT）研究也显示起搏治疗有效，但也未能排除起搏的安慰剂作用[4]。复发性晕厥患者以及倾斜试验期间出现晕厥伴相对心动过缓（心率 < 60 次 / 分）的患者被随机分为双腔起搏组和阿替洛尔组。接受起搏器治疗的患者平均随访 390 天后的晕厥复发率为 4.3%，低于阿替洛尔组平均随访 135 天后的晕厥复发率 25.5%（P = 0.004）。

VPS Ⅰ、VASIS 和 SYDIT 研究由于未设置安慰剂组而存在局限性。为了明确安慰剂效应的影响，研究者开展了 VPS Ⅱ和 SYNPACE（血管迷走性晕厥和起搏试验）研究[5-6]。在这两项研究中，对照组患者也接受了起搏器植入术，而其起搏模式为仅感知（ODO）或关闭（OOO）。然而，这两项研究均未发现起搏治疗可以获益。这表明血管迷走性晕厥患者具有潜在的心脏起搏安慰剂效应。但是，VPS Ⅱ和 SYNPACE 研究均纳入了直立倾斜试验过程中未出现心脏停搏和严重心动过缓的患者，这不符合入选标准。

这些问题促进了《不明原因晕厥国际研究 2》（ISSUE-2）注册研究的开展，该研究表明，起搏治疗对于植入式循环记录仪（ILR）记录到心脏抑制型反应的 VVS 患者可能有效[7]。这一发现在第三次不明原因晕厥国际研究（ISSUE-3）试验中得到证实。ISSUE-3 是一项双盲随机安慰剂对照研究，研究纳入了年龄≥ 40 岁的患者，并且患者既往 2 年内疑似出现反射性晕厥（不包括颈动脉窦综合征）发作≥ 3 次，植入式循环记录仪提示出现心脏停搏（≥ 3 s 伴临床症状，或≥ 6 s 但无症状）。所有患者均接受了

起搏器植入治疗，并被随机分为 DDD 起搏带有频率骤降应答的治疗组和仅感知组。与安慰剂组相比，起搏器治疗组患者的晕厥复发率降低（21% *vs.* 49%，$P = 0.039$）。

ISSUE-3 的一项亚组研究表明，通过心脏起搏获益最大的患者是直立倾斜试验呈阴性且 ILR 记录到心搏停止的患者，提示直立倾斜试验阳性可确定晕厥的主要机制是血管抑制，而 ILR 记录到心搏停止且直立倾斜试验呈阴性的患者发生晕厥的主要机制是心脏抑制[8]。

血管迷走性晕厥患者起搏治疗的指南建议

2017 年版 ACC/AHA/HRS 晕厥指南建议，对于年龄 ≥ 40 岁、伴血管迷走性晕厥反复发作且自发心脏停搏时间较长的患者，可应用双腔起搏治疗（表 24.2）[1]。2018 年版 ESC 晕厥指南建议，对于年龄 > 40 岁、伴自发症状性心脏停搏 > 3 s 或因窦性停搏、房室传导阻滞所致无症状心脏停搏 > 6 s 的患者，或两种情况都存在的患者，应考虑予以心脏起搏治疗，以减少晕厥复发[9]。ESC 指南建议，对于年龄在 40 岁以上、直立倾斜试验可诱发心脏停搏反应，且无法预测晕厥发作频繁的患者，可考虑予以心脏起搏治疗，[9]。此外，ESC 指南还建议，如果未记录到心脏抑制反射，则不应进行心脏起搏治疗。

ACC/AHA/HRS 指南将反射性晕厥患者的起搏治疗列为Ⅱb 类推荐，而 ESC 指南将反射性晕厥患者的起搏治疗推荐分为三类（Ⅱa 类、Ⅱb 类和Ⅲ类）。两套指南推荐类别的不同可能是由于不同的证据回顾方法学和编写策略不同所致。ACC/AHA/HRS 晕厥指南证据审查委员会使用 PICOT 框架（人口、干预、比较、结局和时间）对文献进行了独立的系统回顾[10]。关于反射性晕厥患者起搏治疗的有效性这一具体 PICOT 问题，综合证据支持 ACC/AHA/HRS 指南中关于反射性晕厥患者起搏治疗的Ⅱb 类推荐。ESC 指南采用不同的方法和指南编写策略，提供了三个建议，每个建议针对不同的反射性晕厥患者群体都有各自的推荐类别。

表 24.2　血管迷走性晕厥患者起搏治疗的指南建议

指南	类别[a]	水平[b]
2017 年版 ACC/AHA/HRS 晕厥指南建议		
对于年龄 ≥ 40 岁、伴血管迷走性晕厥反复发作且自发心脏停搏时间较长的患者，可应用双腔起搏治疗	Ⅱb	B
2018 年版 ESC 晕厥诊断和管理指南建议		
对于年龄 > 40 岁、伴自发症状性心脏停搏 > 3 s 或因窦性停搏、房室传导阻滞所致无症状心脏停搏 > 6 s 的患者，或两种情况都存在的患者，应考虑予以心脏起搏治疗，以减少晕厥复发	Ⅱa	B
对于年龄在 40 岁以上、直立倾斜试验可诱发心脏停搏反应，且无法预测晕厥发作频繁的患者，可考虑予以心脏起搏治疗，以减少晕厥复发	Ⅱb	B
若未记录到心脏抑制反射，则不应进行心脏起搏治疗	Ⅲ	B

[a]：推荐类别；[b]：证据水平

颈动脉窦综合征

另外，反射性晕厥也与颈动脉窦过敏有关。当刺激颈动脉窦时，患者出现自发症状复发，伴心脏抑制反应（心脏停搏 ≥ 3 s）和（或）血管抑制反应（收缩压降低 ≥ 50 mmHg），即可诊断为颈动脉窦综合征。

颈动脉窦综合征患者起搏治疗的相关研究

部分小规模随机试验研究了心脏起搏在颈动脉窦综合征患者中的作用（表 24.1）。1992 年，Brignole 等关于心脏抑制型颈动脉窦综合征患者心脏起搏的一项随机试验显示，与无起搏器治疗组相比，起搏器治疗可使患者 3 年内的晕厥复发率降低（9% *vs.* 57%，P = 0.0002）[11]。2007 年，Claesson 等的研究显示，在 60 例心脏抑制型 CSS 患者中，接受起搏器治疗的患者 1 年内的晕厥复发率低于未接受起搏器治疗的患者（10% *vs.* 40%，P = 0.008）[12]。

颈动脉窦综合征患者起搏治疗的指南建议

2017 年版 ACC/AHA/HRS 晕厥指南建议，对于心脏抑制型或混合型颈动脉窦综合征患者植入永久性心脏起搏器是合理的（表 24.3）[1]。对于需要植入永久性起搏器的颈动脉窦综合征患者，植入双腔起搏器也是合理的。2018 年版 ESC 晕厥指南推荐，对于年龄 > 40 岁且无法预测晕厥复发频率的心脏抑制型颈动脉窦综合征患者，可考虑予以心脏起搏治疗，以减少晕厥复发[9]。由于反射性自发心脏停搏患者和颈动脉窦综合征患者的结局相似，故 ESC 专家组将颈动脉窦综合征患者的起搏治疗从 I 类推荐调整为 IIa 类推荐（2009 年晕厥指南修订版）。

表 24.3　颈动脉窦综合征患者起搏治疗指南建议

	类别[a]	水平[b]
2017 年版 ACC/AHA/HRS 晕厥指南建议		
对于心脏抑制型或混合型颈动脉窦综合征患者植入永久性心脏起搏器是合理的	IIa	B
对于需要植入永久性起搏器的颈动脉窦综合征患者，植入双腔起搏器是合理的	IIb	B
2018 年版 ESC 晕厥诊断和管理指南建议		
对于年龄 > 40 岁且无法预测晕厥复发频率的心脏抑制型颈动脉窦综合征患者，可考虑予以心脏起搏治疗，以减少晕厥复发	IIa	B

[a]：推荐类别；[b]：证据水平

低腺苷性晕厥

腺苷及其受体对某些患者的触发性反射效应具有调节作用。低腺苷性晕厥可见于突发不明原因晕厥且无前驱症状、心脏正常且心电图表现无传导系统疾病特点、血浆腺苷水平较低，以及注射外源性腺苷后短暂性完全心脏传导阻滞诱发率较高的患者[9]。对不明原因晕厥且 ATP 试验呈阳性的老年患者进行的 ATP 多中心研究发现，双腔起搏治疗可使患者的晕厥复发率降低 75%（95%CI 44 ~ 88）[13]。ATP 试验阳性是指静脉注射 ATP 20 mg 后窦房传导阻滞持续时间在 10 s 以上。ESC 晕厥指南建议，对腺苷敏感型晕厥患者，可考虑予以心脏起搏治疗，以减少晕厥复发（推荐类别为 II b 类，证据水平为 B）[9]。在 ACC/AHA/HRS 晕厥指南中，由于数据有限，未推荐使用三磷酸腺苷评估晕厥患者。

起搏模式的选择

与单腔起搏相比，双腔起搏是临床上治疗反射性晕厥的首选起搏方式。关于颈动脉窦综合征，一些小样本对照研究表明，双腔起搏在防止颈动脉窦按摩过程中血压下降和预防症状复发方面优于单腔起搏[9-10]。

频率骤降反应（rate-drop response）是治疗血管迷走性晕厥最常用的程控方式。该程控方式的主要目标是检测心率减慢，并在有限的时间内以较高的频率提供 DDI 或 DDD 起搏。在理想情况下，频率骤降反应不会在放松状态下或睡眠初期自然发生心率逐渐减慢时启动。该程控方式的局限性之一是只能通过检测心率减慢来感知即将发生的血管迷走性晕厥，可能会由于反应过于滞后而无法进行有效起搏。

因此，在患者即将发生血管迷走性晕厥前设置另一个能更早触发起搏的感知参数可能更有效。目前认为，当患者即将发生血管迷走性晕厥时，其心肌收缩力增强。右室心肌收缩力可以通过心内阻抗予以替代测量。在血管迷走性晕厥发作早期，闭环刺激可通过感知心内阻抗而增加起搏频率。最近，越来越多的证据表明，与传统的双腔起搏相比，闭环刺激（CLS）可减少晕厥复发（表 24.1）。

神经介导性晕厥闭环刺激研究（SPAIN）纳入了年龄 ≥ 40 岁、直立倾斜试验过程中心脏抑制反应呈阳性（出现心动过缓，心率 < 40 次/分，持续时间为 10 s 及以上或心脏停搏 > 3 s）的复发性患者[14]。研究结果显示，与接受 DDI 起搏假手术的患者（28% 的患者晕厥复发率降低 ≥ 50%）相比，接受 DDD-CLS 起搏治疗的患者（72% 的患者晕厥复发减少 ≥ 50%）晕厥复发率显著降低。倾斜试验诱发反应的闭环刺激相关研究（TIRECS）表明，与标准的双腔起搏和感应相比，增加闭环刺激可使直立倾斜试验诱发的晕厥次数减少（30% *vs.* 77%，$P < 0.001$）[15]。BiSync CLS 多中心随机对照研究结果于 2020 年底发表，该研究有助于了解 CLS 程控方式的应用（Biotronik Inc，Berlin，Germany）。

反射性晕厥患者心脏起搏决策的诊断流程

虽然心脏起搏可能有效，但应该只考虑用于高度选择的患者。晕厥单元项目 2

（SUP-2）研究中提出了相关流程[16]。该研究纳入了年龄＞ 40 岁（平均年龄为 70 岁），伴严重的（生活质量降低）、无法预测的（无前驱症状或前驱期较短）且反复发作（至少 2 次）反射性晕厥的患者。这些患者接受了全面的诊断流程评估，从颈动脉窦按摩开始诊断心脏抑制型颈动脉窦综合征，进而提出双腔起搏治疗建议。如果颈动脉窦按摩呈阴性或表现为血管抑制反应，则对患者进行直立倾斜试验。如果患者出现心脏抑制反应，则推荐植入双腔起搏器。如果倾斜试验呈阴性或表现为血管抑制反应，则予以植入式循环记录仪，以检测患者是否出现符合起搏治疗标准的心脏停搏。采用标准化流程后，患者第 1 年的晕厥复发率降至 9%（95%CI 6 ～ 12），第 2 年降至 15%（95%CI 10 ～ 20），第 3 年降至 20%（95%CI 29 ～ 57）。然而，未接受起搏治疗的患者第 1 年的晕厥复发率为 22%（95%CI 18 ～ 26），第 2 年为 37%（95%CI 30 ～ 43），第 3 年为 43%（95%CI 29 ～ 57）。

除心脏起搏决策流程外，共享决策过程也很重要。这对于年轻的血管迷走性晕厥复发患者尤为重要，尽管他们接受了保守治疗并记录到长时间心脏停搏。然而，关于这方面的数据仍然不足。对于此类人群，应该权衡植入起搏器的短期和长期风险与植入起搏器的获益。

未来的研究方向

尽管目前有一部分数据支持，但仍存在知识空白，这也为未来的研究提供了机遇。其中一个问题是，我们如何才能更好地确定从起搏治疗中获益最多的患者亚组人群？关于闭环刺激，也有待进一步研究。随着起搏器技术的进步，无导线起搏器是否是减少长期起搏相关并发症的合理策略？如果是，则在无导线双腔起搏器获得临床使用批准之前，其作为治疗反射性晕厥的单腔起搏装置效果如何？未来的技术，如可充电式起搏器，可能会减少因电池耗尽而更换起搏器的相关并发症。对于此类患者群体，生理性起搏（如希氏束起搏）是否比传统的右室心尖部起搏更有效？

总结与重点

虽然对大多数反射性晕厥患者可以进行保守治疗而无需介入干预，但某些患者可能会受益于心脏起搏而使晕厥复发减少。对于年龄≥ 40 岁、伴有心脏抑制型反射特征且反复发作血管迷走性晕厥的患者，可考虑予以心脏起搏治疗。对于心脏抑制型颈动脉窦综合征患者，也可考虑进行心脏起搏治疗。对于没有出现任何心脏抑制反射的反射性晕厥患者，不应进行心脏起搏治疗。有关血管迷走性晕厥患者闭环刺激（CLS）的数据越来越多，而且越来越多的诊断流程可用于辅助对反复发作反射性晕厥患者进行起搏器植入的治疗决策。

声明 作者与本文内容无利益冲突。

（梁 燕 译 刘 彤 张海澄 审）

参考文献

1. Shen WK, Sheldon RS, Benditt DG, Cohen MI, Forman DE, Goldberger ZD, Grubb BP, Hamdan MH, Krahn AD, Link MS, Olshansky B, Raj SR, Sandhu RK, Sorajja D, Sun BC, Yancy CW. 2017 ACC/AHA/HRS guideline for the evaluation and management of patients with syncope: a report of the American College of Cardiology/American Heart Association Task Force on Clinical Practice Guidelines and the Heart Rhythm Society. J Am Coll Cardiol. 2017;70(5):e39–e110. https://doi.org/10.1016/j.jacc.2017.03.003. [published Online First: 2017/03/14].

2. Connolly SJ, Sheldon R, Roberts RS, Gent M. The North American vasovagal pacemaker study (VPS). A randomized trial of permanent cardiac pacing for the prevention of vasovagal syncope. J Am Coll Cardiol. 1999;33(1):16–20. [published Online First: 1999/02/06].

3. Sutton R, Brignole M, Menozzi C, Raviele A, Alboni P, Giani P, Moya A. Dual-chamber pacing in the treatment of neurally mediated tilt-positive cardioinhibitory syncope: pacemaker versus no therapy: a multicenter randomized study. The Vasovagal Syncope International Study (VASIS) Investigators. Circulation. 2000;102(3):294–9. [published Online First: 2000/07/19].

4. Ammirati F, Colivicchi F, Santini M, Syncope Diagnosis and Treatment Study Investigators. Permanent cardiac pacing versus medical treatment for the prevention of recurrent vasovagal syncope: a multicenter, randomized, controlled trial. Circulation. 2001;104(1):52–7. [published Online First: 2001/07/04].

5. Connolly SJ, Sheldon R, Thorpe KE, Roberts RS, Ellenbogen KA, Wilkoff BL, Morillo C, Gent M. VPS II Investigators. Pacemaker therapy for prevention of syncope in patients with recurrent severe vasovagal syncope: Second Vasovagal Pacemaker Study (VPS II): a randomized trial. JAMA. 2003;289(17):2224–9. https://doi.org/10.1001/jama.289.17.2224. [published Online First: 2003/05/08].

6. Raviele A, Giada F, Menozzi C, Speca G, Orazi S, Gasparini G, Sutton R, Brignole M. Vasovagal Syncope and Pacing Trial Investigators. A randomized, double-blind, placebo-controlled study of permanent cardiac pacing for the treatment of recurrent tilt-induced vasovagal syncope. The vasovagal SYNcope and PACing trial (SYNPACE). Eur Heart J. 2004;25(19):1741–8. https://doi.org/10.1016/j.ehj.2004.06.031. [published Online First: 2004/09/29].

7. Brignole M, Sutton R, Menozzi C, Garcia-Civera R, Moya A, Wieling W, Andresen D, Benditt DG, Vardas P. International Study on Syncope of Uncertain Etiology 2 (ISSUE 2) Group. Early application of an implantable loop recorder allows effective specific therapy in patients with recurrent suspected neurally mediated syncope. Eur Heart J. 2006;27(9):1085–92. https://doi.org/10.1093/eurheartj/ehi842. [published Online First: 2006/03/30].

8. Brignole M, Donateo P, Tomaino M, Massa R, Iori M, Beiras X, Moya A, Kus T, Deharo JC, Giuli S, Gentili A, Sutton R. International Study on Syncope of Uncertain Etiology 3 Investigators. Benefit of pacemaker therapy in patients with presumed neurally mediated syncope and documented asystole is greater when tilt test is negative: an analysis from the third International Study on Syncope of Uncertain Etiology (ISSUE-3). Circ. 2014;7(1):10–6. https://doi.org/10.1161/CIRCEP.113.001103.

9. Brignole M, Moya A, de Lange FJ, Deharo JC, Elliott PM, Fanciulli A, Fedorowski A, Furlan R, Kenny RA, Martin A, Probst V, Reed MJ, Rice CP, Sutton R, Ungar A, van Dijk JG. ESC Scientific Document Group. 2018 ESC guidelines for the diagnosis and management of syncope. Eur Heart J. 2018;39(21):1883–948. https://doi.org/10.1093/eurheartj/ehy037. [published Online First: 2018/03/22].

10. Varosy PD, Chen LY, Miller AL, Noseworthy PA, Slotwiner DJ, Thiruganasambandamoorthy V. Pacing as a treatment for reflex-mediated (vasovagal, situational, or carotid sinus hypersensitivity) syncope: a systematic review for the 2017 ACC/AHA/HRS guideline for the evaluation and management of patients with syncope: a report of the American College of Cardiology/

American Heart Association Task Force on Clinical Practice Guidelines and the Heart Rhythm Society. J Am Coll Cardiol. 2017;70(5):664–79. https://doi.org/10.1016/j.jacc.2017.03.004. [published Online First: 2017/03/14].

11. Brignole M, Menozzi C, Lolli G, Bottoni N, Gaggioli G. Long-term outcome of paced and nonpaced patients with severe carotid sinus syndrome. Am J Cardiol. 1992;69(12):1039–43. [published Online First: 1992/04/15].

12. Claesson JE, Kristensson BE, Edvardsson N, Wahrborg P. Less syncope and milder symptoms in patients treated with pacing for induced cardioinhibitory carotid sinus syndrome: a randomized study. Europace. 2007;9(10):932–6. https://doi.org/10.1093/europace/eum180. [published Online First: 2007/09/08].

13. Flammang D, Church TR, De Roy L, Blanc JJ, Leroy J, Mairesse GH, Otmani A, Graux PJ, Frank R, Purnode P. ATP Multicenter Study. Treatment of unexplained syncope: a multicenter, randomized trial of cardiac pacing guided by adenosine 5′-triphosphate testing. Circulation. 2012;125(1):31–6. https://doi.org/10.1161/CIRCULATIONAHA.111.022855.

14. Baron-Esquivias G, Morillo CA, Moya-Mitjans A, Martinez-Alday J, Ruiz-Granell R, Lacunza-Ruiz J, Garcia-Civera R, Gutierrez-Carretero E, Romero-Garrido R. Dual-chamber pacing with closed loop stimulation in recurrent reflex vasovagal syncope: the SPAIN study. J Am Coll Cardiol. 2017;70(14):1720–8. https://doi.org/10.1016/j.jacc.2017.08.026. [published Online First: 2017/09/30].

15. Palmisano P, Dell'Era G, Russo V, Zaccaria M, Mangia R, Bortnik M, De Vecchi F, Giubertoni A, Patti F, Magnani A, Nigro G, Rago A, Occhetta E, Accogli M. Effects of closed-loop stimulation vs. DDD pacing on haemodynamic variations and occurrence of syncope induced by head-up tilt test in older patients with refractory cardioinhibitory vasovagal syncope: the tilt test-induced response in closed-loop stimulation multicentre, prospective, single blind, randomized study. Europace. 2018;20(5):859–66. https://doi.org/10.1093/europace/eux015. [published Online First: 2017/04/14].

16. Brignole M, Arabia F, Ammirati F, Tomaino M, Quartieri F, Rafanelli M, Del Rosso A, Rita Vecchi M, Russo V, Gaggioli G. Syncope Unit Project 2 (SUP 2) investigators. Standardized algorithm for cardiac pacing in older patients affected by severe unpredictable reflex syncope: 3-year insights from the Syncope Unit Project 2 (SUP 2) study. Europace. 2016;18(9):1427–33. https://doi.org/10.1093/europace/euv343.

17. Flammang D, Antiel M, Church T, Chassing A, Hamani D, Donal E, Waynberger M. Is a pacemaker indicated for vasovagal patients with severe cardioinhibitory reflex as identified by the ATP test? A preliminary randomized trial. Europace. 1999;1(2):140–5. https://doi.org/10.1053/eupc.1998.0021. [published Online First: 2001/03/07].

18. Brignole M, Menozzi C, Moya A, Andresen D, Blanc JJ, Krahn AD, Wieling W, Beiras X, Deharo JC, Russo V, Tomaino M, Sutton R. International Study on Syncope of Uncertain Etiology Investigators. Pacemaker therapy in patients with neurally mediated syncope and documented asystole: Third International Study on Syncope of Uncertain Etiology (ISSUE-3): a randomized trial. Circulation. 2012;125(21):2566–71. https://doi.org/10.1161/CIRCULATIONAHA.111.082313. [published Online First: 2012/05/09].

19. Kenny RA, Richardson DA, Steen N, Bexton RS, Shaw FE, Bond J. Carotid sinus syndrome: a modifiable risk factor for nonaccidental falls in older adults (SAFE PACE). J Am Coll Cardiol. 2001;38(5):1491–6. [published Online First: 2001/11/03].

20. Parry SW, Steen N, Bexton RS, Tynan M, Kenny RA. Pacing in elderly recurrent fallers with carotid sinus hypersensitivity: a randomised, double-blind, placebo controlled crossover trial. Heart. 2009;95(5):405–9. https://doi.org/10.1136/hrt.2008.153189.

21. Ryan DJ, Nick S, Colette SM, Roseanne K. Carotid sinus syndrome, should we pace? A multicentre, randomised control trial (Safepace 2). Heart. 2010;96(5):347–51. https://doi.org/10.1136/hrt.2009.176206. [published Online First: 2009/11/26]

22. Occhetta E, Bortnik M, Audoglio R, Vassanelli C. Closed loop stimulation in prevention of vasovagal syncope. INotropy controlled pacing in VAsovagal SYncope (INVASY): a multicentre randomized, single blind, controlled study. Europace. 2004;6(6):538–47. https://doi.org/10.1016/j.eupc.2004.08.009. [published Online First: 2004/11/03].

23. Russo V, Rago A, Papa AA, Golino P, Calabro R, Russo MG, Nigro G. The effect of dual-chamber closed-loop stimulation on syncope recurrence in healthy patients with tilt-induced vasovagal cardioinhibitory syncope: a prospective, randomised, single-blind, crossover study. Heart. 2013;99(21):1609–13. https://doi.org/10.1136/heartjnl-2013-303878. [published Online First: 2013/06/01].

第 25 章 发作性心脏停搏：与反射性晕厥的关系及心脏起搏的作用

Haruhiko Abe 和 Ritsuko Kohno

引言

晕厥是一种短暂性意识丧失（TLOC），其特点是具有自限性、突然发作，且持续时间短，随后自行恢复。在年轻人中，晕厥主要是由于血管迷走神经反射或自主神经反射机制所致，而老年患者往往伴有心律失常。癫痫发作也是 TLOC 患者鉴别诊断的一个重要考虑因素。

大多数情况下，癫痫发作过程中的心率表现为窦性心动过速[1-3]，与交感神经活性增强有关（发作性心动过速）。然而，在罕见情况下，貌似的晕厥可能是由于癫痫诱发的心脏停搏所致，这种情况通常称为"发作性心脏停搏"。

癫痫相关心脏停搏包括发作期心脏停搏和发作后心脏停搏。"发作后心脏停搏"较为罕见，而且当局灶性癫痫发作演变为双侧惊厥性癫痫发作后，可观察到患者在发生心脏停搏前有发作后广泛脑电图（EEG）抑制。发作后相关心脏停搏的确切病理生理机制尚未明确。

发作性心脏停搏主要见于颞叶癫痫患者。其机制尚未明确，但癫痫发作可直接或间接引起副交感神经活性增强可能有一定的作用。大多数发作性心脏停搏发生在局灶性认知障碍性癫痫发作过程中，大约在癫痫发作后 30 s 开始出现。发作性心脏停搏的平均持续时间为 20 s（范围为 3 ~ 96 s）。90% 的患者癫痫发作表现为颞叶异常活动，没有一致的偏侧优势[1]。

为了对发作性心脏停搏患者提供最佳治疗，必须作出准确的诊断；这往往需要同步使用长程视频脑电图-心电图监测。长程皮下植入式心脏监护仪（ICM）对于某些患者也很有用。其问题是包括心脏病学家和电生理学家在内的非神经学家对这一现象缺乏认识。

心脏停搏型反射性晕厥

反射性晕厥是由于神经反射效应引起的短暂性低血压和脑灌注减少所致。反射性晕厥最常见的类型是血管迷走性晕厥，在临床实验室中可由直立倾斜试验诱发。

通常情况下，反射性晕厥的血流动力学变化包括两个组成部分（血管抑制和心脏抑制机制）。任何一种成分都可能导致晕厥，但大多数情况下都是这两种成分联合作用所致（即混合抑制型）。心脏抑制机制主要是由迷走神经张力增强介导，可导致突发长时间心脏停搏或明显的心动过缓。如果心脏停搏的持续足够时间长（通常在最后一次心跳后超过 6 s），则可造成脑灌注不足而导致晕厥[2]。由于反射性晕厥中的血管抑制成分和心脏抑制成分的强度与时间有关[3]，因此，在临床上可以观察到不同的脑灌注不足模式。

对复发性血管迷走性晕厥患者选择治疗方案时，美国和日本目前的临床实践指南对于起搏治疗方面的建议较为保守；将其列为 Ⅱb 类（证据水平为 B-R）。对于伴有症状性心脏停搏 > 3 s 或无症状性心脏停搏 > 6 s 的心脏抑制型血管迷走性晕厥患者，ESC 指南建议将起搏治疗作为 Ⅱa 类推荐[4-6]。这些心脏起搏的适应证是基于 ISSUE 3 研究（不明原因晕厥的第三次国际研究）而确定的[5]。在 21 个月的随访过程中，直立倾斜试验呈阳性的血管迷走性晕厥患者接受起搏治疗后，晕厥复发率高达 55%。同时，直立倾斜试验呈阴性（即没有心脏抑制或血管抑制的证据）的患者接受起搏治疗后，晕厥复发率则低至为 5%[7]。ISSUE 3 的结果表明，直立倾斜试验的结果有助于预测出现自发性持续性心脏停搏的血管迷走性患者起搏治疗的有效性。因此，对于已出现自发性持续性心脏停搏、疑似为血管迷走性晕厥，且正在考虑采用心脏起搏治疗的患者，在植入永久性起搏器之前进行直立倾斜试验是非常重要的。

颞叶癫痫患者心脏停搏

人们早就认识到癫痫与自主神经性心脏血管控制有关，特别是缓慢型心律失常。在所监测的癫痫患者中，发作性心脏停搏的发生率为 0.22% ～ 0.4%，尽管须考虑到检测不足的可能性；最近的一项研究报道，使用植入式心电记录仪（ICM）的难治性癫痫患者发作性心脏停搏的发生率为 16%[8]。以往报道的发作性心脏停搏主要见于颞叶癫痫患者。

发作性心脏停搏的病理生理机制

发作性心脏停搏的病理生理机制被认为是迷走神经诱发的短暂性心脏停搏导致短暂性脑灌注不足。发作性心脏停搏或心动过缓存在两种可能的机制（图 25.1）。第一种涉及由颞区触发传播到邻近岛叶而引起的心脏停搏，在岛叶可启动心脏抑制效应[9]。

既往有一篇报道指出，实验性刺激颞叶癫痫患者的左侧岛叶皮质可导致独立于癫痫发作的心动过缓[9]，而刺激右侧岛叶皮质可导致心动过速[10]。然而，目前还不清楚这种异常的电活动是否与最终传导到岛叶的自发事件相关。重要的是，所有患者都是在心率发生改变之前出现发作性心脏停搏。第二种可能的病理生理机制表明，癫痫活动可通过使迷走神经张力增强而直接影响心率。据推测，位于脑干自主神经反射中枢的迷走神经可能受到癫痫活动传播的刺激。这种发作性自主神经功能障碍被认为除可导致心动过缓或心脏停搏外，还可单独造成脑灌注不足。根据这一理论观点，使用心脏起搏器治疗发作性心脏停搏可减少跌倒、骨折和损伤的发生，同时也不太可能导致患者死亡；目前尚无直接证据表明心动过缓与癫痫患者意外猝死（Sudden unexpected death in epilepsy patients，SUDEP）之间存在因果关系。

　　虽然发作性心脏停搏在癫痫发作过程中的作用还不清楚，但最近提出了一种负反馈机制（图 25.1）。这一假说认为，颞叶癫痫可刺激自主神经系统的中枢起源，尤其是副交感神经的中枢起源。心脏停搏可使全脑血流量减少，并导致癫痫发作终止[1]。事实上，有报道指出，与不伴有发作性心脏停搏的癫痫患者相比，伴有发作性心脏停搏的患者癫痫总发作时间更短[1, 11]。

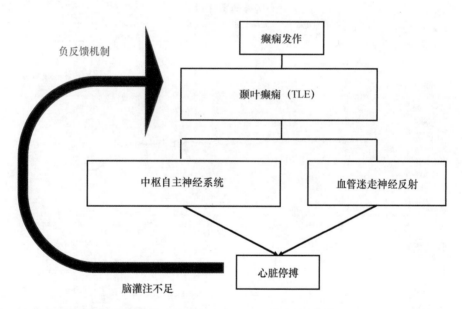

图 25.1　发作性心脏停搏的机制和负反馈机制示意图。发作性心脏停搏与颞叶癫痫发作密切相关。这可能是癫痫活动刺激中枢自主神经系统的直接结果，也可能是癫痫引发血管迷走神经反射的间接效应。发作性心脏停搏具有自限性，因为心脏停搏引起的脑灌注不足和缺氧可终止癫痫发作（负反馈机制）。图片修改自参考文献[1]

心脏抑制型血管迷走性晕厥和发作性心脏停搏的心电图表现

　　众所周知，血管迷走性晕厥患者和发作性心脏停搏患者的心电图检查结果，尤其是心率改变模式非常相似。心率改变的相似性表明二者可能涉及相同的机制（例如，副交感神经活性增强）。与情绪诱发的血管迷走神经性晕厥相同，癫痫发作可引起恐惧和儿茶酚胺释放，这两种情况最终均可导致心脏抑制和血管扩张。

发作性心脏停搏和血管迷走晕厥患者在心脏停搏前的心率模式相似：心率明显加快，随后出现进行性心动过缓，最后发生心脏停搏。血管迷走性晕厥是一种长期预后良好的自限性疾病。长时间脑灌注不足被认为可以关闭中枢起始触发器，从而可解释其良性病程。同样，在发作性心脏停搏时发生的脑缺血-缺氧也可能是癫痫发作自行终止的潜在机制。

图25.2中显示了一名典型的心电图表现，患者为66岁男性，应用植入式循环记录仪（ILR）记录其心电图。患者心电图显示双束支传导阻滞，其出现晕厥复发伴前驱症状，随后意识丧失。由于怀疑为心律失常性晕厥，因此采用植入式循环记录仪（ILR）对患者进行随访。ILR记录显示心率先短暂加快，随后逐渐减慢，然后出现心脏停搏事件（该患者的最长心脏停搏时间为18 s）。经脑电图检查诊断患者为颞叶癫痫伴发作性心脏停搏（图25.3）。仅用抗癫痫药（卡马西平）对患者进行治疗，没有予以心脏起

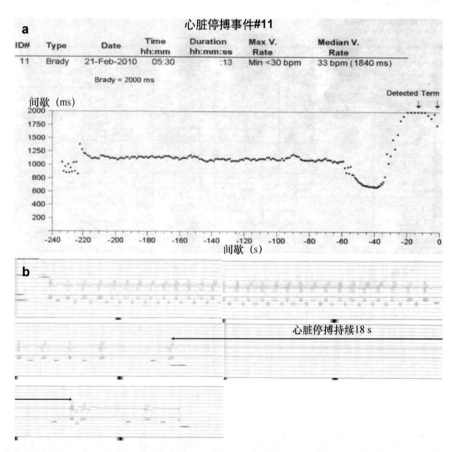

图25.2 采用植入式心电循环记录仪（ILR）监测到66岁男性体患者出现心脏停搏，最长持续时间为18 s。**a.** 心率趋势图显示心率短暂加快，随后逐渐减慢，然后发展为持续18 s的心脏停搏。**b.** ILR记录到的心电图表现

搏治疗。单纯使用卡马西平治疗后，发作性心脏停搏、晕厥和癫痫发作完全消失，在 1.8 年的随访时间内，ILR 没有再记录到心脏停搏事件（图 25.4）[12]。

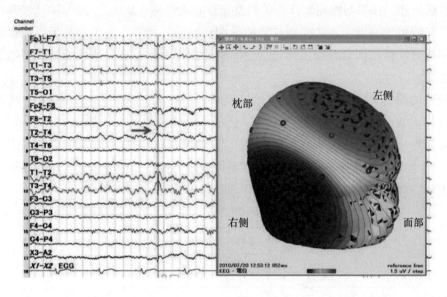

图 25.3　经脑电图（EEG）检查诊断患者为颞叶癫痫。图片经许可改编自参考文献[12]

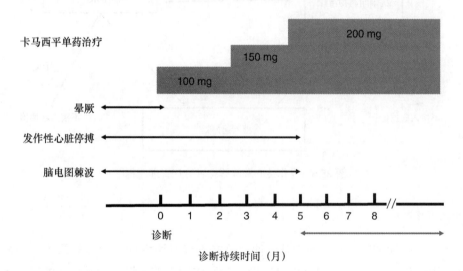

图 25.4　该患者的临床病程。应用卡马西平治疗后，晕厥症状即迅速消失。使用剂量为 100 mg/d 的卡马西平治疗后，可植入式心电循环记录仪（ILR）上仍记录到发作性心脏停搏或心动过缓以及脑电图棘波，因此将卡马西平的用药剂量增加到 200 mg/d，此后 ILR 记录到的发作性心脏停和脑电图棘波完全消失

心脏起搏对发作性心脏停搏的治疗作用

心脏起搏器治疗对于发作性心脏停搏患者的有效性至今尚未确定。指南和客观信息的不足主要是由于缺乏相应的血压数据。由于发作性心脏停搏和血管迷走性心脏停

搏的心电图表现相似，因此推测发作性心脏停搏的机制也与上述所讨论的血管迷走性晕厥机制相似。然而，血管抑制成分在发作性心脏停搏过程中的作用尚不清楚。因此，根据目前所知，如果与癫痫发作相关的发作性心脏停搏在病因上主要是心脏抑制作用，则心脏起搏可能有助于预防晕厥导致的晕倒和创伤。此外，由于心脏起搏治疗发作性心脏停搏可维持或恢复癫痫发作过程中的脑灌注，因此心脏起搏可能导致癫痫发作时间延长[13-14]。

最近的研究显示，对于单纯应用抗癫痫药治疗无效或联合应用神经外科手术治疗治疗仍无效的发作性心脏停搏患者，建议予以起搏器植入，如图 25.5 所示。另外，Kohno 等的一项长期随访研究报告显示，若抗癫痫药物治疗有效，则可能无需心脏起搏治疗[16]。最佳治疗策略仍有待进一步研究确定，但是目前看来，采用初始保守治疗（例如，药物管理和保留推迟起搏治疗）似乎较为稳妥。

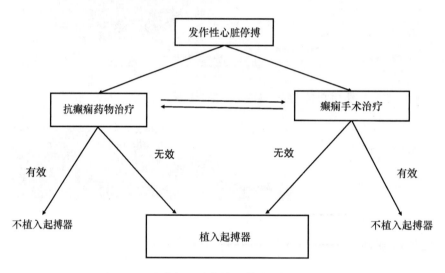

图 25.5 发作性心脏停搏患者治疗管理流程图

结论

晕厥患者心电图上记录到心脏停搏，可能不仅有原发性心源性病因（例如窦房结疾病、房室传导阻滞），还包括反射性晕厥和发作性心脏停搏。如果晕厥的病因主要是症状性心动过缓，则强烈推荐心脏起搏治疗（Ⅰ类适应证）。然而，如果心脏停搏继发于血管迷走性晕厥或发作性心脏停搏，则永久性起搏器植入仍然是弱的Ⅱb类适应证。对于发生晕厥伴心脏停搏的患者，应仔细评估，以鉴别诊断。对于发作性心脏停搏患者，抗癫痫药物治疗或神经外科手术治疗可有效预防癫痫发作和发作性心脏停搏。因此，心脏起搏器植入可用于抗癫痫药和（或）外科手术治疗无效的情况。

（许岭平　译　杜军保　审）

参考文献

1. van der Lende M, Surges R, Sander JW, Thijis RD. Cardiac arrhythmias during or after epileptic seizures. J Neurol Neurosurg Psychiatry. 2016;87:69–74.

2. Bestawros M, Darbar D, Arain A, Abou-Khalil B, Plummer D, Dupont WD, Raj SR. Ictal asystole and ictal syncope. Insights into clinical management. Circ Arrhythm Electrophysiol. 2015;8:159–64.

3. Saal DP, Thijis RD, van Zwet EW, Bootsma M, Brignole M, Benditt DG, van Dijk JG. Temporal relationship of asystole to onset of transient loss of consciousness in tilt-induced reflex syncope. J Am Coll Cardiol EP. 2017;3(13):1592–8.

4. Shen WK, Sheldon RS, Benditt DG, Cohen MI, Forman DE, Goldberger ZD, Grubb BP, Hamdan MH, Krahn AD, Link MS, Olshansky B, Raj SR, Sandhu RK, Sorajja D, Sun BC, Yancy CW. 2017 ACC/AHA/HRS guideline for the evaluation and management of patients with syncope. Heart Rhythm. 2017;14:e155–217.

5. Brignole M, Moya A, de Lange FJ, Deharo JC, Elliott PM, Fanciulli A, Fedorowski A, Furlan R, Kenny RA, Martın A, Probst V, Reed MJ, Rice CP, Sutton R, Ungar A, van Dijk JG. 2018 ESC guidelines for the diagnosis and management of syncope. Eur Heart J. 2018;39(21):1881–948.

6. Kurita T, Nogami A, Abe H, Ando K, Ishikawa T, Imai K, Usui A, Okishige K, Kusano K, Kumagai K, Goya M, Kobayashi Y, Shimizu A, Shimizu W, Shoda M, Sumitomo N, Seo Y, Takahashi A, Tada H, Naito S, Nakasato Y, Nishimura T, Nitta T, Niwano S, Hagiwara S, Murakawa Y, Yamane T. JCS/JHRS Guidelines on non-pharmacological therapy of cardiac arrhythmias (in Japanese). 2018. www.j-circ.or.jp/guideline/pdf/JCS2018_kurita_nogami.pdf.

7. Brignole M, Menozzi C, Moya A, Andresen D, Blanc JJ, Krahn AD, Wieling W, Beiras X, Deharo JC, Russo V, Tomaino M, Sutton R, International Study on Syncope of Uncertain Etiology 3 (ISSUE-3) Investigators. Pacemaker therapy in patients with neutrally-mediated syncope and documented asystole. Third International Study on Syncope of Unknown Etiology (ISSUE-3): a randomized trial. Circulation. 2012;125:2566–71.

8. Brignole M, Donateo P, Tomaino M, Massa R, Iori M, Beiras X, Moya A, Kus T, Deharo JC, Giuli S, Gentili A, Sutton R, International Study on Syncope of Uncertain Etiology 3 (ISSUE-3) Investigators. The benefit of pacemaker therapy in patients with presumed neutrally-mediated syncope and documented asystole is greater when tilt test is negative. An analysis from the Third International Study on Syncope of Unknown Etiology (ISSUE 3). Circ Arrhthm Electrophysiol. 2014;7:10–6.

9. Rugg-Gunn FJ, Simister RJ, Squieell M, Holdright DR, Duncan JS. Cardiac arrhythmias in focal epilepsy: a prospective long-term study. Lancet. 2004;364:2212–9.

10. Britton JW. Syncope and seizures-differential diagnosis and evaluation. Clin Auton Res. 2004;14(3):148–59.

11. Schuele SU, Bermeo AC, Alexopoulos AV, Burgess R. Anoxia-ischemia: a mechanism of seizure termination in ictal asystole. Epilepsia. 2010;51:170–3.

12. Kohno R, Abe H, Akamatsu N, Oginosawa Y, Tamura M, Takeuchi M, Otsuji Y. Syncope and ictal asystole caused by temporal lobe epilepsy. Circ J. 2011;75(10):2508–10.

13. Oppenheimer SM, Gelb A, Girvin JP, Hachinski VC. Cardiovascular effects of human insula cortex stimulation. Neurology. 1992;42(9):1727–32.

14. Li W, Jayagopal LA, Taraschenko O. Ictal asystole with isolated syncope: a case report and literature review. Epilepsy Behav Case Rep. 2019;11:47–51.

15. Strzelczyk A, Cenusa M, Bauer S, Hamer HM, Mothersill IW, Grunwald T, Hillenbrand B, Ebner A, Steinhoff BJ, Kramer G, Rosenow F. Management and long-term outcome in patients presenting with ictal asystole or bradycardia. Epilepsia. 2011;52(6):1160–7.

16. Kohno R, Abe H, Akamatsu N, Benditt DG. Long-term follow-up of ictal asystole in temporal lobe epilepsy. Is permanent pacemaker therapy needed? J Cardiovasc Electrophysiol. 2016;27(8):930–6.

第 26 章 心脏抑制型血管迷走性晕厥的心脏神经消融治疗

Darshan Krishnappa、Michele Brignole 和 David G. Benditt

引言

一方面，自主神经系统（autonomic nervous system，ANS）具有很多功能，尤其在调节心脏搏动功能（如心率、每搏输出量）和系统血压方面起着至关重要的作用。另一方面，病理改变可导致心脏神经轴不同水平的 ANS 紊乱，并可使心力衰竭、心律失常和心源性猝死的发生风险增加[1-4]。另外，可能与器质性疾病无关，心血管自主神经控制的短暂改变可导致低血压和晕厥的易感性增加。

随着对人体主要心血管神经连接的解剖和功能了解不断深入，人们逐渐认识到自主神经系统的间歇性和自限性不良变化可引起脑灌注不足而导致晕厥。在这种情况下，主要原因是由于心律失常（通常表现为显著的缓慢型心律失常，但偶尔为心动过速）、血管扩张（主要引起静脉回流减少）或两者共同作用引起的心输出量减少。

本章将简要介绍心脏神经轴的组成、不同心脏疾病的相关解剖靶点，并对对血管迷走性晕厥（VVS）和阵发性房室传导阻滞的神经消融治疗现状进行评估。

心脏神经控制的解剖基础

心脏神经轴由以下 3 个部分组成[5]：

1. 中枢神经系统神经元　包括位于延髓（副交感神经）和脊髓（交感神经）的节前神经元，以及高级调节中枢，如丘脑 / 下丘脑、前额叶皮质、杏仁核、海马体和扣带回。

2. 胸内心外神经节　包括椎旁神经节、结状神经节和背根神经节、迷走神经、交感干、心肺神经和神经丛。

3. 心内自主神经系统　包括位于房室心外膜脂肪垫内的神经节丛（ganglionated plexi，GP）。

就神经节丛（GP）而言，5 组神经节主要分布在心房表面。这五组神经节丛均是由交感神经和副交感神经相互交错构成的，具有不同的解剖结构。因此，可能无法预测这些区域的消融效果（图 26.1 和图 26.2）。这 5 组神经节丛可归纳为：

1. 右心房上（前侧）神经节丛 位于上腔静脉于右心房后上面连接处，即上腔静脉和右上肺静脉口之间向前延伸的部分。

2. 右心房后（下方）神经节丛 位于下腔静脉与房间沟之间。

3. 左心房顶部神经节丛 位于左心房后面与左上肺静脉之间。

4. 左心房后外侧神经节丛 位于左下肺静脉前下部。

5. 左心房后内侧神经节丛 位于左心房后内侧面下方——左心房后内侧神经节丛

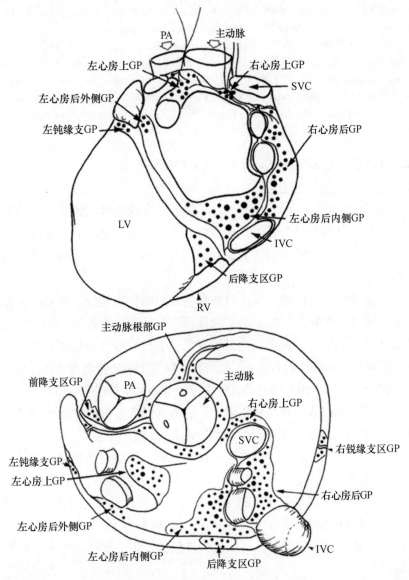

图 26.1 心脏后面观（上图）和上面观（下图）显示了主要心脏神经节丛（GP）的位置。SVC：superior vena cava，上腔静脉，IVC：inferior vena cava，下腔静脉，LV：left ventricle，左心室，RV：right ventricle，右心室，PA：pulmonary artery，肺动脉，（Reproduced with permission from Armour JA，Murphy DA，Yuan BX，Macdonald S，Hopkins DA：Gross and microscopic anatomy of the human intrinsic cardiac nervous system. Anat Rec 1997; 247:289-298）

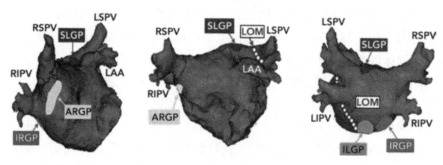

图26.2　左心房神经节丛分布示意图。LSPV：left superior pulmonary vein，左上肺静脉；LIPV：left inferior pulmonary vein，左下肺静脉；LAA：left atrial appendage，左心耳；RSPV：right superior pulmonary vein，右上肺静脉；RIPV：right inferior pulmonary vein，右下肺静脉；SLGP：superior left ganglionic plexus，左上神经节丛；ILGP：inferior left ganglionic plexus，左下神经节丛；IRGP：inferior right ganglionic plexus，右下神经节丛；ARGP：anterior right ganglionic plexus，右前神经节丛；LOM：ligament of Marshall，Marshall 韧带（Reproduced with permission from 36. Stavrakis S, Po S. Ganglionated Plexi Ablation：Physiology and Clinical Applications. Arrhythmia Electrophysiol. Rev. 2017；6：186-190）[6]

与右心房后神经节丛相邻穿过房间沟并延伸到房间隔后面。

　　另外，这5组神经节丛还与心室有关：a.围绕主动脉根部分布的广泛神经节丛网络可进一步划分为右、左、前、后4组；b.左、右冠状动脉起始处周围的神经节丛向上延伸至左冠状动脉的分叉处而进入左前降支和左回旋支动脉；c.后降支动脉起始处周围的神经节丛；d.右锐缘支动脉起始处周围的神经节丛；e.钝缘支动脉起始处周围的神经节丛。

　　心房和心室神经节是由副交感神经和交感神经的传出神经、感觉传入神经和局部回路神经元组成的一个整体，主要负责收集周围神经和中枢神经信息，并在神经节水平介导局部反射，因此，Armour 指出其构成了一个心脏的"小大脑"[8]。

　　心脏交感神经节前纤维起自 $T_1 \sim T_4$ 胸段脊髓的中间外侧细胞柱，并通过脊神经前根到达椎旁神经节，称为颈上神经节、颈中神经节和星状神经节，其中 $T_2 \sim T_4$ 神经节内含有大量神经突触和节后神经元胞体。从这些神经节发出的节后神经纤维穿过心肺神经（CPN），并与起源于迷走神经的相似神经混合。

　　副交感神经节前纤维起自迷走神经疑核和背核，并穿过迷走神经走行。然后，这些节前纤维穿过起源于喉返神经（RLN）的心支，从迷走神经末梢走行至喉返神经起始处，然后与源于椎旁神经节和交感干的节后纤维混合形成心肺神经丛，与头臂干、锁骨下动脉、上腔静脉和主动脉弓伴行分布。由这些神经丛发出的神经在主动脉弓与肺动脉之间形成背侧和腹侧心肺丛，由这些神经丛发出的神经分布于心内神经系统的所有神经节[9-10]。

　　虽然来自心内神经节的神经元广泛分布在双侧心房和心室组织中，其分布没有特异性，但这些神经节具有其优先的影响范围。尽管其他心房神经节也具有一定的影响力，但窦房结功能主要由右心房上神经节丛控制，而房室结功能主要由右心房后神经节丛控制[11-12]。

心脏病患者的神经调节疗法

对心脏自主神经控制及其功能失调认识的不断增强，促使人们致力于确定调节心脏神经轴的策略，以期逆转已发生改变的神经环境。

收缩性心力衰竭（即与左心室功能障碍有关）的特征是神经激素分泌异常，伴交感迷走神经失衡，以交感神经功能异常为主。因此，β 受体阻滞剂和肾素–血管紧张素–醛固酮轴抑制药物一直是治疗此类患者的主要手段。近来关于电神经调节的研究目的是减轻交感迷走神经失衡，其靶点是多个水平的心脏神经轴，包括迷走神经和脊髓。临床前研究表明，迷走神经刺激（VNS）可显著改善心室功能、减轻炎症反应、降低室性心动过速 / 心室颤动的发生率[13-15]。虽然最初的人体研究也显示心室功能的改善相似，但随后的随机研究未能显示出心室功能或存活率改善。近来的研究表明，迷走神经内存在传入纤维，这些传入纤维在迷走神经刺激（VNS）过程中可产生不利影响，这进一步加强了目前对迷走神经刺激（VNS）效果的理解[16]。增进了解电刺激的生物物理学以及不同刺激参数对不同类型神经纤维产生的影响是进一步完善这一研究领域所必需的。

心脏神经轴在调节心房和心室心肌电生理特性中的作用以及心脏神经轴不同水平的病理变化对心律失常发生的影响均已得到证实[17]。长期以来，调节心脏交感神经活性被证明可用于抑制遗传性心律失常综合征（如长 QT 间期综合征和儿茶酚胺敏感性多形性室性心动过速）患者发生室性心律失常[18-19]。近来，在器质性心脏病和室性心动过速（VT）电风暴患者中，通过心脏交感神经去中心化 / 去神经支配、胸椎硬膜外麻醉或经皮星状神经节阻滞，已证实交感神经阻滞在抑制室性心律失常中的有益作用[20-22]。类似地，已证实肾动脉去神经支配在少数室性心动过速风暴患者中有一定作用。神经调节在 VT 发作较少的患者中的作用仍不明确，需进一步研究以确定可利用的神经靶点，并确定最佳的神经刺激参数[23]。

以心内神经节消融的形式进行神经调节也已被应用于接受导管消融的房颤（AF）患者。研究显示心脏神经节在调节肺静脉内的自发 / 触发活动中具有重要的作用，同时也可影响房颤的发生和持续[17, 24]。

虽然初步研究表明，除肺静脉分离外，神经节丛消融也有益处，但近来的 AFACT 研究并未揭示神经节丛消融有额外获益，而是与不良事件（包括大出血和需要起搏器植入）发生率更高有关[25-26]。其他形式的神经调节，如低水平迷走神经刺激，已在小部分房颤患者中显示出益处[27]。未来需要开展更大规模的临床研究，以进一步评估其临床疗效。

对于缓慢型心律失常（阵发性房室传导阻滞和窦性心动过缓）患者，也尝试过通过自主神经调节来降低副交感神经张力[28-31]。然而，迄今为止，这些观察仅限于病例系列观察研究和小样本观察研究。在这种治疗策略被广泛应用之前，需要进行更大规模的研究，以更好地确定可以通过该治疗策略获益的患者群体，并为此类患者确定最佳消融策略。

血管迷走性晕厥患者的神经调节治疗 / 心脏神经消融

血管迷走性晕厥（VVS）的相关病理生理机制已在前文介绍过。对 VVS 患者进行神经调节治疗的前提是通过消融心外膜固有心脏神经节来降低迷走神经张力（推测高迷走神经张力至少是心脏抑制型 VVS 的最终共同途径）。虽然这些神经节包含交感神经纤维和副交感神经纤维，但大多数副交感神经纤维在到达心脏之前先在这些神经节内穿行并形成突触，大部分节后交感神经纤维则是直接到达心脏而不穿过这些神经节换元；因此，假设 GP 消融成功，当这些神经节成为靶点时，其结果是以副交感神经去神经支配为主。

Pachon J 等首先描述了对 VVS 患者进行的心脏神经消融，该研究报道了对反复发作神经介导性晕厥的 5 例患者进行固有心脏神经节射频导管消融术[28]。采用快速傅立叶转换（FTT）频谱引导和解剖引导相结合的方法，分别从上腔静脉、下腔静脉、冠状窦和左心房消融右上心房 GP、右下心房 GP 和左心房后内侧 GP。平均随访 9.2±4.1 个月后，5 例患者均无晕厥发作。一项较大规模的队列研究（n = 43）对相同的消融术后患者进行了更长时间的随访，结果显示"恶性"心脏抑制型神经介导性晕厥患者对导管消融术了类似的阳性反应（每个患者的平均发作次数 = 4.7±2 次）。在平均随访 45.1±22 个月后，整个研究人群中只发生了 3 例晕厥事件，进一步强调了心脏神经消融术对此类患者的潜在益处[32]。Sun 等也报道了类似的结果，该研究对 57 例接受了心脏神经消融治疗的难治性血管迷走性晕厥患者进行了随访[33]。采用解剖和高频刺激（HFS）相结合的方法指导导管消融。在平均 36.4±22.2 个月的随访期结束时，52 例（91.2%）患者仍然没有发生晕厥[33]。该研究在初步研究的基础上对研究对象进行了扩充，在 18 个月的中位随访时间内，115 例患者中有 92% 的患者无晕厥或先兆晕厥发作[34]。其他研究小组进行的较小规模病例系列研究和心脏神经消融病例报道，其结果也令人鼓舞[29-30, 35]（表 26.1）。

表 26.1　心脏抑制型血管迷走性晕厥患者的心脏神经消融前瞻性研究

研究者	患者数量（例）	VVS 类型	消融部位	心脏神经消融方法	随访时间	复发
Pachon 等[28]	5	CI	RA + LA	解剖+频谱	1 年	0
Pachon 等[32]	43	CI	RA + LA	解剖+频谱	11 ～ 99 个月	3 例（7%）
Yao 等	10	CI	LA	高频刺激	36 个月	0
Sun 等[33]	57	CI	LA	解剖（47 例）或高频刺激[11]	12 ～ 102 个月	5 例（8.8%）
Hu 等[34]	115	CI + VD	RA + LA	解剖+高频刺激	18 个月（中位数）	9 例（7.8%）

CI：心脏抑制型；VD：血管抑制型；RA：右心房；LA：左心房

VVS 患者的心脏神经消融方法

目前已经有以下四种不同的方法可用于指导 VVS 患者的固有心脏神经节导管消融：

1. 解剖引导法最常用于上述的心脏神经节的假定位置进行消融（图 26.1 和图 26.2）。

2. 如上所述，Pachon 等介绍了采用快速傅立叶转换频谱引导方法定位心脏神经节。在这种方法中，他们描述了心外膜心脏神经节不同部位的局部心内膜心电图存在的差异，这些差异可以采用频谱分析进行检测。他们证实在正常心肌中具有单一主频约为 40 Hz 的同质频谱，而在心脏神经节部位可见多个频率大于 100 Hz 的异质频谱的纤维模式。需要注意的是，在窦房结和房室结也观察到了类似的纤维模式，研究者认为这反映了这些结构周围高密度的神经纤维分布[28]。

3. 在高频刺激（high frequency stimulation，HFS）引导下，可在心脏神经节的可能部位予以高频刺激（20 Hz，10 ～ 20 V，脉宽 5 ms）。心脏神经节的存在表现为出现迷走神经反应，即出现短暂性心室停搏、房室传导阻滞或 R-R 间期延长 50%[33]。

4. 最近，Aksu 等描述了一种心脏神经消融的电解剖方法，即采用分割心内膜电图来确定心脏神经节的位置并指导消融[35]。

目前尚未明确哪一种识别 GP 靶点的方法优于其他方法。在临床研究中需要进一步对比评估。

VVS 患者心脏神经消融的未来展望

虽然很多单中心观察研究的结果令人鼓舞，但仍有一些问题尚未解决。第一，心脏神经节含有局部回路神经元，这些神经元可以调节局部反射，从而动态调控心脏指数。作为神经节消融的一部分，消融这些神经元的潜在不良反应仍有待阐明。第二，这些神经节位于心外膜的保护性脂肪垫内，可导致消融策略的成功率降低。从左心房/右心房内膜进行射频消融术对这些神经节的破坏程度有待进一步研究确定。心外膜途径同样由于脂肪对神经节组织的保护作用而受到限制。可能需要研发新的导管设计和（或）能量输送方法。第三，神经在损伤后能够重塑和再生。需要更好地理解神经节内的神经出芽、再生和突触连接的重新建立。异常的神经出芽可能会导致心律失常。第四，消融的终点尚未明确。一些研究小组建议使用电生理参数，如缩短 R-R 间期、AH 间期或 A-V 文氏周期长度，而其他研究小组建议取消将 HFS 诱导的"迷走神经反应"作为目标终点[29, 34]。近来，Pachon 等描述了一种通过刺激迷走神经来确定心脏神经节消融终点的技术[36]。这些终点的临床效用需要进一步评估。第五，虽然到目前为止所有的神经节部位都已成为靶点，但仍需要研究个别部位的消融对临床结果的影响，以进一步完善治疗策略。

重要的是，目前支持神经调节的证据主要来源于观察研究和病例系列研究，因此在解释研究结果时必须谨慎。尽管其中一些研究的随访时间令人印象深刻，但其非随机性是一个重要的局限性。由于缺乏对照组，并且患者和研究者均为非盲，使得偏倚和安慰剂效应的可能性增大。对于这一新的治疗策略进行评估的下一步应该是完善随机对照研究设计，然后将其广泛应用于目前其他治疗选择受限的患者。

结论

众所周知，自主神经调节在心脏变力性、变时性和变传导性调节中具有重要的作用；然而，直到最近，通过改变自主神经传入以改善健康的可能性才越来越受到关注。已证明各种心脏病病程中发生的病理性神经改变可增加心律失常和心源性猝死的发生风险，同时也可促进潜在心脏病的进展。这些观察结果开创了神经调节治疗的时代，有利于改变各种心脏病（包括缺血心脏病、心力衰竭和心律失常）的自然史。

虽然关于 VVS 患者心脏神经消融研究结果成功的报道令人兴奋，但由于缺乏随机研究，使其应用受到了抑制。在其广泛应用于这一具有挑战性的患者群体的临床管理之前，需要进一步的研究来验证这些结果，并制定最佳的心脏消融策略。

致谢　Dr. Benditt 在一定程度上得到了 Earl E Bakken 博士家族的资助，以支持心脑研究。

（许岭平　译　杜军保　审）

参考文献

1. Vracko R, Thorning D, Frederickson RG. Nerve fibers in human myocardial scars. Hum Pathol. 1991;22:138–46.
2. Han S, Kobayashi K, Joung B, et al. Electroanatomic remodeling of the left stellate ganglion after myocardial infarction. J Am Coll Cardiol. 2012;59:954–61.
3. Ajijola OA, Yagishita D, Reddy NK, et al. Remodeling of stellate ganglion neurons after spatially targeted myocardial infarction: neuropeptide and morphologic changes. Heart Rhythm. 2015;12:1027–35.
4. Rajendran PS, Nakamura K, Ajijola OA, et al. Myocardial infarction induces structural and functional remodelling of the intrinsic cardiac nervous system. J Physiol. 2016;594:321–41.
5. Ardell JL, Armour JA. Neurocardiology: structure-based function. In: Comprehensive physiology. Atlanta: American Cancer Society; 2016. p. 1635–53. Available at: https://onlinelibrary.wiley.com/doi/abs/10.1002/cphy.c150046. Accessed 30 Dec 2019.
6. Stavrakis S, Po S. Ganglionated plexi ablation: physiology and clinical applications. Arrhythm Electrophysiol Rev. 2017;6:186–90.
7. Armour JA, Murphy DA, Yuan BX, Macdonald S, Hopkins DA. Gross and microscopic anatomy of the human intrinsic cardiac nervous system. Anat Rec. 1997;247:289–98.
8. Armour JA. Potential clinical relevance of the "little brain" on the mammalian heart. Exp Physiol. 2008;93:165–76.
9. Kawashima T. The autonomic nervous system of the human heart with special reference to its origin, course, and peripheral distribution. Anat Embryol (Berl). 2005;209:425–38.
10. Janes RD, Brandys JC, Hopkins DA, Johnstone DE, Murphy DA, Armour JA. Anatomy of human extrinsic cardiac nerves and ganglia. Am J Cardiol. 1986;57:299–309.
11. Cardinal R, Pagé P, Vermeulen M, Ardell JL, Armour JA. Spatially divergent cardiac responses

to nicotinic stimulation of ganglionated plexus neurons in the canine heart. Auton Neurosci Basic Clin. 2009;145:55–62.

12. Ardell JL, Randall WC. Selective vagal innervation of sinoatrial and atrioventricular nodes in canine heart. Am J Phys. 1986;251:H764–73.

13. Vanoli E, De Ferrari GM, Stramba-Badiale M, Hull SS, Foreman RD, Schwartz PJ. Vagal stimulation and prevention of sudden death in conscious dogs with a healed myocardial infarction. Circ Res. 1991;68:1471–81.

14. Li M, Zheng C, Sato T, Kawada T, Sugimachi M, Sunagawa K. Vagal nerve stimulation markedly improves long-term survival after chronic heart failure in rats. Circulation. 2004;109:120–4.

15. Zhang Y, Popovic ZB, Bibevski S, Fakhry I, Sica DA, Van Wagoner DR, Mazgalev TN. Chronic vagus nerve stimulation improves autonomic control and attenuates systemic inflammation and heart failure progression in a canine high-rate pacing model. Circ Heart Fail. 2009;2:692–9.

16. Yamakawa K, Rajendran PS, Takamiya T, Yagishita D, So EL, Mahajan A, Shivkumar K, Vaseghi M. Vagal nerve stimulation activates vagal afferent fibers that reduce cardiac efferent parasympathetic effects. Am J Physiol Heart Circ Physiol. 2015;309:H1579–90.

17. Herring N, Kalla M, Paterson DJ. The autonomic nervous system and cardiac arrhythmias: current concepts and emerging therapies. Nat Rev Cardiol. 2019;16:707–26.

18. De Ferrari GM, Dusi V, Spazzolini C, Bos JM, Abrams DJ, Berul CI, Crotti L, Davis AM, Eldar M, Kharlap M, Khoury A, Krahn AD, Leenhardt A, Moir CR, Odero A, Olde Nordkamp L, Paul T, Roses I, Noguer F, Shkolnikova M, Till J, Wilde AA, Ackerman MJ, Schwartz PJ. Clinical management of catecholaminergic polymorphic ventricular tachycardia: the role of left cardiac sympathetic denervation. Circulation. 2015;131:2185–93.

19. Schwartz PJ, Priori SG, Cerrone M, Spazzolini C, Odero A, Napolitano C, Bloise R, De Ferrari GM, Klersy C, Moss AJ, Zareba W, Robinson JL, Hall WJ, Brink PA, Toivonen L, Epstein AE, Li C, Hu D. Left cardiac sympathetic denervation in the management of high-risk patients affected by the long-QT syndrome. Circulation. 2004;109:1826–33.

20. Vaseghi M, Barwad P, Malavassi Corrales FJ, Tandri H, Mathuria N, Shah R, Sorg JM, Gima J, Mandal K, Saenz Morales LC, Lokhandwala Y, Shivkumar K. Cardiac sympathetic denervation for refractory ventricular arrhythmias. J Am Coll Cardiol. 2017;69:3070–80.

21. Bourke T, Vaseghi M, Michowitz Y, Sankhla V, Shah M, Swapna N, Boyle NG, Mahajan A, Narasimhan C, Lokhandwala Y, Shivkumar K. Neuraxial modulation for refractory ventricular arrhythmias: value of thoracic epidural anesthesia and surgical left cardiac sympathetic denervation. Circulation. 2010;121:2255–62.

22. Ying T, Wittwer ED, Suraj K, et al. Effective use of percutaneous stellate ganglion blockade in patients with electrical storm. Circ Arrhythm Electrophysiol. 2019;12:e007118.

23. Remo BF, Preminger M, Bradfield J, et al. Safety and efficacy of renal denervation as a novel treatment of ventricular tachycardia storm in patients with cardiomyopathy. Heart Rhythm. 2014;11:541–6.

24. Scherlag BJ, Yamanashi W, Patel U, Lazzara R, Jackman WM. Autonomically induced conversion of pulmonary vein focal firing into atrial fibrillation. J Am Coll Cardiol. 2005;45:1878–86.

25. Katritsis DG, Pokushalov E, Romanov A, et al. Autonomic denervation added to pulmonary vein isolation for paroxysmal atrial fibrillation: a randomized clinical trial. J Am Coll Cardiol. 2013;62:2318–25.

26. Driessen AHG, Berger WR, Krul SPJ, et al. Ganglion plexus ablation in advanced atrial fibrillation: the AFACT study. J Am Coll Cardiol. 2016;68:1155–65.

27. Stavrakis S, Humphrey MB, Scherlag B, et al. Low-level vagus nerve stimulation suppresses post-operative atrial fibrillation and inflammation: a randomized study. JACC Clin. Electrophysiol. 2017;3:929–38.

28. Pachon MJC, Pachon MEI, Pachon MJC, et al. Cardioneuroablation—new treatment for neurocardiogenic syncope, functional AV block and sinus dysfunction using catheter RF-ablation. EP Eur. 2005;7:1–13.

29. Rivarola EW, Hachul D, Wu T, et al. Targets and end points in cardiac autonomic denervation procedures. Circ Arrhythm Electrophysiol. 2017;10:e004638.

30. Philippe D, Tom R, Christine C, et al. Unifocal right-sided ablation treatment for neurally mediated syncope and functional sinus node dysfunction under computed tomographic guidance. Circ Arrhythm Electrophysiol. 2018;11:e006604.

31. Qin M, Zhang Y, Liu X, Jiang W-F, Wu S-H, Po S. Atrial ganglionated plexus modification: a novel approach to treat symptomatic sinus bradycardia. JACC Clin Electrophysiol. 2017;3:950–9.

32. Pachon MJC, Pachon MEI, Cunha Pachon MZ, Lobo TJ, Pachon MJC, Santillana PTG. Catheter ablation of severe neurally meditated reflex (neurocardiogenic or vasovagal) syncope: cardioneuroablation long-term results. EP Eur. 2011;13:1231–42.

33. Sun W, Zheng L, Qiao Y, et al. Catheter ablation as a treatment for vasovagal syncope: long-term outcome of endocardial autonomic modification of the left atrium. J Am Heart Assoc. 2016;5:e003471.

34. Hu F, Zheng L, Liang E, et al. Right anterior ganglionated plexus: the primary target of cardioneuroablation? Heart Rhythm. 2019;16:1545–51.

35. Aksu T, Guler TE, Mutluer FO, Bozyel S, Golcuk SE, Yalin K. Electroanatomic-mapping-guided cardioneuroablation versus combined approach for vasovagal syncope: a cross-sectional observational study. J Interv Card Electrophysiol Int J Arrhythm Pacing. 2019;54:177–88.

36. Pachon MJC, Pachon MEI, Santillana PTG, et al. Simplified method for vagal effect evaluation in cardiac ablation and electrophysiological procedures. JACC Clin. Electrophysiol. 2015;1:451–60.

第 27 章　驾驶与飞行：来自美国和欧洲的建议

Scott Sakaguchi 和 Wayne O. Adkisson

引言

当建议晕厥患者或有晕厥风险的患者是否适合驾驶汽车或飞机时，医生必须评估患者在驾驶汽车或飞机时可能出现晕厥复发的风险，并考虑可能危及他人的风险。专业心脏学会已经发表了晕厥患者驾驶汽车或飞机的建议[1-6]。一些国家对于有医疗问题的司机取得驾照有详细的指南规定[7-11]。欧盟（European Union，EU）已提出统一的驾驶需要具备的身心健康最低标准[9, 12-13]。然而，建议中存在的一些差异反映了编写建议时的文献状况，不同人群之间的文化差异以及编写委员会成员的个人观点。本章将对既往有晕厥病史，或者无论其是否有晕厥病史但已安装植入型心律转复除颤器（ICD）的患者驾驶汽车或飞机的医学和法律建议进行综述。另外，本章还将介绍既往有心律失常、晕厥和（或）植入 ICD 病史的患者的驾驶建议，也建议读者注意核查这些报道[10, 12, 14-16]。

驾驶汽车

法律方面

医生必须了解其执业领域的相关法律。英国交通管理局（Driver and Vehicle Licensing Agency，DVLA）发布了关于晕厥诊断和表现的详细指南（表 27.1 和表 27.2）[8]。相反，在美国，每个州可根据本州的情况制定相关法律。有的州会区分晕厥和癫痫发作，但大多数州并不作区分[17]。当个体出现意识丧失后，各州规定的禁驾期不尽相同，有的州会根据特定的医疗诊断规定禁驾期，而有的州则不会。

表 27.1 和表 27.2 列出了关于晕厥或植入 ICD 的患者驾驶的专业指南和相关法律。其中包括英国的法律标准（2019 年更新）[8]、欧盟委员会（EC，欧盟执行机构）的法律建议（2013 年）[13]、欧洲医师联合指南（欧洲心脏病学会[1]和欧洲心律协会[5]）以及美国医师指南［美国心脏协会（AHA，1996 年）/北美起搏和电生理学会（NASPE，

表 27.1　晕厥

英国（UK）交通管理局（DVLA）[8]（法律指南）	欧洲专业组织 欧洲心脏病学会（ESC）[1] 欧洲心律协会（EHRA）[5]（医学指南）	欧洲委员会[13]（法律指南）	美国专业组织 美国心脏协会（AHA）/心律学会（HRS）[2-3,6]（医学指南）
神经心源性晕厥			
私人司机 单发性典型 VVS： 站立时发作：可驾驶 坐位时发作：若能避免触发因素，则可驾驶，否则禁止驾驶，直到每年风险<20% 复发性典型 VVS： 站立时发作：可驾驶 坐位时发作：每年风险<20%时可驾驶，否则禁止驾驶 可避免诱因或病因可逆的其他类型晕厥： 站立时发作：可驾驶 坐位时发作：禁驾 4 周 咳嗽性晕厥： 单发性：可驾驶 复发性：5 年内多次发作者禁驾 12 个月 商业司机 单发性 VVS： 站立时发作：禁止驾驶 坐位时发作：禁驾 3 个月 复发性典型 VVS： 站立时发作：禁止驾驶 坐位时发作：每年风险<2% 时可驾驶，否则禁止驾驶 可避免诱因或病因可逆的其他类型晕厥： 站立时发作：禁止驾驶 坐位时发作：禁驾 3 个月 咳嗽性晕厥： 单发性：禁驾 12 个月 复发性：5 年内多次发作者禁驾 5 年	私人司机[1] 单发性 不限制，在驾驶过程中发作者除外 复发性/严重病例 治疗成功后可驾驶 商业司机[1] 单发性 不限制，在驾驶过程中发作者无前驱症状者除外 复发性/严重病例 在得到有效治疗前禁止驾驶	在严重疾病或损伤伴咨量不足和（或）迷走神经活性极度增强的情况下发生的晕厥； 在晕厥治疗过程中： 私人司机和商业司机均不限制 单发性 VVS 或 CSS： 私人司机和商业司机均不限制 排尿性晕厥或排便性晕厥（即使是复发性）： 私人司机和商业司机均无禁驾 复发性 VVS、CSS 或咳嗽和吞咽所导致的情境性晕厥： 私人司机：禁驾 6 个月 商业司机：禁止驾驶	私人司机[6] VVS： 过去 1 年内无发作：不限制； 每年发作 1～6 次：禁驾 1 个月 每年发作>6 次：在症状消失前禁止驾驶 CSS： PPM 治疗：禁驾 1 周 未治疗：禁止驾驶 商业司机[3] VVS： 轻度：禁驾 1 个月 严重病例在治疗过程中：禁驾 6 个月 严重病例目未接受治疗：禁止驾驶 CSS： 轻度：不限制 严重病例，经治疗已控制病情：禁驾 1 个月 严重病例，经治疗未控制：禁驾 6 个月 未治疗：禁止驾驶

续表

英国（UK）交通管理局（DVLA）[8]（法律指南）	欧洲专业组织 欧洲心脏病学会（ESC）[11] 欧洲心律协会（EHRA）[5]（医学指南）	欧洲委员会[13]（法律指南）	美国专业组织 美国心脏协会（AHA）/心律学会（HRS）[2-3,6]（医学指南）
不明原因晕厥			
私人司机 不明原因晕厥（包括无确切前驱症状的晕厥）： 单发性：禁驾6个月 复发性：禁驾1年 "心血管性晕厥，但排除经典晕厥"a 无论是站立时发作还是坐位时发作：禁驾12个月 单发性： "心血管性晕厥，但排除经典晕厥" 原因明确且能导致复发风险增加的因素，则禁驾1年	私人司机[1] 无限制，存在前驱症状者，驾驶过程中发作者或有严重器质性心脏病患者除外。若存在上述情况，经诊断和治疗后，可驾驶	不明原因晕厥（以及疑似为反射性晕厥），且无器质性心脏病或心律失常性失常证据者：建议与神经心源性晕厥相同	私人司机[6] 不明原因晕厥：禁驾1个月
商业司机 不明原因晕厥（包括无确切前驱症状的晕厥）： 单发性：禁驾12个月 复发性：禁驾10年 "心血管性晕厥，但排除经典晕厥"a 无论是站立时发作还是坐位时发作：禁驾12个月 单发性： "心血管性晕厥，但排除经典晕厥" 原因明确并接受治疗者：禁驾4周； 原因不明确者：禁驾6个月 复发性： 复发性"心血管性晕厥，但排除经典VVS"：若存在可能导致复发经典VVS治疗者：禁驾3个月； 原因不明确者：禁驾2年	商业司机[1] 经诊断和适当治疗后，可驾驶		商业司机 未讨论

注：选自上述心脏病学指南和法律声明。上述禁驾时间是从治疗后无症状复发或恢复心律失常发生算起。
UK：英国；DVLA：交通管理局；ESC：欧洲心脏病学会；EHRA：欧洲心律协会；US：美国；ACC：美国心脏病学会；AHA：美国心脏协会；HRS：心律学会；CV：心血管性；PPM：永久性起搏器；CSS：颈动脉窦综合征；VVS：血管迷走性晕厥，文件列出了"心血管性晕厥，但排除典型的血管迷走型晕厥"
a：对于单发性患者，文件列出了"心血管性晕厥，但排除典型晕厥"

表 27.2　伴／不伴晕厥的除颤器植入患者

植入型心律转复除颤器（ICD）植入患者

英国（UK）交通管理局（DVLA）[8]（法律指南）	欧洲专业组织 欧洲心脏病学会（ESC）[1] 欧洲心律协会（EHRA）[5]（医学指南）	欧洲委员会[13]（法律指南）	美国专业组织 美国心脏协会（AHA）／心律学会（HRS）[2-3, 6]（医学指南）
私人司机[5]	私人司机[5]	私人司机	私人司机
新植入 ICD 者： 一级预防：禁驾 1 个月； 二级预防：禁驾 6 个月； 发生过电击和（或）症状性抗心动过速起搏（ATP）但无失能：禁驾 6 个月； 接受过任何与失能有关的治疗：禁驾 2 年； 发生过不当的电击，病因控制满意：禁驾 1 个月； 发生过恰当的电击后采用药物治疗或消融未治疗：禁驾 6 个月； 不伴有失能的室性心动过速（VT）患者植入 ICD 后，如果有失能，LVEF > 35%，VT 伴 R-R 间期 > 250 ms，植入后 EPS：任何可诱发的室速 2 次起搏可终止：禁驾 1 个月	新植入 ICD 者： 一级预防：禁驾 1 个月； 二级预防：禁驾 3 个月； 恰当的 ICD 治疗后：禁驾 3 个月； 不恰当的 ICD 治疗后，已采取措施预防再次不恰当的 ICD 治疗：可以驾驶； 拒绝接受 ICD 植入一级预防者：不限制； 拒绝接受 ICD 植入二级预防者：禁驾 7 个月[5]	新植入 ICD 者： 一级预防：禁驾 2 个月； 二级预防：禁驾 3 个月； 恰当的 ICD 治疗后：禁驾 3 个月； 不恰当的 ICD 治疗后，已采取措施预防再次不恰当的 ICD 治疗：可以驾驶；	新植入 ICD 者： 一级预防：至少禁驾 1 周[2]； 二级预防：禁驾 6 个月[3]； 发生晕厥，LVEF < 35%，推测与 ICD 有关的心律失常：禁驾 3 个月[6]（1996 年指南建议恰当的 ICD 治疗后：禁驾 6 个月[3]）
商业司机 禁止驾驶	商业司机 禁止驾驶	商业司机 禁止驾驶	商业司机 禁止驾驶[3]

注：选自上述心脏病学指南和法律声明。上述禁驾时间是从治疗后症状复发或心律失常发生算起。

UK：英国；DVLA：交通管理局；ESC：欧洲心脏病学会；EHRA：欧洲心律协会；US：美国；AHA：美国心脏协会；HRS：心律学会；ICD：植入式心律转复除颤器；ATP：抗心动过速起搏；VT：室性心动过速；VF：心室颤动；LVEF：左室射血分数；EPS：电生理检查

2007 年）][2-3, 6]。由于不同的学术组织在不同的时间编写这些专业指南的侧重点有所不同，所以没有必要替换旧版文件。重要的是，如果司机和医生的观点与医学协会提出的建议不同，他们则需要对当地的法律标准负责。

医生向驾照颁发机构报告司机晕厥病史（或癫痫等在驾驶过程中可能对他人造成潜在危险的其他疾病）的责任在不同司法管辖区域有所不同。在美国，有的州要求医生向驾照颁发机构上报晕厥患者信息，但大多数州并非如此[17]。在英国，当疾病或损伤可能危害安全驾驶时，司机有责任首先告知交通管理局，如果司机"不能或者不愿意"告知，则医生应告知交通管理局[8]。相反，在德国，医生无权将不适合驾驶的患者情况告知驾照颁发机构，只有在出现极端危险的情况下，医生才有权报告相关情况[9]。

私人驾驶 *vs.* 商业驾驶

有晕厥病史的私人司机和商业司机驾驶时对他人所造成的风险不同。本章将广泛使用第 1 组司机（"私人司机"）和第 2 组司机（"商业司机"）作为指代名称。在美国，驾照由各州颁发并受各州监管。商业司机需要在联邦政府监管下经体检合格后由各州颁发商用驾驶执照（commercial driver's license，CDL）。取得商用驾驶执照的司机可驾驶重量为 10 001 磅（4536 kg）以上的组合汽车，搭载 8 人或 8 人以上（包括司机）可提供赔偿的车辆，或搭载 15 人或 15 人以上不提供赔偿的车辆，或携带危险物品的车辆[18]。

联邦汽车运输安全管理局（The Federal Motor Carrier Safety Administration，FMCSA）负责监管美国的商业驾驶行为，并建立了对商业司机进行检查的医学检验员注册表。商业司机可能"目前无心肌梗死、心绞痛、冠状动脉功能不全、血栓形成的临床诊断，或其他各种已知的伴有晕厥、呼吸困难、晕倒或充血性心力衰竭的心血管疾病"[19]。为了提供更具体的指导，FMCSA 组建了一个医学专家组（MEP），以便提出相关的特定专业（如心脏病学）建议。在欧盟，私人司机可驾驶摩托车、汽车或小型车辆（可带或不带拖车）。商业司机可驾驶重量在 3500 kg 以上或 9 座以上（包括司机）的车辆[13]。

确定"可接受"的风险

丹麦进行的一项大样本人群研究发现，在住院或急诊科被诊断为晕厥的居民发生机动车事故（motor vehicle accident，MVA）的概率是一般人群的 2 倍[20]。然而，当评估个体司机时，这些数据的适用性却很有限。交通事故死亡风险存在地域差异。美国每 10 万人中发生交通死亡的人数是丹麦的 3 倍（12.4 : 4）；在欧洲，"最安全"和"最不安全"国家之间的交通死亡人数相差近 4 倍[21]。在美国，各州之间的交通事故死亡率可相差 5 倍，罗得岛州每 10 万名司机中有 6.77 人死亡（其中哥伦比亚特区为 5.51 人），而密西西比州每 10 万名司机中死亡者达 34.18 人[22]。这一差异反映出存在的诸多问题，包括道路质量、车辆结构、驾驶人口百分比、个人驾驶许可要求以及平衡个人对驾驶的社会需求与安全驾驶需求之间的法律问题。

加拿大心血管学会（Canadian Cardiovascular Society，CCS）建立了一个被广泛接受的用于评估驾驶风险的数学模型[4]。该模型得出了一个重要的结论：私人司机突然失能的风险为每年 22%，可以合法驾驶重型卡车的商业司机的风险每年为 1%，二者的风险差不多。在该模型中，司机对其他道路使用者造成的伤害风险（risk of harm，RH）与行驶时间（the time spent driving，TD）、汽车类型（V，商用卡车比客车的致死性更强）、突发心脏失能的风险（the risk of sudden cardiac incapacitation，SCI）和因失能而致死、致伤的概率（Ac）呈正比。其数学模型公式为：

$$RH = TD \times V \times SCI \times Ac$$

在该模型中，Ac 取 0.02。低于 2% 的司机因猝死或晕厥发作而导致除司机以外的任何人受伤或死亡[1, 3, 23]。很多心源性晕厥患者在晕厥发生前有足够的预兆，可以采取措施避免发生意外。一项系列研究报道有 87% 的患者在晕厥发生前有前驱症状[24]。丹麦的一项研究认为，伴有晕厥的 ICD 植入患者发生机动车事故（MVA）的风险并未增加，伴有心血管疾病的晕厥患者发生 MVA 的风险低于无心血管疾病的晕厥患者[20]。相比而言，美国 2016 年有 28% 的交通死亡事故与饮酒有关，其中 42% 的事故是由司机以外的个人造成的[22]。假设商业司机和私人司机每天的驾驶时间分别为 6 h 和 1 h，则二者的 TD 分别为 0.25 和 0.04[4]。根据加拿大卡车驾驶和汽车驾驶导致的交通事故死亡人数的差异，卡车和汽车的 V 值分别为 1 和 0.28[4]。

在加拿大，重型卡车司机在发生急性心肌梗死（MI）后至少 3 个月，如果评估其心功能为 I 级、7 个当量的运动试验呈阴性、动态心电图监测无恶性室性心律失常，则可恢复驾驶。该患者下一年发生心脏性死亡的风险低于 1%。因此，该患者可以合法驾驶商用汽车的 SCI 值为 1%（0.01）[4]。

那么，MI 后患者合法驾驶商用卡车的 RH 值为：

$$RH = TD \times V \times SCI \times Ac = 0.25 \times 1.0 \times 0.01 \times 0.02 = 0.00005$$

私人司机与卡车司机具有相似的风险，计算其 SCI 值为：

$$SCI = RH/(TD \times V \times Ac) = 0.00005/(0.04 \times 0.28 \times 0.02) = 0.223$$

总之，在加拿大，发生急性心肌梗死后 3 个月且无并发症的商业司机若每年发生猝死的风险为 1%（0.01），则可允许其重新驾驶。该司机在驾驶过程中造成他人严重伤害的风险（RH）为 0.005%（0.00005）。以相同 RH 值作为可接受的上限，私人汽车司机每年突发风险失能的事件的风险达 22%（0.223）。

血管迷走性晕厥和不明原因晕厥

私人司机：总结

血管迷走性晕厥（VVS）患者驾驶指南试图对患者进行危险分层。低风险患者的特点包括：仅出现过一次晕厥发作；晕厥发作的触发因素明确，并且可以避免；晕厥仅发生在站立时。此类患者驾驶通常不受限制或限制 24 小时。该指南对于不符合低风险标准的患者缺乏特异性，例如在得到有效治疗（对于不经常发生晕厥的患者很难判断治疗是否有效）之前限制驾驶，或者建议观察期为 3[3] ～ 6 个月[13]。对于严重且未经治疗的 VVS 患者，建议永久禁止驾驶[3, 6]。英国指南中对咳嗽性晕厥患者驾驶的限制比 VVS 患者更加严格。对于不明原因晕厥患者限制驾驶的建议有很大的差异。在日本，对于只发生过一次不明原因晕厥的患者可能不需要限制其驾驶[10]，而在英国则需要限制驾驶 6 个月[8]。对于复发性不明原因晕厥患者，可能需要禁驾 3 个月[4] ～ 1 年[8]，直到采取治疗措施后才能允许其驾驶[1, 13]。

商业司机：总结

对于低风险 VVS 的商业司机患者，驾驶建议包括从不限制[1, 13]到限制驾驶 3 个月[8]。高风险患者则可能会被限制驾驶 3 个月[3]至完全限制[3, 8, 13]。在美国，植入起搏器不被认为是 VVS 的确切治疗方法[25]。对不明原因单发性晕厥患者，建议禁驾 1 ～ 5 年。对于复发性晕厥患者，禁驾时间可达 10 年[8]，直到采取治疗措施后才能允许其驾驶[1]。

讨论

血管迷走性晕厥（VVS）是驾驶过程中发生晕厥最常见的原因，对于 30% ～ 67.5% 的患者可根据直立倾斜试验进行诊断[24, 26-27]。两项前瞻性随机双盲安慰剂对照试验即晕厥预防试验 POST-1 和 POST-2 分别评估了 β 受体阻滞剂和氟氢可的松对 VVS 的预防作用。结果显示，两种药物均未显著减少晕厥复发。入组的 418 名受试者中有 174 名在随访过程中发生晕厥。其中，2 名受试者在驾驶过程中发生短暂晕厥，但没有导致损伤。每年在驾驶中发生晕厥的概率为 0.62%，相应的伤害风险为 0.0035%，低于加拿大心血管学会报道的基准伤害风险 0.005%[28]。

一系列关于 VVS 的药物对照试验均未取得令人满意的结果[29-30]。目前，非药物治疗已成为 VVS 的一线治疗方法。大多数在驾驶过程中发生 VVS 的患者都主诉有前驱症状，可避免发生恶性心律失常（MVA）[24, 31-32]。一项研究对经直立倾斜试验诊断为 VVS 的 101 名患者采用健康教育，而不进行药物干预。结果显示，患者经直立倾斜试验确诊前发生晕厥的中位频率为每月 0.3 次，而经直立倾斜试验确诊和宣传教育后，发生频率降至每月 0.03 次[33]。

驾驶过程中发生晕厥并不意味着患者的风险高于没有驾驶时发生晕厥的患者。一项对连续出现各种原因所致晕厥患者的研究发现，驾驶时发生晕厥的患者 1 年内任何原因所致精确晕厥复发率为 14.1%，而没有驾驶时发生晕厥的患者复发率为 17.0%。在驾驶时发生晕厥的患者中，6 个月和 12 个月内的晕厥复发风险分别为 0.7% 和 1.1%。发生晕厥最常见的原因是迷走神经反射（占 37.3%），其次是心律失常（占 11.8%）[24]。尽管如此，驾驶过程中发生晕厥的原因仍然值得关注，因此，ESC 指南建议，对于仅发生过一次或者轻度反射性晕厥患者，无论是私人司机还是商业司机，均不限制驾驶，"除非其晕厥发生在驾驶过程中"[1]。

英国关于晕厥指南的建议虽然很多，但很难将具体的建议写入指南中。一方面，"一般性"指南建议虽然能为医生在临床上如何解释和判断病情提供指导，但也可能会使医生在遇到复杂病例时不知所措。例如，对于坐位时发生晕厥且无触发因素的 VVS 患者，若其每年复发风险＜ 20%，则私人司机可恢复驾驶。然而，对于商业司机，情况则较为复杂，只有评估其每年复发风险＜ 2% 才能恢复驾驶。另一方面，非常"具体的"指南建议很难适用于复杂病例。例如，在英国，商业司机能否重新驾驶取决于病情的评估情况，被判定为复发性"不明原因晕厥（包括无可靠前驱症状的晕厥）"者，驾照将被扣留或吊销 10 年；而"未能明确原因的复发性心血管性晕厥但排除典型 VVS 的患者"，驾照被扣留或吊销 2 年[8]。

在加拿大心血管学会指南中需要注意的是，对于无器质性心脏病的不明原因晕厥患者的驾驶建议与 VVS 患者相同。三组调查研究显示，无论直立倾斜试验结果是阳性还是阴性，未确诊晕厥患者的结局都完全相同，所以为了提供驾驶建议，将以上三组研究结果联合起来[4]。近来的研究结果更为乐观，Sorajja 等的研究表明，不明原因晕厥患者虽然仅占 18%，但其晕厥复发率约为 VVS 患者的一半[24]。一项对 209 例复发性 VVS 患者的研究表明，患者在初次晕厥发作后继续驾驶，在每年 1534 例患者的 6988 次晕厥发作中，只有 5 例发生在驾驶过程中，5 例中只有 2 例患者受伤[34]。虽然该研究为小样本单中心研究，但作者计算 Ac 值（发生 VVS 的风险，或推算不明原因晕厥的致伤风险）为 2/6988 或 0.0003，表明为低风险（低于加拿大模型中使用的 Ac = 0.02）[4]。

室性心律失常与除颤器

私人司机：总结

对于 ICD 植入二级预防患者，即发生过症状性室性心动过速（VT）或心室颤动（VF）的 ICD 植入患者，指南建议术后 3 ～ 6 个月内禁止驾驶。对于 ICD 植入一级预防患者，指南建议术后 1 ～ 4 周的恢复期内禁止驾驶，以确保程控和电极性能稳定。对于接受过适当 ICD 治疗或发生过症状性室性心律失常的患者，各种指南的规定有所不同：通常情况下，禁驾期为 3 ～ 6 个月，但如果 ICD 植入者与失能有关，则在澳大利亚观察期可短至 4 周[7]，而在英国可长达 2 年；如果患者的心律失常症状得到有效治疗，则其可以很快恢复驾驶[8]。每个指南或共识中可能有针对特殊情况（如特发性室性心动过速或非持续性室性心动过速）的建议，但其不会进行详细讨论。

商业司机：总结

监管机构的意见基本一致，即不允许有室性心律失常风险的患者进行商业驾驶，无论其是否接受过 ICD 植入治疗[2, 5, 8, 19]。

讨论

伴有 VT/VF 的患者和 ICD 植入患者驾驶机动车的安全问题受到了广泛关注。多项研究表明，VT/VF 发作后即刻，患者的复发风险增加，但随着时间的推移，这种风险可逐渐降低[3, 15, 35]，因此大多数私人司机在其晕厥或心脏停搏复发风险明显降低后可继续驾驶。并不是所有的 VT/VF 事件都发生在驾驶过程中，即使是，也不一定会导致 MVA 或人员伤亡。需要注意的是，有明确心脏病风险的患者通常会保持更安全的驾驶习惯。据报道，植入 ICD 后，患者很少驾驶和（或）更谨慎地驾驶[36-38]。如前所述，丹麦的一项研究表明，植入 ICD 的晕厥患者发生 MVA 的风险并不比一般人群高[20]。

研究显示，与 VT/VF 和（或）ICD 治疗相关的晕厥和（或）先兆晕厥的发生率为 15%～40%[35, 38-43]。早期研究显示，与 ICD 电击相关的意识丧失（LOC）或猝死发生率为 15%，这一数据可能被低估了，因为当时的设备无法存储心电图，所以不能排除出现了不恰当的电击[42]。两项研究显示，晕厥或接近晕厥的发生率为 30%～35%[40-41]，在随后的驾驶风险分析中也使用了此概率[35, 44-45]。

一项对 2786 名荷兰患者进行 ICD 植入一级和二级预防的研究分析了第一次和第二次电击的时间。该研究没有分析抗心动过速起搏（ATP），因为之前报道的与 VT 和 ATP 相关晕厥的发生率较低[45]。假设在适当电击下的晕厥发生率为 31%，根据首次植入 ICD 和首次电击时间可以计算出每年的 RH 值[41]。在首次植入 ICD 后，无论是对一级预防还是二级预防的患者，其预测 RH 值均低于 RH 阈值（5/100 000），提示这两类司机均可在植入 ICD 后立即恢复驾驶[45]。对于 ICD 植入一级和二级预防患者，在首次适当的 ICD 电击后，其发生晕厥的风险较高，应分别被限制驾驶 2 个月和 4 个月。商业司机的 RH 计算值较高，支持永久限制驾驶[45]。

近来，一项前瞻性多中心自动除颤器植入试验：减少不当治疗（MADIT-RIT）研究，以晕厥作为预先设定的终点，结果发现 17% 的电击与晕厥相关[43]。随后，一项对 14 230 名 ICD 植入患者进行远程监测的大样本研究证实了之前的研究结果，即患者在之后数个月内再次发生电击的风险降低。将该数据应用到加拿大模型后，作者估计与适当的 ICD 电击相关的晕厥发生风险为 32%（基于之前的研究[40-41, 45]），那么患者在首次 ICD 电击 4～6 个月后可以安全驾驶。然而，如果 MADIT-RIT 数据表明与适当 ICD 电击相关的晕厥发生的风险为 17%，那么驾驶限制的时间可以缩短至 1 个月[35]。即使已证实 ICD 电击后晕厥的发生率较低，MADIT-RIT 研究也表明，患者发生晕厥与 ICD 电击无关，61% 的晕厥病因为非心律失常性[43]。

未来会有更多的观点可以完善危险分层。晕厥患者的 VT 事件指数可预测未来将会发生晕厥。在 26 例伴有室性心动过速和晕厥的 ICD 植入患者中，18 例伴有复发性室性心动过速，12 例伴有晕厥；在 50 例初发性室性心动过速但不伴有晕厥的患者中，36 例伴有复发性室性心动过速，其中只有 1 例伴有晕厥[39]。首次 ICD 治疗预示着未来的治疗具有较高风险[41]。有人将多中心上市后研究对纳入的 2255 例患者的 3 次恰当 ICD 治疗进行了回顾性分析。研究发现，每一次恰当的 ICD 治疗都增加了随后再次治疗的可能性，且每次发生的时间间隔都更短。此外，室性心律失常首次发作时需要电击治疗的患者进行第二次 ICD 电击治疗可能性是首次发作被 ATP 成功终止者的 3 倍[44]。

一项关于心律失常触发因素的前瞻性研究报道了 1106 名患者在驾驶过程中和驾驶后发生受到 ICD 电击的概率。约 70% 的患者为 ICD 植入二级预防。在驾驶过程中及驾驶后 1 h 内因 VT/VF 而受到 ICD 电击的相对风险是其他时间的 2.24 倍。然而，令人惊讶的是，进一步的分析显示风险增加时段集中在驾驶后 30 min 内，而在驾驶过程中发生 VT/VF 的风险并没有显著增加[46]。上述研究结果有助于 EHRA 建议的提出，即在发生致命性心律失常后，限制私人驾驶时间由 6 个月缩短至 3 个月[5]。

很明显，尽管建议私人司机患者不要驾驶，他们仍然会继续驾驶[36-38]。即便如此，报告事故发生率也较低。一项对 295 例患者进行抗心律失常药物治疗与植入式除颤器比较的临床试验显示，8% 的患者在驾驶过程中受到电击，但均未引起 MVA[36]。一项关于 171 名患者接受 ICD 植入二级预防后继续驾驶的单中心研究发现，8 例患者在驾驶过程中受到 ICD 电击，但均未发生 MVA[38]。一项关于 275 名接受了 ICD 植入的非商业司机的多中心前瞻性研究（平均随访时间为 26.5±4.5 个月）显示，8 例患者在驾驶过程中受到电击（其中 4 例为不当电击），5 例患者发生 MVA，但未造成严重损伤或人员伤亡[37]。

不当的 ICD 治疗可通过诱发恶性心律失常或者由于治疗本身而导致 MVA，尤其是电击时可干扰患者驾车过程中的注意力。一项回顾性研究认为上述风险较低：4089 例 ICD 植入患者接受了 772 次不当治疗（包括抗心动过速起搏或电击），导致 5 次室性心动过速和 12 次心室颤动的发生。2 例患者因出现心室颤动而发生晕厥，还有 1 例患者由于诱发快速心房颤动而发生晕厥。1 例患者在驾驶过程中受到电击，但未发生晕厥或 MVA。一级预防和二级预防患者因不当 ICD 治疗所致晕厥对他人造成的 RH 计算值分别为 0.11/100 000 和 0.12/100 000；低于基准值 5/100 000（0.005%）[16]。此外，在前面提到的荷兰研究中，如果不当 ICD 电击导致晕厥的发生率假定为 32%（与恰当电击后的晕厥假定发生率相同），则 RH 计算值非常低，可允许患者立即恢复驾驶[45]。

其他可导致晕厥的心律失常[3-4, 6-9, 11, 13]

窦房结功能障碍或房室传导阻滞引起的意识损害，可应用起搏器进行有效治疗。私人司机在起搏器植入术后 1 ~ 2 周可恢复驾驶，以便有足够的手术恢复时间，并确保电极功能稳定[1, 3, 6]。商业司机通常在起搏器植入术后 4 ~ 6 周恢复驾驶[3, 8]。在美国，MEP 向 FMCSA 建议，植入起搏器不是 VVS 的有效治疗方法[25]。起搏器治疗并不能对患者带来益处是基于一些随机对照试验得出的结论，尽管该话题已经在其他章节讨论过。

如果患者发生晕厥或意识损害伴室上性心律失常，则应禁止驾驶。指南建议，只要当患者的病情在一定程度上得到"满意控制"或"有效治疗"后，才能允许其驾驶。

对于私人司机，药物治疗后的观察期至少为 1 个月[3]，而在导管消融术成功后，指南建议的观察期更短，为 2 天～ 1 周[6, 8]。商业司机需要有更长的治疗观察期，药物治疗后的观察期为 3 个月[8]，而导管消融术后的观察期应至少为 6 周[8]。

如果患者发生晕厥或意识损害伴特发性室性心动过速（即无器质性心脏病），则应禁止驾驶。最新的 ACC/AHA/HRS 晕厥指南建议，与发生室上性心律失常的私人司机相比，发生特发性室性心动过速的私人司机在药物治疗或消融术后需要更长的观察期才可以驾驶，如观察 3 个月[6]。指南中未提及发生特发性室性心动过速的商业司机；然而，1996 年版 AHA 指南支持不伴有意识损害的室性心动过速患者在治疗后 6 个月且无复发的商业司机可以驾驶[3]。ESC 指南建议，对伴有致命性心律失常（如遗传性疾病）的商业司机，应永久限制驾驶，但允许伴有心律失常（无论是否为致命性）的私人司机在治疗成功后可以驾驶。无论是私人司机还是商业司机，心律失常消融治疗成功后均可驾驶[1]。

飞行／驾驶飞机

指定为飞行员进行体检的医生必须拒绝为一系列具体诊断出具合格证明。国家管理机构应根据具体情况对被拒绝放行的个人进行个案评估。在美国，起初对任何有意识障碍、植入心脏起搏器或除颤器以及各种心律失常患者一律禁飞。这一情况在欧洲也类似，即使是出现一次明确的 VVS 发作，也可能会被审查员禁飞。另外，美国和欧洲的晕厥患者需要由各自的监管机构进行心脏病评估和审查。条款明确规定对植入起搏器的患者设有观察期（在美国为 2 个月，在欧洲为 3 个月）。

在美国，联邦航空管理局（Federal Aviation Administration，FAA）是国家航空管理和监督机构，负责监管航空业的各个方面，包括飞行员执照的取得。欧洲各国以往都有其各自的监管机构，自 2008 年起，欧盟（EU）成立了欧洲航空安全局（European Aviation Safety Agency，EASA），该机构至今为止一直是欧洲航空安全领域的最高监管机构。例如，在英国，民航管理局（Civil Aviation Authority）虽然是当地的航空监管机构，但在很多方面是代表当地 EASA 的地方机构。这种关系可能会随着英国退出欧盟（英国脱欧）以及商定的监管环境而改变。应当注意的是，其他国家也使用民航管理局这个名称作为其各自的管理机构。在美国，私人医生可作为 FAA 指定的航空体格检查员（Aviation Medical Examiner，AME）为非军事飞行员进行大部分体格检查。在欧洲，这些医生由 EASA 指定为航空医学检测员（也称 AME；这两个术语可以互换使用）。

在美国，为飞行员开具排除心脏病证明同样需要 FAA 的三级医疗证明（从航空运输飞行员到私人／娱乐飞行员），包括[1]"无法用医学解释的意识障碍"和[2]永久性起搏器植入[47]。没有特别提及"血管迷走性晕厥""神经心源性晕厥"或"反射性晕厥"。对起搏器植入术后患者，需进行 2 个月的观察和心脏评估。在美国，AME 可能会把申请提交给 FAA，以便其进一步考虑。带有"抗心动过速装置"和 ICD 植入患者的资料也会提交到 FAA，但之后患者不太可能得到飞行批准。其他与心律失常相关的诊断包括心动过速和传导系统疾病，需要 FAA 予以转诊。射频消融术后（未被划定的特定心律失常）的飞行员如果在 3 个月的等待期内没有复发，则可以获得飞行许可[47]。

在欧洲，同样的心脏病不适合持有 1 级或 2 级医疗证明（从航空运输飞行员到私人飞行员）。如果认为申请人"不合格"，则可以提交医疗评估员复审[48]。单次发作病因明确的 VVS 飞行员可能由 AME 认定为"适合"飞行，但复发性 VVS 飞行员则可能被认定为"不适合"飞行。若经过 6 个月的观察期无复发且进行心脏评估后，则可考虑认定为"适合"飞行。申请者可能在一段时间内被限制飞行，或"作为合格的副驾驶与合格的副驾驶一起"飞行。没有任何先兆的意识丧失和"不明原因的血管迷走性晕厥"患者被认为不适合飞行，需要进行心血管科会诊并转诊给医疗评估员[48]。起搏器植入患者起初被认为不适合飞行，但如果植入起搏器 3 个月后没有其他不符合条件的情况，并且其并不依赖起搏器，如果符合特定的程序和随访要求，则可能被认定为适合飞行。ICD 植入患者或"心室抗心动过速起搏器"植入患者被认为不适合飞行。既往有消融术或心脏起搏器植入史的患者需要接受心血管评估，并转诊给医疗评估员。其他心律失常患者，包括窦房结功能障碍、宽或窄 QRS 波群心动过速、传导系统功能异常和心电图提示遗传性疾病的患者，均需要转诊给医疗评估员[48]。

确定"可接受"的风险：1% 法则

欧洲共同体制定了一个用于指导飞行员医疗评估的模型，称为"1% 法则"，它确定了在多人制机组环境（如飞行员和副驾驶飞行员）下飞行员失能的最大可接受风险为每年 1%（飞行时间加非工作时间）[49]。该模型将大型飞机的目标全因致命性事故发生率定为 $1/10^7$ 飞行小时。其中，医疗失能率不应超过 1%（绝大多数事故是由于机械故障或飞行员驾驶失误导致的），每 10^9 飞行小时内不应发生超过 1 次医疗失能事故。

失能风险为 1%/ 年（即 10^{-2}/ 年），约为 10^{-6}/h。只有 10% 的飞行时间是"关键的时间"（起飞和降落时），所以失能风险为 1%/ 年的飞行员对航空安全造成的风险为 10^{-7}/h。在模拟器测试中，由于第一名飞行员失能，第二名飞行员挽救了 > 99% 的可能坠机事故，最终风险为 10^{-9}/h，达到目标值。随后的分析表明，1% 法则是不必要的限制，而 2% 法则是较为适当的[49]。

飞行安全报告的回顾分析显示失能率 > 1%/ 年，但是飞行数据库中对失能的定义是宽泛的。心脏事件仅占所有事件的一小部分，而大多数事件（如肌肉骨骼或胃肠道症状）不像某些心脏事件那样突然发生或导致失能。在一项研究中，4.3% 的英国飞行员曾有过"短暂不适合"飞行的事件（包括飞行过程中和非上班时间）。当"失能"仅限于"有潜在影响飞行安全的医疗事件"时，其概率为 0.8%/ 年。

对 1995—2015 年美国航班数据和 FAA 医疗记录的回顾分析显示，无法明确造成失能性心脏事件的可靠预测因子[51]。该研究确定了 23 名飞行员，他们在飞行过程中经历过心脏事件，其中 8 人既往被确诊患有心脏病变。将他们的心脏病理代码与

195 703 名没有发生医疗失能的飞行员进行了比较，其中有 70 283 名飞行员既往被确诊患有心脏病变。

总结

专业心脏病学组织制定了指南，以建议患者在确诊晕厥后是否可以以及何时可以驾驶汽车或驾驶飞机。司法管理机构也制定了驾驶和飞行的相关法律，但法律的范围既特殊又广泛。对于驾驶，指南在很大程度上采用了危险分层的数学模型，如果私人司机的每年突然失能的风险低于 22%，则应该允许其驾驶汽车，因为他们可能对他人造成伤害的风险与北美的商业卡车司机相同，法律允许这些商业司机在突然失能风险不超过 1% 时驾驶。航空文献中采用了"1% 法则"，即商业航空公司飞行员每年发生突发失能事件的概率不应超过 1%。所有飞行员都必须由指定的医疗检查员遵循具体的法律准则进行专业评估，在没有提交给国家航空管理局进行认证前，不能认证飞行员可以飞行。

利益冲突　作者没有相关利益冲突。

（贾国栋　译　杜军保　审）

参考文献

1. Brignole M, Moya A, de Lange FJ, Deharo JC, Elliott PM, Fanciulli A, Fedorowski A, Furlan R, Kenny RA, Martin A, Probst V, Reed MJ, Rice CP, Sutton R, Ungar A, van Dijk JG, European Society of Cardiology Scientific Document Group. Practical instructions for the 2018 ESC guidelines for the diagnosis and management of syncope. Eur Heart J. 2018;39(21):e43–80.
2. Epstein AE, Baessler CA, Curtis AB, Estes NA 3rd, Gersh BJ, Grubb B, Mitchell LB, American Heart Association, Heart Rhythm Society. Addendum to "Personal and public safety issues related to arrhythmias that may affect consciousness: implications for regulation and physician recommendations: a medical/scientific statement from the American Heart Association and the North American Society of Pacing and Electrophysiology": public safety issues in patients with implantable defibrillators: a scientific statement from the American Heart Association and the Heart Rhythm Society. Circulation. 2007;115(9):1170–6.
3. Epstein AE, Miles WM, Benditt DG, Camm AJ, Darling EJ, Friedman PL, Garson A, Harvey JC, Kidwell GA, Klein GJ, Levine PA, Marchlinski FE, Prystowsky EN, Wilkoff BL. Personal and public safety issues related to arrhythmias that may affect consciousness: implications for regulation and physician recommendations. Circulation. 1996;94:1147–66.
4. Ross D, Simpson C, Dorian P, Essebag V, Gupta A, Hamilton R, Hart S, Hoffmaster B, Klein G, Krahn A, Kryworuk P, Mitchell LB, Poirier P, Ross H, Sami M, Sestier F, Sheldon R, Soder C, Stone J, Surkes J, Thibeault C, Tyrrell M, Wielgosz A, Canadian Cardiovascular Society Consensus Conference. (2004) Assessment of the cardiac patient for fitness to drive and fly: final report. http://www.ccs.ca/images/Guidelines/Guidelines_POS_Library/DF_CC_2003.pdf. Accessed 8 Sept 2019.
5. Vijgen J, Botto G, Camm J, Hoijer CJ, Jung W, Le Heuzey JY, Lubinski A, Norekval TM, Santomauro M, Schalij M, Schmid JP, Vardas P. Consensus statement of the European Heart

Rhythm Association: updated recommendations for driving by patients with implantable cardioverter defibrillators. Europace. 2009;11(8):1097–107.

6. Shen WK, Sheldon RS, Benditt DG, Cohen MI, Forman DE, Goldberger ZD, Grubb BP, Hamdan MH, Krahn AD, Link MS, Olshansky B, Raj SR, Sandhu RK, Sorajja D, Sun BC, Yancy CW. 2017 ACC/AHA/HRS guideline for the evaluation and management of patients with syncope: a report of the American College of Cardiology/American Heart Association Task Force on Clinical Practice Guidelines and the Heart Rhythm Society. Heart Rhythm. 2017;14(8):e155–217.

7. Austroads. Assessing fitness to drive for commercial and private vehicle drivers 2016 (as amended up to August 2017). 5th ed. Sydney: Austroads; 2017.

8. Driver Vehicle Licensing Agency. Assessing fitness to drive: a guide for medical professionals. Swansea: DVLA; 2019.

9. Klein HH, Sechtem U, Trappe HJ. Fitness to drive in cardiovascular disease. Dtsch Arztebl Int. 2017;114(41):692–702.

10. Sumiyoshi M. Driving restrictions for patients with reflex syncope. J Arrhythm. 2017;33(6):590–3.

11. Watanabe E, Abe H, Watanabe S. Driving restrictions in patients with implantable cardioverter defibrillators and pacemakers. J Arrhythm. 2017;33(6):594–601.

12. Margulescu AD, Anderson MH. A review of driving restrictions in patients at risk of syncope and cardiac arrhythmias associated with sudden incapacity: differing global approaches to regulation and risk. Arrhythm Electrophysiol Rev. 2019;8(2):90–8.

13. The Expert Group on Driving and Cardiovascular Disease. New Standards for Driving and Cardiovascular Diseases. 2013. https://ec.europa.eu/transport/road_safety/sites/roadsafety/files/pdf/behavior/driving_and_cardiovascular_disease_final.pdf. Accessed 26 Sept 2019.

14. Banning AS, Ng GA. Driving and arrhythmia: a review of scientific basis for international guidelines. Eur Heart J. 2013;34(3):236–44.

15. Sakaguchi S, Li H. Syncope and driving, flying and vocational concerns. Prog Cardiovasc Dis. 2013;55(4):454–63.

16. Watanabe E, Okajima K, Shimane A, Ozawa T, Manaka T, Morishima I, Asai T, Takagi M, Honda T, Kasai A, Fujii E, Yamashiro K, Kohno R, Abe H, Noda T, Kurita T, Watanabe S, Ohmori H, Nitta T, Aizawa Y, Kiyono K, Okumura K. Inappropriate implantable cardioverter defibrillator shocks-incidence, effect, and implications for driver licensing. J Interv Card Electrophysiol. 2017;49(3):271–80.

17. Strickberger SA, Cantillon CO, Friedman PL. When should patients with lethal ventricular arrhythmia resume driving?: an analysis of state regulations and physician practices. Ann Intern Med. 1991;115:560–3.

18. Federal Motor Carrier Safety Regulation (FMCSR)—49 CFR 390.5 Definitions. http://www.fmcsa.dot.gov/rules-regulations/administration/fmcsr/fmcsrruletext.aspx?reg=390.5. Accessed 26 September 2019.

19. Federal Motor Carrier Safety Regulation (FMCSR)—Cardiovascular—49 CFR 391.41(b)(4). https://www.ecfr.gov/cgi-bin/retrieveECFR?gp=&SID=&mc=true&r=PART&n=pt49.5.391#se49.5.391_141. Accessed 26 September 2019.

20. Numé AK, Gislason G, Christiansen CB, Zahir D, Hlatky MA, Torp-Pedersen C, Ruwald MH. Syncope and motor vehicle crash risk: a Danish Nationwide study. JAMA Intern Med. 2016;176(4):503–10.

21. World Health Organization. *Global status report on road safety 2018*. Geneva: WHO; 2018. License: CC BY-NC-SA 3.0 IGO.

22. National Highway Traffic Safety Administration. *Traffic safety facts 2016: a compilation of motor vehicle crash data from the fatality analysis reporting system and the general estimates system*. Washington, D.C.: United States Department of Transportation; 2018. DOT HS 812 554.

23. Büttner A, Heimpel M, Eisenmenger W. Sudden natural death 'at the wheel': a retrospective study over a 15-year time period (1982–1996). Forensic SciInt. 1999;103(2):101–12.

24. Sorajja D, Nesbitt GC, Hodge DO, Low PA, Hammill SC, Gersh BJ, Shen WK. Syncope while driving: clinical characteristics, causes, and prognosis. Circulation. 2009;120(11):928–34.

25. Medical Expert Panel. Recommendations of the medical expert panel. 2007. https://www.fmcsa.dot.gov/regulations/medical/recommendations-medical-expert-panel. Accessed 26 Sept 2019.

26. Blitzer ML, Saliba BC, Ghantous AE, Marieb MA, Schoenfeld MH. Causes of impaired consciousness while driving a motorized vehicle. Am J Cardiol. 2003;91(11):1373–4.

27. Folino AF, Migliore F, Porta A, Cerutti S, Iliceto S, Buja G. Syncope while driving: pathophysiological features and long-term follow-up. Autonom Neurosci: Basic Clin. 2011;166:60–5.

28. Tan VH, Ritchie D, Maxey C, Sheldon R, Investigators P. Prospective assessment of the risk of vasovagal syncope during driving. JACC Clin Electrophysiol. 2016;2(2):203–8.

29. Brignole M, Moya A, de Lange FJ, Deharo JC, Elliott PM, Fanciulli A, Fedorowski A, Furlan R, Kenny RA, Martin A, Probst V, Reed MJ, Rice CP, Sutton R, Ungar A, van Dijk JG, Group ESCSD. 2018 ESC guidelines for the diagnosis and management of syncope. Eur Heart J. 2018;39(21):1883–948.

30. Sheldon R, Morillo C, Krahn A. Management of vasovagal syncope: 2004. Expert Rev Cardiovasc Ther. 2004;2(6):915–23.

31. Bhatia A, Dhala A, Blanck Z, Deshpande S, Akhtar M, Sra J. Driving safety among patients with neurocardiogenic (vasovagal) syncope. Pacing Clin Electrophysiol. 1999;22:1576–80.

32. Li H, Weitzel M, Easley A, Barrington W, Windle J. Potential risk of vasovagal syncope for motor vehicle driving. Am J Cardiol. 2000;85(2):184–6.

33. Sheldon R, Rose S, Flanagan P, Koshman ML, Killam S. Risk factors for syncope recurrence after a positive tilt-table test in patients with syncope. Circulation. 1996;93(5):973–81.

34. Sheldon R, Koshman ML. Can patients with neuromediated syncope safely drive motor vehicles? Am J Cardiol. 1995;75:955–6.

35. Merchant FM, Hoskins MH, Benser ME, Roberts G, Bastek AN, Knezevic A, Huang Y, Langberg JJ, Leon AR, El-Chami MF. Time course of subsequent shocks after initial Implantable Cardioverter-defibrillator discharge and implications for driving restrictions. JAMA Cardiol. 2016;1(2):181–8.

36. Akiyama T, Powell JL, Mitchell LB, Ehlert FA, Baessler C. Antiarrhythmics versus implantable defibrillators I. Resumption of driving after life-threatening ventricular tachyarrhythmia. N Engl J Med. 2001;345(6):391–7.

37. Mylotte D, Sheahan RG, Nolan PG, Neylon MA, McArdle B, Constant O, Diffley A, Keane D, Nash PJ, Crowley J, Daly K. The implantable defibrillator and return to operation of vehicles study. Europace. 2013;15(2):212–8.

38. Trappe H-J, Wenzlaff P, Grellman G. Should patients with implantable cardioverter-defibrillators be allowed to drive? Observations in 291 patients from a single center over an 11-year period. J Interv Card Electrophysiol. 1998;2:193–201.

39. Abello M, Merino JL, Peinado R, Gnoatto M, Arias MA, Gonzalez-Vasserot M, Sobrino JA. Syncope following cardioverter defibrillator implantation in patients with spontaneous syncopal monomorphic ventricular tachycardia. Eur Heart J. 2006;27(1):89–95.

40. Bansch D, Brunn J, Castrucci M, Weber M, Gietzen F, Borggrefe M, Breithardt G, Block M. Syncope in patients with an implantable cardioverter-defibrillator: incidence, prediction and implications for driving restrictions. J Am Coll Cardiol. 1998;31:608–15.

41. Freedberg NA, Hill JN, Fogel RI, Prystowsky EN. Recurrence of symptomatic ventricular arrhythmias in patients with implantable cardioverter defibrillator after the first device therapy: implications for antiarrhythmic therapy and driving restrictions. J Am Coll Cardiol. 2001;37:1910–5.

42. Kou W, Calkins H, Lewis RR, Bolling SF, Kirsch MM, Langberg JJ, de Buitleir M, Sousa J, El-Atassi R, Morady F. Incidence of loss of consciousness during automatic implantable cardioverter-defibrillator shocks. Ann Intern Med. 1991;115:942–5.

43. Ruwald MH, Okumura K, Kimura T, Aonuma K, Shoda M, Kutyifa V, Ruwald AC, McNitt S, Zareba W, Moss AJ. Syncope in high-risk cardiomyopathy patients with implantable defibrillators: frequency, risk factors, mechanisms, and association with mortality: results from the multicenter automatic defibrillator implantation trial-reduce inappropriate therapy (MADIT-RIT) study. Circulation. 2014;129(5):545–52.

44. Kim MH, Zhang Y, Sakaguchi S, Goldberger JJ, Investigators OS. Time course of appropriate implantable cardioverter-defibrillator therapy and implications for guideline-based driving restrictions. Heart Rhythm. 2015;12(8):1728–36.

45. Thijssen J, Borleffs CJ, van Rees JB, de Bie MK, van der Velde ET, van Erven L, Bax JJ, Cannegieter SC, Schalij MJ. Driving restrictions after implantable cardioverter defibrillator implantation: an evidence-based approach. Eur Heart. 2011;J32(21):2678–87.

46. Albert CM, Rosenthal L, Calkins H, Steinberg JS, Ruskin JN, Wang P, Muller JE, Mittleman

MA, Investigators T. Driving and implantable cardioverter-defibrillator shocks for ventricular arrhythmias: results from the TOVA study. J Am Coll Cardiol. 2007;50(23):2233–40.

47. Federal Aviation Administration. 2019 guide for aviation medical examiners. 2019. http://www.faa.gov/about/office_org/headquarters_offices/avs/offices/aam/ame/guide/. Updated September 25, 2019. Accessed 2 Oct 2019.

48. European Union Aviation Safety Agency. Easy access rules for medical requirements. 2019. https://www.easa.europa.eu/sites/default/files/dfu/Easy_Access_Rules_for_Medical_Requirements.pdf. Updated March 2019. Accessed 18 Sept 2019.

49. Mitchell SJ, Evans AD. Flight safety and medical incapacitation risk of airline pilots. Aviat Space Environ Med. 2004;75(3):260–8.

50. Evans S, Radcliffe SA. The annual incapacitation rate of commercial pilots. Aviat Space Environ Med. 2012;83(1):42–9.

51. DeJohn CA, Mills WD, Hathaway W, Larcher J. Cardiac inflight incapacitations of U.S. Airline Pilots: 1995-2015. Aerosp Med Hum Perform. 2018;89(9):837–41.

中英文专业词汇对照

B

Brugada 综合征　Brugada syndrome，BrS
β 受体阻滞剂　beta-blocker
逼尿肌活动低下　detrusor underactivity
闭环刺激　closed-loop stimulation
标准方案　standardized protocol
病理生理机制　pathophysiological mechanism
病理生理学　pathophysiology
病史　clinical history
病史评估　history of evolution
病因学　etiology
不良反应　adverse effects
不明原因晕厥　unexplained syncope

C

茶碱　theophylline
长 QT 间期综合征　Long QT syndrome，LQTS
长期预后　long-term outcome
肠道神经系统　enteric nervous system
抽搐性晕厥　convulsive syncope
初步诊断　initial diagnosis
传导系统疾病　conduction system disease
传导系统问题　conduction system issues

D

大脑皮质功能　cortical brain function
大笑（痴笑）性晕厥　laugh（gelastic）syncope
单纯性自主神经衰竭　pure autonomic failure，PAF
单形性室性心动过速　monomorphic ventricular tachycardia
低腺苷性晕厥　low-adenosine syncope
癫痫　epilepsy
癫痫发作　epileptic seizure
癫痫性抽搐　epileptic convulsion
电生理参数　electrophysiological parameter
电生理检查　electrophysiology testing

动态心电图监测　Holter monitor
窦房传导时间　sinoatrial conduction time
窦房结功能障碍　sinus node dysfunction
窦房结功能障碍评估　sinus node dysfunction assessment
窦房结恢复时间　sinus node recovery time
窦房结恢复时间异常　abnormal sinus node recovery time
窦性心动过缓　sinus bradycardia
短期预后　short term prognosis
短暂性脑缺血发作　transient ischaemic attack，TIA
短暂性低血压　transient hypotension
短暂性脑灌注不足　transient global cerebral hypoperfusion
短暂性意识丧失　transient loss of consciousness
多系统萎缩症　multiple system atrophy

E

ECG 结果　ECG finding
ECG 异常　ECG abnormalities
儿茶酚胺敏感性多形性室性心动过速　catecholaminergic polymorphic ventricular tachycardia，CPVT

F

发病率　incidence
发作后心脏停搏　post-ictal asystole
发作性心脏停搏　ictal asystole
反射性晕厥　reflex syncope
反应能力丧失　loss of responsiveness
非药物治疗　non-pharmacological therapy
非致命性严重后果　non-fatal serious outcome
肥厚型心肌病　hypertrophic cardiomyopathy
风险评估　risk assessment
负反馈机制　negative-feedback mechanism

复发率　recurrence rate

复杂先天性心脏病　complex congenital heart disease，CHD

副肿瘤性神经系统综合征　paraneoplastic neurological syndromes

G

高龄　advanced age

观察护理　observation care

观察时间　observation time

管理方案　management protocol

管理与治疗　management and therapy

H

航空体格检查员　aviation medical examiner，AME

黑矇快速分诊门诊　rapid access blackouts triage clinic，RABCT

缓慢型心律失常　bradyarrhythmias

患病率　prevalence

患者评估　patient assessment

昏迷样状态　coma-like state

获得性缓慢型心律失常　acquired bradyarrhythmias

J

基本要求　essential requirement

基础电生理检查方案　basic electrophysiology study protocol

基线测量　baseline measurement

急性 / 亚急性发作　acute/subacute onset

急诊科危险分层　emergency department risk stratification

既往史　past medical history

假性癫痫　pseudo-seizure

假性晕厥　pseudo-syncope

间接经济成本　indirect economic cost

监测　monitoring

交感神经系统　sympathetic nervous system

节前副交感纤维　preganglionic parasympathetic fiber

结构化病史　structured history

结构性或功能性交感神经去除术　structural or functional sympathetic denervation

解剖定位高频刺激法　anatomic and high frequency stimulation approach

经验性起搏　empirical pacing

颈动脉窦按摩　carotid sinus massage，CSM

颈动脉窦过敏　carotid sinus hypersensitivity，CSH

颈动脉窦综合征　carotid sinus syndrome，CSS

局部体征　focal signs

局灶性功能障碍　focal dysfunction

K

抗胆碱药　anticholinergic medication

抗心动过速起搏　antitachycardia pacing，ATP

咳嗽性晕厥　cough syncope

可接受风险　acceptable risk

快速型室性心律失常　ventricular tachyarrhythmias

L

临床表现　clinical presentation

临床分类　clinical classification

临床检查　clinical investigation

临床结局　clinical outcome

临床决策单元　clinical decision unit

临床决策规则　clinical decision rule

临床评估　clinical evaluation

临床情况　clinical condition

临床特点　clinical features

临床体征　clinical sign

流行病学　epidemiology

路易体痴呆　dementia with Lewy body

M

慢性症状　chronic symptom

N

脑灌注不足　cerebral hypoperfusion

颞叶癫痫　temporal lobe epilepsy

P

帕金森病　Parkinson disease，PD

排便性晕厥　defecation syncope

排尿性晕厥　micturition syncope

排尿障碍　impaired micturition

Q

起搏模式　pacing mode

起搏器植入患者　pacemaker implantation patient

起搏治疗　pacing therapy

器官受累　organ involvement

潜在病因 underlying cause

强直阵挛发作 tonic-clonic seizure

倾斜试验 tilt-table testing

情境性晕厥 situational syncope

去甲肾上腺素转运蛋白抑制剂 norepinephrine transport inhibitor

全身强直阵挛性抽搐 generalized tonic-clonic convulsion

R

日间晕厥评估单元 day-care syncope evaluation unit

S

筛查 screening

射频导管消融术 radiofrequency catheter ablation

射频消融手术 radiofrequency ablation procedure

摄像机记录 video camera recording

身心健康标准 standards of physical and mental fitness

神经-心源性反射 neuro-cardiogenic reflex

神经调节治疗 neruomodulation therapy

神经节丛 ganglionated plexi

神经介导性晕厥 neurally-mediated syncope

神经科会诊 neurological consultation

神经生物学现象 neurobiological phenomena

神经系统检查 neurologic investigation

神经心源性晕厥 neurocardiogenic syncope

生活质量 quality of life，QoL

生物标志物 biomarker

失张力性癫痫发作 atonic epileptic seizure

实践指南 practice guideline

实验室检查 laboratory investigation

事件记录仪 event recorder

视频脑电图 video-electroencephalogram，VEEG

室上性心动过速 supraventricular tachycardia

室性心动过速 ventricular tachycardia

双分支传导阻滞 bifascicular block

双腔起搏 dual chamber pacing

随访与结局 follow up and outcome

T

特发性心室颤动 idiopathic ventricular fibrillation，IVF

体格检查 physical examination

体位性心动过速综合征 postural orthostatic tachycardia syndrome，POTS

头部影像学检查 head imaging

吞咽性晕厥 swallow（deglutition）syncope

W

完全丧失 complete loss

网状激活系统 reticular activating system，RAS

危险分层 risk stratification

危险信号特征 red flag feature

X

先天性完全性房室传导阻滞 congenital complete atrioventricular block

心动过速 tachyarrhythmia

心理疾病 psychological illness

心律失常 arrhythmias

心律失常消融术 arrhythmias ablation

心律失常性晕厥 arrhythmic syncope

心律转复除颤器 cardioverter defibrillator

心内神经节导管消融 catheter ablation of intrinsic cardiac ganglia

心内神经系统 intrinsic cardiac nervous system

心室抗心动过速起搏器 ventricular anti-tachycardia pacemaker

心外膜途径 epicardial approach

心血管自主神经功能检查 cardiovascular autonomic investigation

心因性非癫痫发作 psychogenic non-epileptic seizur，PNES

心因性假性晕厥 psychogenic pseudosyncope，PPS

心源性晕厥 cardiac syncope

心脏病 heart disease

心脏负荷试验 cardiac stress testing

心脏节前交感纤维 cardiac preganglionic sympathetic fiber

心脏起搏 cardiac pacing

心脏起搏治疗 cardiac pacing therapy

心脏神经消融术 cardioneuroablation

心脏神经轴 cardiac neuraxis

心脏生物标志物 cardiac biomarkers

心脏抑制机制 cardioinhibitory mechanism

心脏影像学检查 cardiac imaging

心脏再同步化治疗除颤器 cardiac resynchronization therapy defibrillator，CRT-D

胸腔内心外神经节 intrathoracic extracardiac ganglia

选择性 5- 羟色胺再摄取抑制剂　selective serotonin reuptake inhibitor

血管迷走性晕厥　vasovagal syncope

血流动力学反应　hemodynamic response

血液 / 伤害恐惧综合征　blood/injury fear syndrome

Y

盐摄入　salt intake

药物治疗　pharmacological therapy

医学评估　medical assessment

移动心电遥测装置　mobile cardiac telemetry, MCOT

遗传性缓慢型心律失常　heritable bradyarrhythmia

遗传性心律失常综合征　inherited arrhythmia syndrome

遗忘　amnesia

异常状态　abnormal state

意识　consciousness

意识丧失　loss of consciousness, LOC

意识丧失持续时间　duration of unconsciousness

预防　prevention

预警症状　warning symptom

运动控制异常　abnormal motor control

晕厥　syncope

晕厥 / 晕倒　syncope/collapse

晕厥单元　syncope unit

晕厥观察单元　syncope observation unit

晕厥门诊快速通道　rapid access syncope clinic

晕厥评分指南评价　evaluation of guidelines in syncope score, EGSYS

晕厥事件　syncopal event

晕厥与晕倒门诊　faint and fall clinic

晕厥专家会诊　syncope expert consultation

Z

再评估　reassessment

早复极综合征　early repolarization syndrome, ERS

阵发性快速室性心动过速　paroxysmal rapid ventricular tachycardia

诊断　diagnosis

诊断方法　diagnostic method

诊断分类　diagnostic classification

正常状态　normal state

肢体抗压动作　physical counter-pressure maneuver

直接经济成本　direct economic cost

直立不耐受　orthostatic intolerance

直立性低血压　orthostatic hypotension, OH

直立性低血压诱发的晕厥　orthostatic hypotension-induced syncope

植入式心电监测仪　insertable cardiac monitors, ICM

植入型心律转复除颤器　implantable cardioverter defibrillator, ICD

植入型循环记录仪　implantable loop recorder

指南　guideline

指南推荐　guideline recommendation

治疗　treatment

治疗管理　therapeutic management

治疗性干预　therapeutic intervention

致心律失常性右室心肌病　arrthymogenic right ventricular cardiomyopathy, ARVC

中枢神经系统神经元　central nervous system neuron

周围自主神经病变　autonomic peripheral neuropathy

自身免疫性自主神经结病　autoimmune autonomic ganglionopathy

自主神经功能检查　autonomic investigation

自主神经功能衰竭　autonomic failure, AF

自主神经功能障碍　autonomic dysfunction

自主神经系统　autonomic nervous system, ANS

彩插

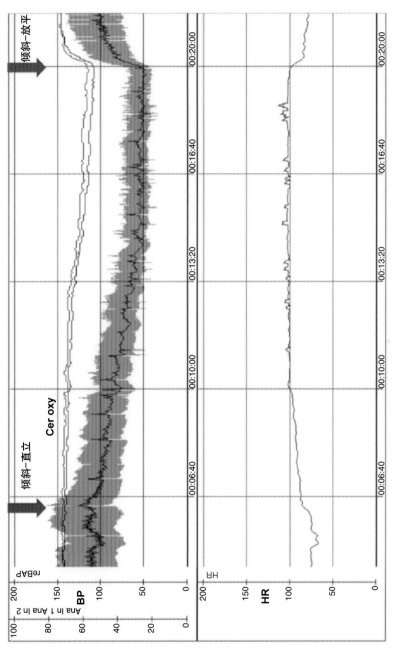

图 8.1 经典型直立性低血压（OH）。50 岁女性患者，患有原因不明的晕厥。经直立倾斜试验证实为经典型 OH 伴血压和脑组织血氧测定（cerebral tissue oximetry, CER OXY）值进行性下降。CER OXY 是利用近红外光谱技术对血氧饱和度和血氧饱和度进行无创性评估。当患者脑组织血氧饱和度降至 55% 以下，即可发生晕倒（放平倾斜床）时，即可发生晕倒。HR, heart rate, 心率

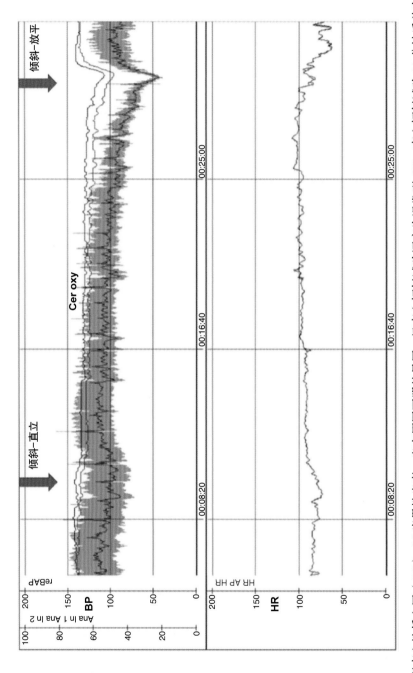

图 8.2 迟发型直立性低血压（OH）。80 岁男性患者，患有原因不明的晕厥。经直立倾斜试验证实为迟发型 OH，直立倾斜试验 10 分钟后首次出现血压进行性下降。利用近红外光谱技术无创检测显示 CER OXY 在心率减慢后首次显著下降，提示有血管迷走神经反射参与作用。当脑组织血氧饱和度降至 55% 以下（放平倾斜床）时，患者在晕倒前有出汗和头晕。HR，heart rate，心率

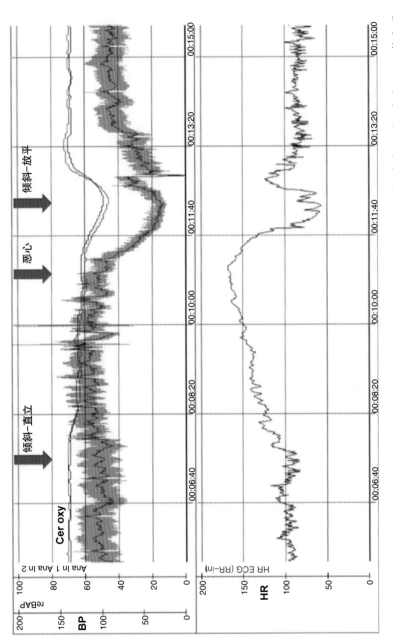

图 8.3 体位直立性心动过速综合征（POTS）。17 岁女性患者，有直立性不耐受和偶发性晕厥症状。经直立倾斜试验证实为 POTS 伴有明显的窦性心动过速（心率为 165 次/分），CER OXY 从 70% 进行性降至 60%。CER OXY 是利用近红外光谱技术对血氧饱和度进行无创性评估。当脑组织血氧饱和度和度低于 55%（放平倾斜床）时，患者在晕厥前出现恶心症状。晕厥前 BP 和 HR 骤降提示血管迷走神经反射是晕厥发生的机制

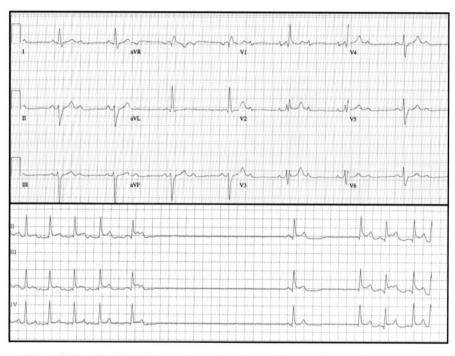

图 9.1　上图：近期晕厥伴髋骨骨折的 83 岁女性患者的 12 导联心电图表现。既往 12 导联心电图显示窦性心律伴右束支传导阻滞。此次心电图显示：窦性心律，窦性节律 2∶1 下传；右束支传导阻滞，不完全性左前分支传导阻滞；考虑患者近期很可能发生三度房室传导阻滞，所以永久性起搏器植入的适应证明确。下图：74 岁男性，既往有心悸和晕厥发作的病史。心电图显示心房颤动伴 3.8 s 长间歇，提示为病态窦房结综合征（又称快–慢综合征）

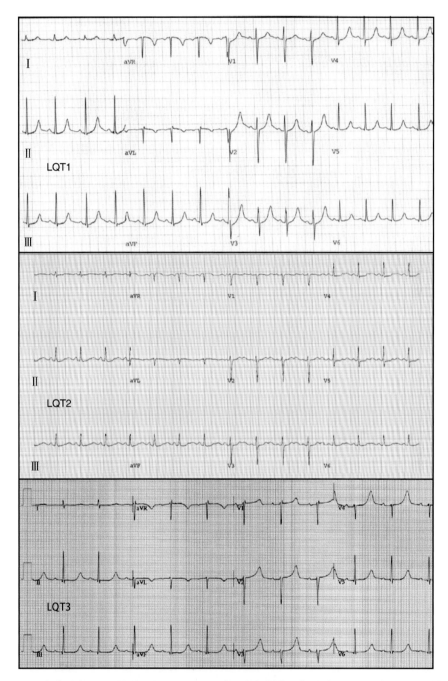

图 9.2　上图：年轻女性，12 导联心电图显示：T 波基底部增宽，提示为 LQT1。中图：27 岁男性，发热时出现仰卧位晕厥，发作时记录 12 导联心电图示：T 波低平伴有切迹，提示为 LQT2。下图：17 岁男性，夜间"魔怔"，误诊为癫痫发作，有夜间猝死家族史。12 导联心电图示：长等电位 ST 段后延迟出现形态正常的 T 波，提示为典型的 LQT3

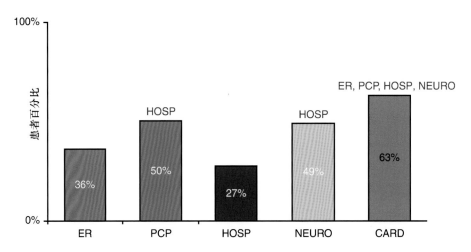

图 14.1　各专科医生应用 AECG 技术评估晕厥 / 晕倒患者的比例。各条形图上方的红色字母表示该专科医生与条形图所示专科医生有显著差异，$P < 0.05$
ER：emergency department，急诊科；PCP：primary care provider，初级保健医生；HOSP：hospitalist，住院医生；NEURO：neurologist，神经科医生；CARD：cardiologist，心脏科医生

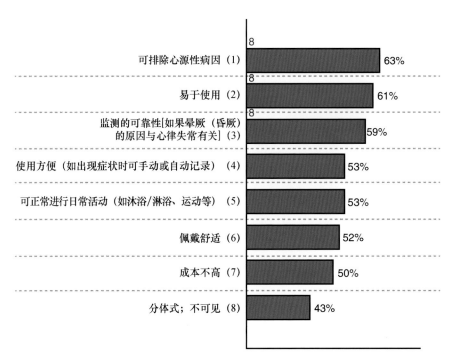

图 14.2　美国患者选择 AECG 技术时认为最重要的因素所占比例（例如，Likert 评分前 2 位）。红色数字 8 表示属性 8 与该属性具有显著差异。详见图内细节。

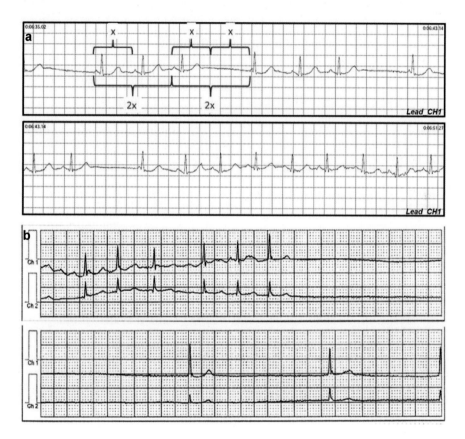

图 16.2　窦房结功能障碍举例。**a.** 动态心电图监测显示莫氏 Ⅱ 型窦房传导阻滞，该患者有症状。**b.** 监测显示，在交界性逸搏节律出现之前，心房颤动自行终止时伴有 10.8 s（未显示 6 s）的长间歇

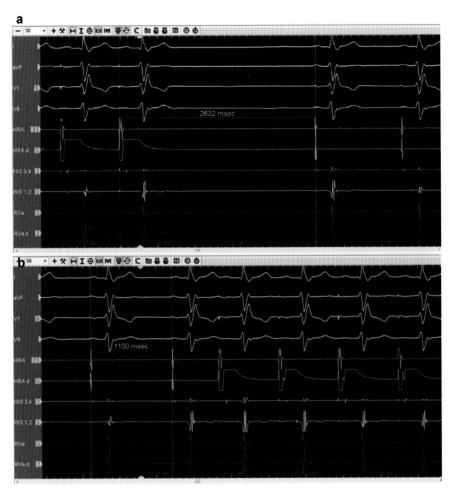

图 16.3　窦房结恢复时间（SNRT）异常。**a.** 窦房结超速抑制 30 s 停止后，窦房结活动在 2632 ms 后自行恢复。**b.** 起搏前窦性节律为 1100 ms，因此 cSNRT 为 532 ms

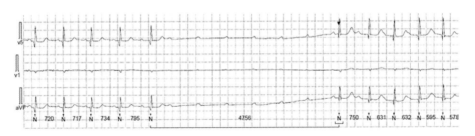

图 16.4　自发房室传导阻滞＞ 3 s

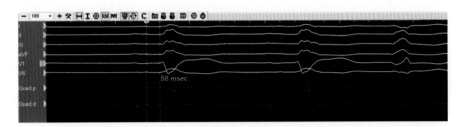

图 16.6 基础 HV 间期＞ 70 ms

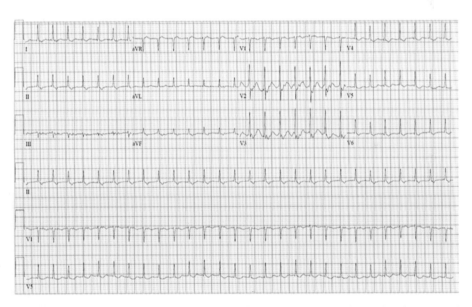

图 16.7 心室率＞ 160 次 / 分的快速室上性心动过速。此例患者为顺向传导性房室折返性心动过速，心室率为 170 次 / 分

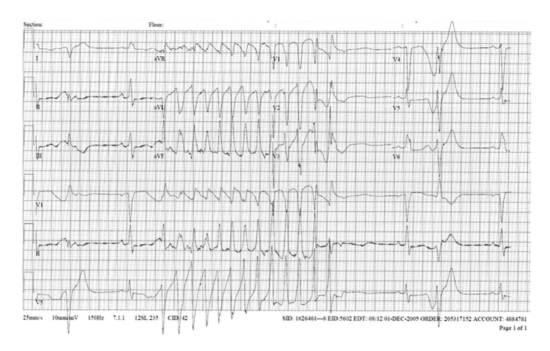

图 16.8　阵发性快速室性心动过速。此患者既往有晕厥病史，症状再次出现时，心电图显示非持续性室性心动过速，心室率为 215 次 / 分

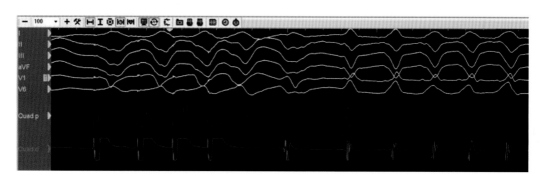

图 16.9　3 次心室期外刺激诱发的单形性室性心动过速

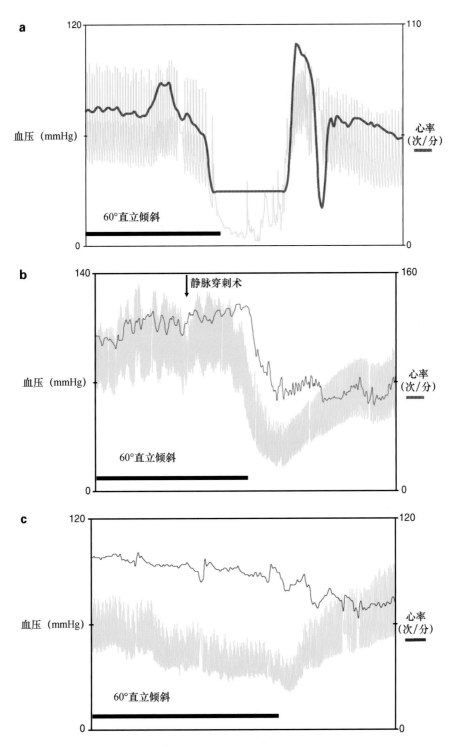

图 19.1 自主神经介导性晕厥患者在直立倾斜试验过程中的血压和心率变化。在血管抑制型（**a**）中，交感神经活性降低导致血压下降。在心脏抑制型（**b**）中，副交感神经活性增强使心率明显减慢。在最常见的混合型（**c**）中，血压和心率均下降。引自 Mathias 等[8]

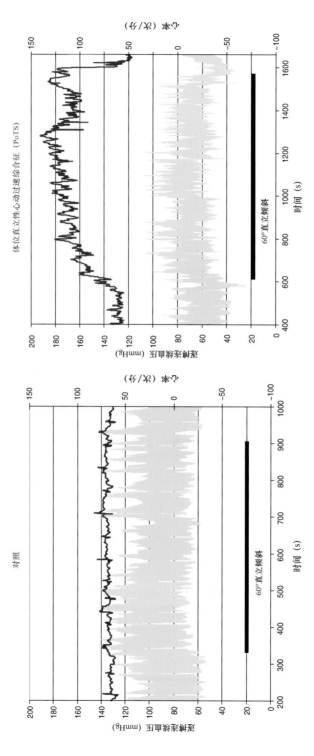

图 19.2 直立倾斜试验过程中正常受试者（左图）和体位性心动过速综合征患者（右图）的血压和心率反应。后者直立后，心率过度加快，但血压未下降。
引自 Mathias 等[13]

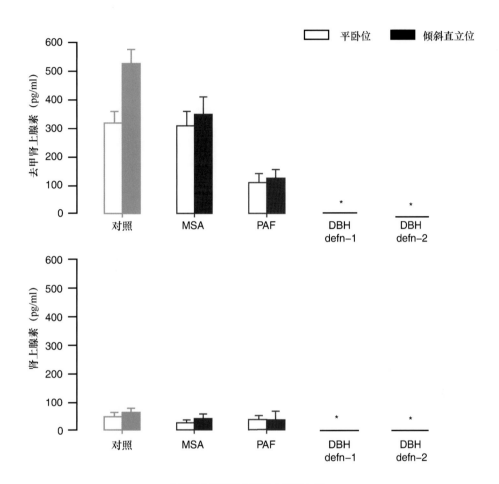

血浆肾上腺素及去甲肾上腺素水平

图 19.3 正常受试者与不同类型自主神经功能衰竭患者取平卧位、直立倾斜位时血浆去甲肾上腺素及肾上腺素水平的比较。直立时，多系统萎缩（MSA）患者或单纯自主神经功能衰竭（PAF）患者的血浆去甲肾上腺素均未升高。三组患者血浆多巴胺水平（未在图中显示）均正常，不同于多巴胺 - β - 羟化酶缺乏症兄妹患者（DBH defn-1 和 2），后者无法检测到血浆去甲肾上腺素和肾上腺素水平，但其前体多巴胺水平升高。引自 Mathias 等[14]

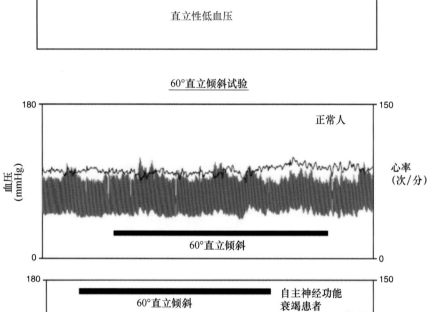

图 19.4　直立倾斜试验时正常人（上图）和自主神经功能衰竭患者（下图）的血压和心率反应。后者取直立位时，血压明显下降，但心率变化很小；恢复平卧位后，患者血压迅速恢复。引自 Mathias 等[8]

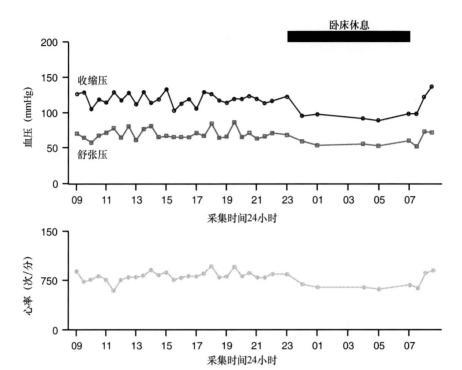

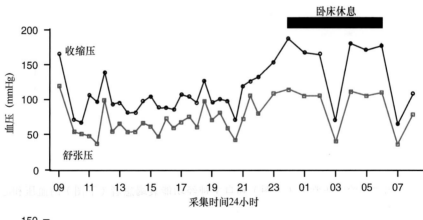

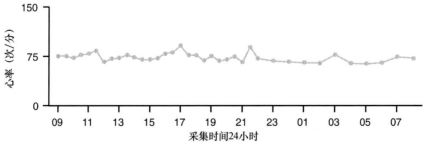

图 19.5 采用 Mathias 等的自主神经系统功能分析方案对正常人（**a**）、自主神经功能衰竭患者（**b**）和 PoTS 患者（**c**）进行的 24 h 动态血压和心率记录

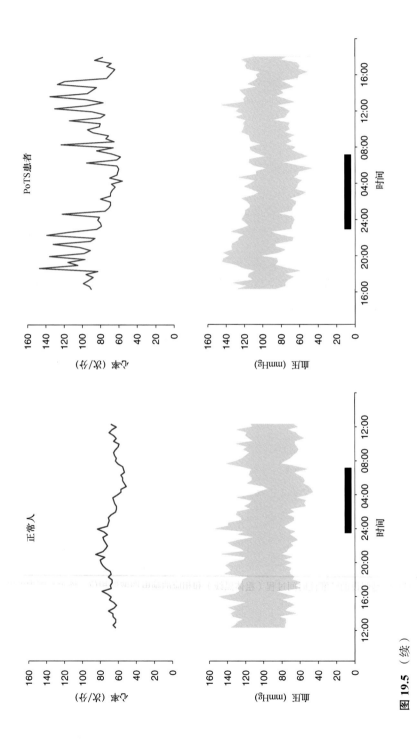

图 19.5 （续）

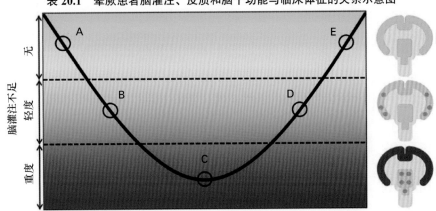

表 20.1　晕厥患者脑灌注、皮质和脑干功能与临床体征的关系示意图

功能	A 和 E	B 和 D	C
－ EEG	正常	缓慢	平坦
－ 皮质	正常	减退和去抑制	丧失
－ 脑干	正常	正常	减退和去抑制
运动体征	无	肌阵挛（＜ 10 次）	强直姿势（屈肌＞伸肌）
其他表现	无法活动		眼球持续转动、呼吸急促、打鼾
		意识丧失 头部和下颌下垂 转头 睁眼、瞳孔散大、眼球向上转动 口咽自动症 眼球震颤	

该图呈现的是假设的脑灌注时间过程（粗体黑线）和相应的脑电图波形相位。该示意图中可以区分三种情况。正常脑灌注（绿色，A 和 E）：脑电图及皮质、脑干功能正常；轻度低灌注（橙色，B 和 D）：脑电图呈缓慢型，部分皮质功能受损，同时也出现皮质去抑制，脑干功能正常，可观察到抽搐；严重低灌注（红色，C）：脑电图呈缓慢-平坦-缓慢模式，皮质功能几乎完全丧失，脑干出现去抑制，可观察到强直发作。右侧的示意图代表三个时相的皮质和脑干功能。图例颜色：绿色＝功能正常；黄色＝功能减退伴脑电图慢波；蓝色＝去抑制；红色＝功能减退伴脑电图波形平坦。经 Wolters Kluwer Health 神经科许可复制

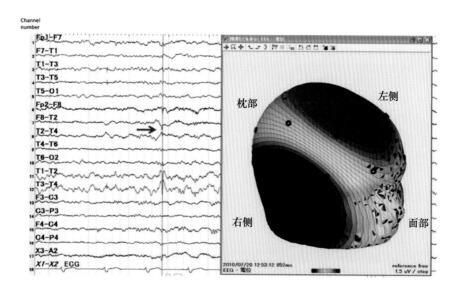

图 25.3 经脑电图（EEG）检查诊断患者为颞叶癫痫。图片经许可改编自参考文献[12]

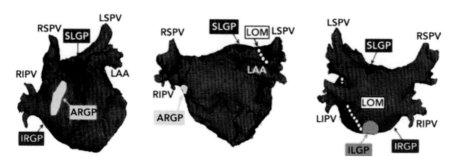

图 26.2 左心房神经节丛分布示意图。LSPV：left superior pulmonary vein，左上肺静脉；LIPV：left inferior pulmonary vein，左下肺静脉；LAA：left atrial appendage，左心耳；RSPV：right superior pulmonary vein，右上肺静脉；RIPV：right inferior pulmonary vein，右下肺静脉；SLGP：superior left ganglionic plexus，左上神经节丛；ILGP：inferior left ganglionic plexus，左下神经节丛；IRGP：inferior right ganglionic plexus，右下神经节丛；ARGP：anterior right ganglionic plexus，右前神经节丛；LOM：ligament of Marshall，Marshall 韧带（Reproduced with permission from 36. Stavrakis S, Po S. Ganglionated Plexi Ablation：Physiology and Clinical Applications. Arrhythmia Electrophysiol. Rev. 2017；6：186-190）[6]